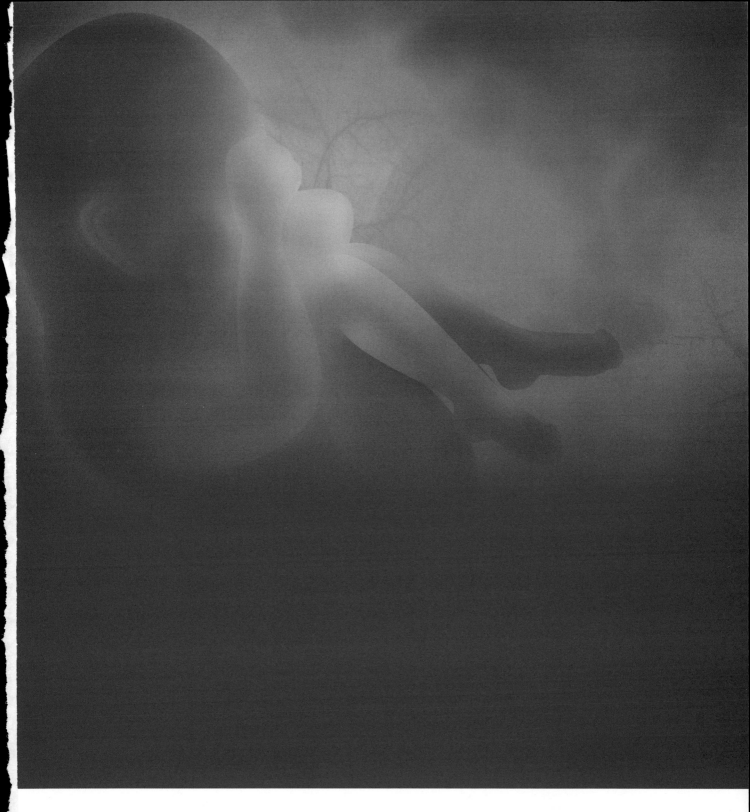

Atlas de Ultrassom Fetal
Normal e Malformações
2ª edição

HISTÓRICO EDITORIAL

1ª edição   julho de 2000
1ª reimpressão da 1ª edição   agosto de 2002
2ª reimpressão da 1ª edição   agosto de 2006
2ª edição   setembro de 2014

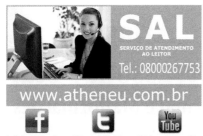

Atlas de Ultrassom Fetal
Normal e Malformações
2ª edição

Victor Bunduki

Médico Obstetra, Professor Livre-docente e Associado da Faculdade de
Medicina da Universidade de São Paulo. Médico Ex-residente dos
Hospitais de Paris, *Assistance Publique*. Médico Assistente Estrangeiro da
Universidade René Descartes, Paris, França. Membro Efetivo da
International Fetal Medicine and Surgery Society desde 1992.

Marcelo Zugaib

Professor Titular de Obstetrícia da Faculdade de Medicina da Universidade
de São Paulo. *Fellowship* na Universidade da Califórnia, Los Angeles, EUA.

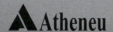

EDITORA ATHENEU

São Paulo —	*Rua Jesuíno Pascoal, 30*
	Tel.: (11) 2858-8750
	Fax: (11) 2858-8766
	E-mail: atheneu@atheneu.com.br
Rio de Janeiro —	*Rua Bambina, 74*
	Tel.: (21)3094-1295
	Fax: (21)3094-1284
	E-mail: atheneu@atheneu.com.br
Belo Horizonte —	*Rua Domingos Vieira, 319 — conj. 1.104*

CAPA: Equipe Atheneu
PLANEJAMENTO GRÁFICO/DIAGRAMAÇÃO: Triall Composição Editorial Ltda.
PRODUÇÃO EDITORIAL: Equipe Atheneu

Dados Internacionais de Catalogação na Publicação (CIP)
(Câmara Brasileira do Livro, SP, Brasil)

Bunduki, Victor
    Atlas de ultrassom fetal normal e malformações / Victor Bunduki, Marcelo Zugaib. -- 2. ed. -- São Paulo :
Editora Atheneu, 2011.

    Vários colaboradores.
    Bibliografia
    ISBN 978-85-388-0233-4

    1. Diagnóstico ultrassônico 2. Feto - Fisiologia 3. Feto - Fisiopatologia 4. Feto - Imagem ultrassônica
5. Feto - Malformações 6. Perinatologia I. Zugaib, Marcelo. II. Título.

11-10087
XXXXXXXX

CDD-618.3207543
NLM-WQ 210

Índices para catálogo sistemático:

1. Feto : Diagnóstico ultrasônico : Medicina
618.3207543

BUNDUKI Victor, ZUGAIB Marcelo
Atlas de Ultrassom Fetal – Normal e Malformações – 2ª edição

© EDITORA ATHENEU
São Paulo, Rio de Janeiro, Belo Horizonte, 2014

Sobre os Colaboradores

Eliane Azeka
Médica Assistente da Clínica Obstétrica do Hospital das Clínicas da Faculdade de Medicina da Universidade de São Paulo (HC-FMUSP). Doutora em Obstetrícia e Ginecologia pela Faculdade de Medicina da Universidade de São Paulo (FMUSP).

Fabrício Marcondes Camargo
Médico Assistente do Setor de Ecocardiografia Fetal da Clínica Obstétrica do Hospital das Clínicas da Faculdade de Medicina da Universidade de São Paulo (HC-FMUSP). Médico Assistente do Setor de Ecocardiografia Fetal e Pediátrica do Hospital Beneficência Portuguesa de São Paulo. Título de Especialista em Pediatria pela Sociedade Brasileira de Pediatria. Área de Atuação em Cardiologia Pediátrica pelo Hospital Pequeno Príncipe, Curitiba-PR.

Fernando Andrade Maistro
Médico, Residência Médica em Ginecologia e Obstetrícia pela Universidade Estadual de Londrina (UEL-PR). Estagiário do Segundo Ano do Setor de Medicina Fetal da Clínica Obstétrica do Hospital das Clínicas da Faculdade de Medicina da Universidade de São Paulo (HC-FMUSP).

Gustavo de Paula Pereira
Graduação e Residência Médica em Tocoginecologia pela Faculdade de Ciências Médicas da Universidade Estadual de Campinas (Unicamp). Especialização em Ultrassonografia em Ginecologia e Obstetrícia pela Faculdade de Ciências Médicas da Unicamp. Mestrado em Obstetrícia e Ginecologia pela Faculdade de Medicina da Universidade de São Paulo (USP).

Joelma Queiroz
Médica Assistente do Setor de Medicina Fetal da Clínica Obstétrica do Hospital das Clínicas da Faculdade de Medicina da Universidade de São Paulo (HC-FMUSP). Mestre e Doutora em Medicina pela Faculdade de Medicina da Universidade de São Paulo (FMUSP).

Lisandra Stein Bernardes
Mestre e Doutora em Medicina pela Faculdade de Medicina da Universidade de São Paulo (FMUSP). Especialista em Medicina Fetal pela Universidade de Paris.

Marcio José Rosa Requeijo
Mestre e Doutor em Medicina pela Faculdade de Medicina da Universidade de São Paulo (FMUSP). Professor Titular em Medicina Fetal da Faculdade de Medicina de Itajubá.

Marco Antonio Borges Lopes
Professor-associado da Clínica Obstétrica da Faculdade de Medicina de Universidade de São Paulo (FMUSP).

Maria de Lourdes Brizot
Professora-associada pela Faculdade de Medicina da Universidade de São Paulo (FMUSP). Ph.D. em Medicina Fetal pela Universidade de Londres.

Maria Okumura
Ex-Médica Assistente da Clínica Obstétrica do Hospital das Clínicas da Faculdade de Medicina da Universidade de São Paulo (HC-FMUSP). Doutora em Obstetrícia e Ginecologia pela Faculdade de Medicina da Universidade de São Paulo (FMUSP).

Mário Henrique Burlacchini de Carvalho
Professor Livre-docente do Departamento de Obstetrícia e Ginecologia da Faculdade de Medicina da Universidade de São Paulo (FMUSP). Ex-*Research Fellow* do Harris Birthrigth Centre for Fetal Medicine, King's College Hospital and School of Medicine, Londres.

Regina Schultz
Médica Patologista, Diretora da Divisão de Anatomia Patológica do Hospital das Clínicas da Faculdade de Medicina da Universidade de São Paulo (HC-FMUSP). Doutora em Medicina pela Universidade de Ulm, Alemanha.

Roseli Mieko Yamamoto
Professora Livre-docente da Faculdade de Medicina da Universidade de São Paulo (FMUSP). Médica Assistente do Setor de Vitalidade Fetal da Clínica Obstétrica do Hospital das Clínicas da Faculdade de Medicina da Universidade de São Paulo (HC-FMUSP).

Rossana Pulcineli Vieira Francisco
Professora Livre-docente da Faculdade de Medicina da Universidade de São Paulo (FMUSP). Responsável pelo Setor de Endocrinopatias e Gestação da Clínica Obstétrica do Hospital das Clínicas da Faculdade de Medicina da Universidade de São Paulo (HC-FMUSP).

Seizo Miyadahira
Professor Livre-docente em Obstetrícia pela Faculdade de Medicina da Universidade de São Paulo (FMUSP). Chefe do Setor de Avaliação da Vitalidade Fetal. Médico Assistente da Clínica Obstétrica da FMUSP.

Agradecimentos

Ao mestre e amigo Marcelo Zugaib, na condição de chefe e fomentador de ideias, o meu muito obrigado por ter acreditado e me dado espaço para a realização deste trabalho, agora na 2ª edição.

Sou infinitamente grato aos meus mestres, Professor Yves Dumez, Professor Marc Dommergues, Doutores Marie Cécile Aubry, Xavier Malmezat, André Rabbé e Marc Guibert, sem os quais eu não teria adquirido minha formação em Medicina Fetal e Ultrassonografia.

À Anaberg, Yuri, Tatiana e Hugo, pelo apoio no âmbito familiar.

São Paulo, agosto de 2014
Victor Bunduki

Prefácio da 2ª Edição

É com grande alegria que apresentamos esta segunda edição do *Atlas de Ultrassom Fetal Normal e Malformações*, após uma primeira edição esgotada e com várias reimpressões, tendo sido livro de referência para escolas e também para obtenção de título de especialista em Ultrassonografia e Medicina Fetal no País. Passaram-se os anos e a distribuição de aparelhos de ultrassom nas redes de atendimento médico para a gestante só cresceu. Nesse campo, a filosofia de abordagem multidisciplinar do produto conceptual, proposta na Clínica Obstétrica da Faculdade de Medicina da Universidade de São Paulo, no início dos anos noventa, se difundiu e tem sido um modelo de eficácia.

O leitor vai perceber que os textos introdutórios dos capítulos mudaram pouco e isso para nós constitui uma alegria, pois é a realização do exame de maneira sistemática que deve imperar na rotina do profissional. Esta sistematização é a mesma há 25 anos e deve permanecer assim sempre, pois constitui a melhor maneira para não se cometer erros diagnósticos neste exame, um dos pilares da Medicina Fetal.

Alguns dirão que apresentar esta obra em papel impresso poderia testemunhar um retrocesso e que a digitalização de todo tipo de imagem poderia ter tornado a obra obsoleta ou fora de seu tempo. Ocorre, a nosso ver, o contrário, pois com a digitalização e a consequente procura por imagens e explicações em meios digitais, existe risco de desorganização do raciocínio, quando o profissional pode escolher imagens sem ter o contexto no qual se inclui a patologia, fato que por vezes observamos. De toda maneira, apresentamos esta obra impressa e digitalizada para que as opções de consulta sejam amplas. Para a realização do exame ultrassonográfico fetal, este Atlas traz a organização e sistematização como princípio. Aporta não só imagens individuais, como também uma linha de técnica e pressupostos expressos nas legendas e que devem acompanhar todo ultrassonografista, desde os primeiros tempos de treinamento. Acreditamos que o bom profissional que atua em medicina fetal deva ser, antes de tudo, um bom obstetra e, sem nenhuma dúvida, um ultrassonografista eficaz.

Esperamos com esta segunda edição expandida e aperfeiçoada com mais de trezentas imagens e legendas reestruturadas, contribuir ainda mais para o exercício da Medicina Materno-Fetal em nosso país.

São Paulo, agosto de 2014.
Marcelo Zugaib
Victor Bunduki

Prefácio da 1ª Edição

As duas últimas décadas trouxeram um aumento geométrico no conhecimento científico acerca do feto, disso resultando o que hoje chamamos "Medicina Fetal".

Há dez anos, iniciamos a estruturação do setor de Medicina Fetal da Clínica Obstétrica da Faculdade de Medicina da Universidade de São Paulo, objetivando a abordagem multidisciplinar do produto conceptual. Nossa vivência era quase nenhuma, tínhamos que formar pessoas e acumular experiência.

Profissionais interessados no assunto foram selecionados e estimulados a estagiar em países onde o avanço nesse campo era extraordinário, particularmente pelo pioneirismo.

Seguindo esta filosofia, o Dr. Victor Bunduki obteve após dois anos de residência médica em Paris os títulos de especialista em Medicina Fetal e em Ultrassonografia.

Em quatro anos de vivência no exterior ele pôde adquirir as bases para desenvolver o trabalho que vem realizando há seis anos em nosso meio. Daí porque parte do trabalho efetivado nestes 10 anos está presente neste *Atlas de Ultrassom Fetal Normal e Malformações* já que este método propedêutico é fundamental para o estudo estrutural do concepto e se confunde com a própria história e evolução da Medicina Feta!.

A experiência acumulada pelos autores no estudo da morfologia fetal, através da ultrassonografia, justifica a presente publicação, vez que o nosso meio carece de trabalhos e livros que tenham projetados os conhecimentos indispensáveis para a qualificação de profissionais que militam na área das patologias estruturais do feto.

Esperamos que este Atlas possa contribuir para a formação daqueles que se dedicam ao estudo do produto conceptual.

São Paulo, inverno de 2000
Marcelo Zugaib

Sumário

CAPÍTULO 1   Ultrassom Morfológico Fetal Normal 1

CAPÍTULO 2   O Feto no Primeiro Trimestre 19

CAPÍTULO 3   Malformações do Sistema Nervoso Central 37

CAPÍTULO 4   Defeitos de Fechamento do Tubo Neural 59

CAPÍTULO 5   Avaliação Ultrassonográfica da Face Fetal 73

CAPÍTULO 6   Coração Fetal do Ponto de Vista do Ultrassonografista Geral 87

CAPÍTULO 7   Ecocardiografia Fetal 99

CAPÍTULO 8   Malformações Torácicas Não Cardíacas 113

CAPÍTULO 9   Abdome Fetal 123

CAPÍTULO 10   Trato Urinário 141

CAPÍTULO 11   Genital 165

CAPÍTULO 12   Esqueleto e Membros 175

CAPÍTULO 13   Partes Moles 197

CAPÍTULO 14   Cordão Umbilical, Placenta e Colo Uterino 215

CAPÍTULO 15   Ultrassonografia nas Infecções Fetais 227

CAPÍTULO 16   Gestação Gemelar 237

CAPÍTULO 17 Aneuploidias Fetais 249

CAPÍTULO 18 Procedimentos Invasivos em Medicina Fetal..277

CAPÍTULO 19 Ultrassonografia Obstétrica Tridimensional 291

CAPÍTULO 20 Dopplervelocimetria em Obstetrícia 299

Índice Remissivo 309

CAPÍTULO UM

Ultrassom Morfológico Fetal Normal

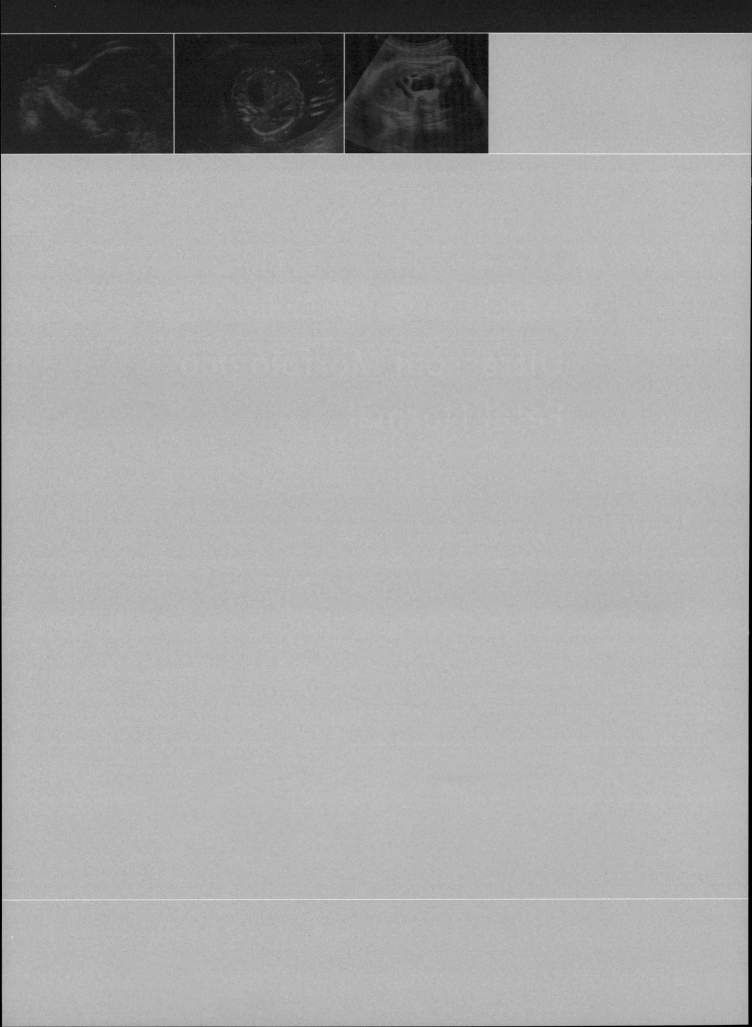

CAPÍTULO UM

Ultrassom Morfológico Fetal Normal

O ultrassom morfológico compreende estudo sistemático e ordenado de cada segmento do feto com o objetivo de efetuar descrição detalhada de grande parte da anatomia fetal e dos anexos (líquido amniótico, cordão e placenta).

A ultrassonografia morfológica fetal deve ser realizada de maneira sistemática, como se fosse uma perícia anatômica sobre o concepto, com o intuito de afirmar a sua normalidade estrutural ou de diagnosticar malformações. É importante que cada operador tenha a sua rotina e faça o exame sempre na mesma ordem, o que facilita o trabalho e ajuda no diagnóstico das anomalias estruturais.

A detecção de anomalias fetais permite estabelecer conduta em relação ao prosseguimento da gestação, indica eventual tratamento intraútero, ajuda a escolher o local, a época e a via de parto, prepara a estratégia de tratamento pós-natal e orienta os pais em relação ao prognóstico e risco de recorrência.

Para uma detecção eficaz de malformações fetais, existe benefício em realizar ultrassonografia morfológica para todas as gestantes. Sabemos que selecionar somente as pacientes com risco reconhecido para malformações nos permite uma taxa de detecção de 10% a 15% das anomalias fetais, isto devido ao fato de 85% a 90% das malformações fetais ocorrerem em gestantes sem fator de risco identificável.

Quando há suspeita de anormalidade no feto ou há maior risco de sua ocorrência, impõe-se o encaminhamento para centros terciários com serviço de medicina fetal.

Uma anamnese sucinta precede o exame morfológico, evitando-se, assim, que perguntas não apropriadas sejam efetuadas durante o exame.

A confecção do laudo é etapa fundamental do exame morfológico. O texto do relatório deve conter, além dos dados de biometria fetal, uma descrição de todas as estruturas vistas, inclusive os anexos. A ausência de anormalidades fetais diagnosticáveis no exame deve ser relatada na conclusão.

As eventuais malformações devem ser descritas no corpo do relatório e devem constar na conclusão. Os diagnósticos diferenciais plausíveis devem ser aventados quando houver dúvida quanto ao diagnóstico.

As estruturas relacionadas a seguir devem ser sempre analisadas para se excluir malformação fetal.

CABEÇA E PESCOÇO

Sistema nervoso central

Contorno craniano: regularidade, suturas, ecogenicidade, proporção DBP/DOF

Cérebro

- Linha média.
- Corte transversal.
- Pedúnculos cerebrais, tálamos, *cavum* do septo pelúcido, foice do cérebro.

Ventrículos laterais: paredes, dimensões, plexo coroide, largura e/ou relação VL/HC.

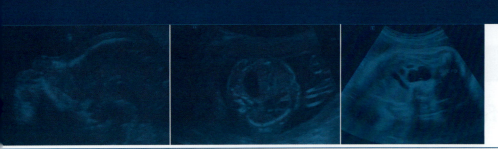

Fossa posterior: hemisférios cerebelares, vérmice cerebelar, cisterna magna e quarto ventrículo.

Corte sagital mediano.

Corpo caloso.

FACE

Perfil (corte sagital): fronte, nariz, posição dos lábios, posição da língua, palato ósseo longitudinal, posição do queixo, tamanho e posição das órbitas oculares e relação entre as mesmas e o diâmetro biparietal.

Corte coronal.

Boca: integridade do lábio superior.

Corte transversal — arcada dentária superior e palato duro.

Pescoço: posicionamento do pescoço e identificação de eventuais massas cervicais.

COLUNA VERTEBRAL

Corte transversal: o centro de ossificação do corpo vertebral anterior e os dois centros das lâminas laterais, que devem formar um triângulo.

Corte longitudinal coronal: os centros de ossificação das lâminas laterais que se alinham paralelamente. A nosso ver, este corte é o que evidencia melhor a espinha bífida.

Corte sagital mediano: visualizam-se os centros de ossificação do corpo vertebral e da apófise espinhosa e, ainda, a integridade da pele imediatamente acima das apófises espinhosas.

TÓRAX

Vários planos de corte:

- Tamanho e forma da caixa torácica.
- Ecogenicidade dos pulmões.
- Localização, tamanho, forma e ecogenicidade de massas ou coleções líquidas.

CORAÇÃO

Corte transversal.

Posição do coração e posição relativa das câmaras cardíacas.

Corte de quatro câmaras: proporção entre as câmaras, septos interventricular e interatrial, válvulas e ecotextura do miocárdio.

Corte transversal obliquado.

Vias de saída do ventrículo esquerdo e direito: cruzamento dos vasos da base.

Cúpula diafragmática.

ABDOME

Estômago: presença da bolha gástrica, seu volume e localização.

Fígado e vesícula biliar: localização, volume e ecogenicidade.

Alças intestinais: calibre e ecogenicidade.

Localização, forma, volume e ecogenicidade de coleções e massas intraperitoniais.

Localização, volume e conteúdo de massas da parede abdominal.

Afirmar a normalidade da inserção fetal do cordão umbilical (em corte sagital mediano e transversal).

CAPÍTULO UM

Ultrassom Morfológico Fetal Normal

RINS

Rins: localização, número, volume e ecogenicidade, presença de cistos, ectasias, pielocaliciais e ureterais.

Bexiga: volume e espessura da parede.

Medida da pelve renal, quando visível e sempre no sentido pósteroanterior em corte transversal das lojas renais

GENITAIS EXTERNOS

Sexo feminino: grandes e pequenos lábios, clitóris.

Sexo masculino: bolsa escrotal, testículos, pênis.

A identificação do sexo é de grande valia nas gestações gemelares e nas doenças ligadas ao sexo.

EXTREMIDADES

Comprimento dos ossos longos:

Verificar presença de todos os ossos longos.

Verificar se não há curvaturas anormais dos mesmos.

Número e posição dos dedos.

Contraturas e deformidades posturais.

CORDÃO UMBILICAL

Volume, localização e ecogenicidade de massas anormais.

Número de vasos: há maior incidência de malformações em fetos com artéria umbilical única.

Verificar inserção abdominal do cordão umbilical e inserção placentária do mesmo.

LÍQUIDO AMNIÓTICO

Análise do volume e ecogenicidade

O volume anormal de líquido amniótico tem maior valor quando está associado com malformações fetais. O excesso de líquido amniótico é mais significativo do que o oligoâmnio.

PLACENTA E MEMBRANAS

Localização.

Espessura, ecogenicidade e textura.

Presença de membranas, septações e sua relação com o feto.

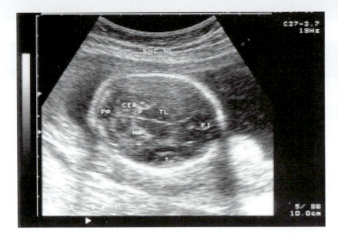

Fig. 1.1 — Corte transversal do polo cefálico, mostrando estruturas da linha média: FI = foice do cérebro; TL = tálamo; P = pedúnculos cerebrais; FP = fossa posterior. O corte mostra também o cérebro em hemisférios cerebrais e vérmice normais (CER) e giros do hipocampo (HC). A seta indica a fissura de Sylvius na lateral do polo cefálico.

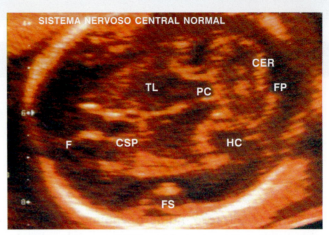

Fig. 1.2 — Mesmo corte da figura anterior em maior aumento mostrando sistema nervoso central normal as estruturas indicadas devem ser vistas sempre e de maneira sistemática – FP = fossa posterior, CSP = cavum do septo pelucido, TL = talamus, PC = pedúnculo cerebelar, F = foice do cérebro, HC = região do hipocampo, FS= fissura de Sylvius ou grande sulco cerebral, CER = cerebelo.

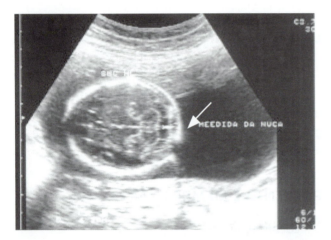

Fig. 1.3.1 — Ainda em corte transversal do polo cefálico ligeiramente obliquado caudalmente, pode-se medir a espessura da prega nucal (seta).

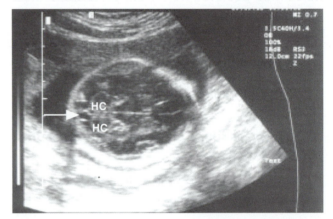

Fig. 1.3.2 — Em mesmo corte da figura anterior procede-se à visibilização dos hemisférios cerebelares (HC) e do vérmice cerebelar em sua totalidade (setas).

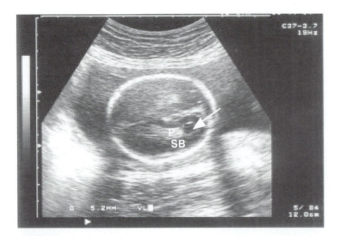

Fig. 1.4.1 — Corte transversal obliquado lateralmente (báscula lateral) mostra o corno posterior do ventrículo lateral (seta). SB = substância branca. P = plexo coroide.

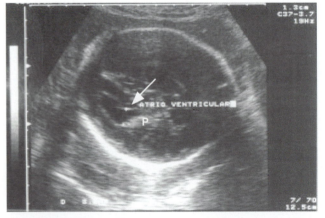

Fig. 1.4.2 — Mesmo corte da figura anterior mostrando onde deve ser medido o corno posterior do ventrículo lateral (seta e calipers) O átrio ventricular é medido onde termina o plexo coróide (P) e corresponde à transição do corpo com corno posterior do ventrículo lateral.

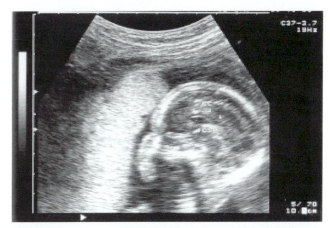

Fig. 1.5.1 — Corte sagital mediano do polo cefálico mostrando o corpo caloso (CC) em sua porção anterior medialmente acima do *cavum* do septo pelúcido (CSP).

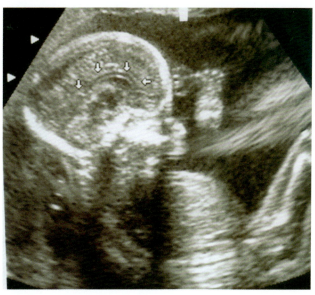

Fig. 1.5.2 — Mesmo corte da figura anterior, porém com corpo fetal, mostrando no polo cefálico o corpo caloso na íntegra (setas) em especial observa-se a porção mais posterior do corpo caloso. Esta deve ser observada, pois está ausente nas agenesias parciais do corpo caloso.

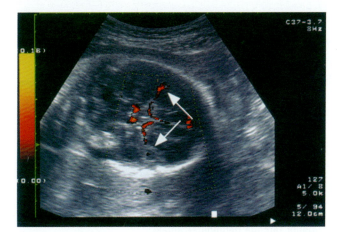

Fig. 1.6 — Corte transversal na base do cérebro mostrando o círculo arterial (polígono de Willis) e evidenciando ao Power Angio, com a artéria cerebral média nas topografias das asas menores do esfenoide (setas).

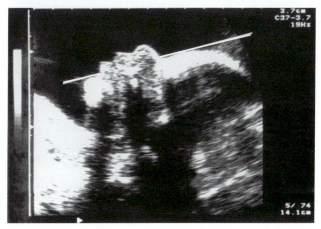

Fig. 1.7.1 — Corte sagital mediano da face evidenciando perfil normal. Observa-se o alinhamento normal entre a fronte e o mento (ausência de retro ou prognatismo).

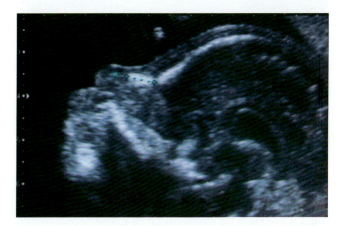

Fig. 1.7.2 — Mesmo corte da figura anterior usado para medida dos ossos próprios do nariz (calipers).

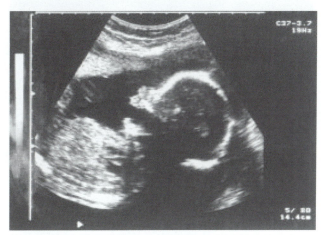

Fig. 1.7.3 — Mesmo corte da figura anterior em momento dinâmico do bocejo fetal.

CAPÍTULO 1 ■ ULTRASSOM MORFOLÓGICO FETAL NORMAL

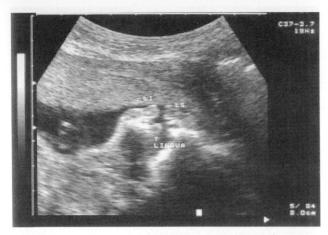

Fig. 1.7.4 — Ainda em corte sagital estrito da face, pode-se observar a língua (seta) em posição normal dentro da boca (LI = lábio inferior; LS = lábio superior).

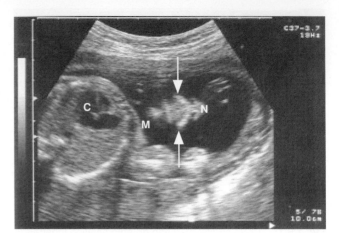

Fig. 1.8.1 — Corte coronal da face fetal passando pelo mento (M) e ponta do nariz (N), evidenciando lábio superior íntegro (setas). Notar que este corte, devido à flexão fetal, pode passar transversalmente pelo tórax e coração fetal (C).

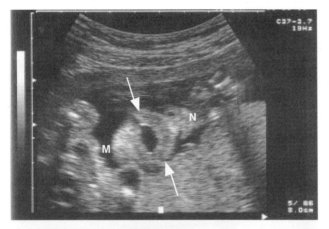

Fig. 1.8.2 — Mesmo corte da figura anterior, com boca fetal aberta facilitando a observação da integridade do lábio superior (setas). Observam-se também narinas fetais. N = nariz; M = mento.

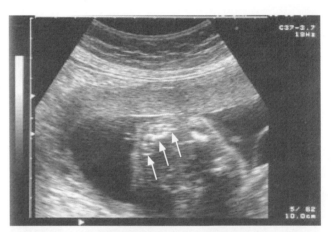

Fig. 1.8.3 — Corte transversal complementar na análise das fendas faciais onde se observa a integridade arco alveolar superior (arcada dentária — setas).

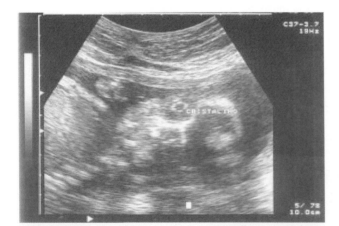

Fig. 1.9.1 — Corte coronal da face mais posterior que o dos lábios passando pelo globo ocular e evidenciando cristalino fetal.

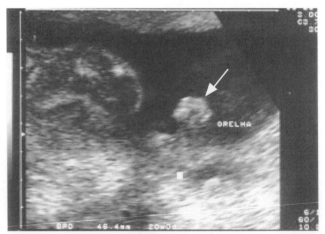

Fig. 1.9.2 — Elemento complementar na análise do polo cefálico é o corte sagital para mediano tangenciando superfície lateral para observar ouvido externo (orelha, seta).

8 ATLAS DE ULTRASSOM FETAL ■ NORMAL E MALFORMAÇÕES

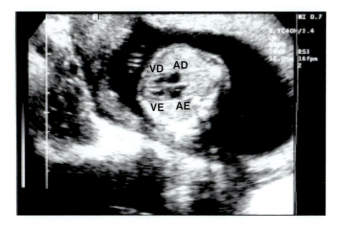

Fig. 1.10.1 — Corte transversal do tórax fetal passando pelo coração e evidenciando quatro câmaras com aspecto normal (VE = ventrículo esquerdo; VD = ventrículo direito; AE = átrio esquerdo; AD = átrio direito).

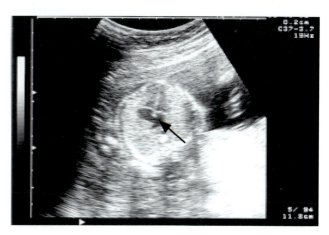

Fig. 1.10.2 — Cortes transversais do tórax fetal evidenciando quatro câmaras normais, septo interventricular íntegro e forame oval (seta).

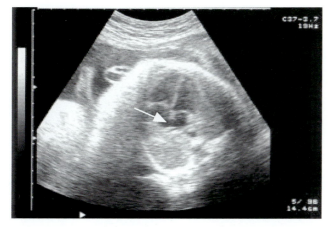

Fig. 1.10.3 — Cortes transversais do tórax fetal evidenciando quatro câmaras normais, septo interventricular íntegro e forame oval (seta).

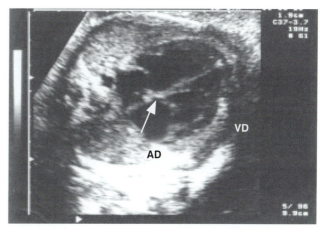

Fig. 1.10.4 — Corte transversal do tórax evidenciando quatro câmaras cardíacas de aspecto normal. Válvula atrioventricular direita (seta) de implantação ligeiramente mais baixa que a esquerda.

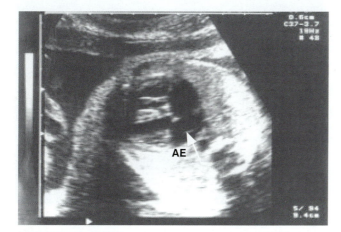

Fig. 1.10.5 — Mesmo corte da figura anterior mostrando forame oval com sua válvula (seta) aberta para átrio esquerdo (AE).

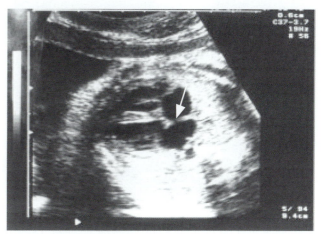

Fig. 1.10.6 — Corte das quatro câmaras, fora do plano do forame oval, mostrando a integridade do restante do septo interatrial (seta).

CAPÍTULO 1 ■ ULTRASSOM MORFOLÓGICO FETAL NORMAL

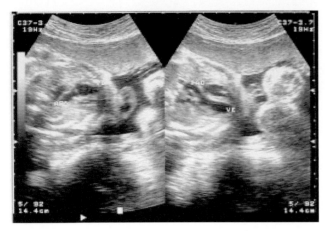

Fig. 1.11.1 — Cortes ligeiramente oblíquos do tórax evidenciando as vias de saída do ventrículo esquerdo (VE = ventrículo esquerdo; AO = aorta) e do ventrículo direito (VD = ventrículo direito; AP = artéria pulmonar).

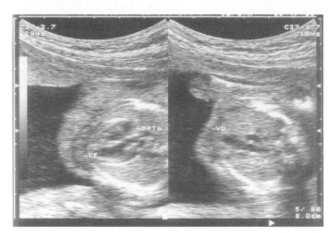

Fig. 1.11.2 — Cortes ligeiramente oblíquos do tórax evidenciando as vias de saída do ventrículo esquerdo (VE = ventrículo esquerdo; AO = aorta) e do ventrículo direito (VD = ventrículo direito; AP = artéria pulmonar).

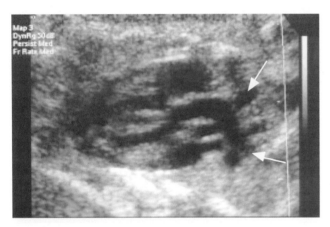

Fig. 1.12.1 — Corte ligeiramente oblíquo do tórax evidenciando início do arco aórtico (setas) e seus principais ramos.

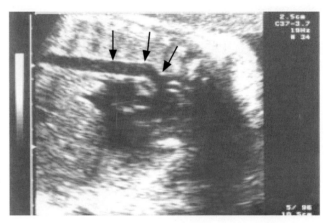

Fig. 1.12.2 — Corte sagital e ligeiramente oblíquo evidenciando continuação do arco aórtico com a aorta torácica descendente (setas).

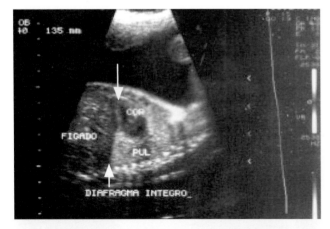

Fig. 1.13.1 — Corte sagital paramediano à esquerda do tórax e abdome fetal no qual podemos observar coração (COR) e pulmão (PUL) separados do lobo hepático esquerdo pelo diafragma íntegro (seta).

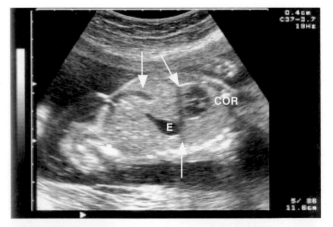

Fig. 1.13.2 — Corte sagital ligeiramente oblíquo para a esquerda do feto mostrando a porção intra-hepática da veia umbilical (seta) e o estômago (E). Novamente observamos coração (COR) e pulmão esquerdo separados do abdome pelo diafragma íntegro.

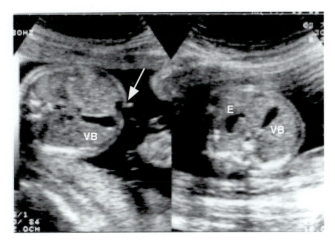

Fig. 1.14.1 — Corte transversal com leve inclinação caudal da porção anterior mostrando a vesícula biliar (VB) e o estômago (E). Observar a inserção do cordão mais medial (seta).

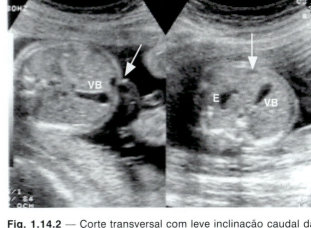

Fig. 1.14.2 — Corte transversal com leve inclinação caudal da porção anterior mostrando a vesícula biliar (VB) e o estômago (E). Observar a inserção do cordão mais medial (seta).

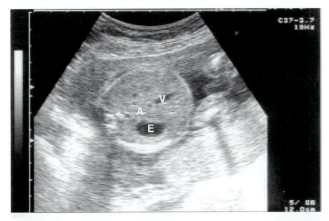

Fig. 1.14.3 — Corte transversal estrito do abdome fetal usado para a medida da circunferência abdominal. Os pontos de reparo são o estômago (E), a aorta em corte transversal (A) e o trajeto intra-hepático da veia umbilical (V).

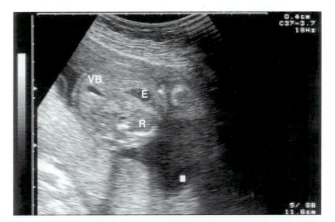

Fig. 1.14.4 — Em corte ligeiramente caudal em relação ao anterior, nota-se a presença do rim esquerdo (R), estômago (E) e vesícula biliar (VB) normais.

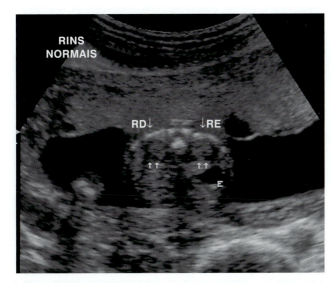

FIG. 1.15.1 — Corte transversal do abdome fetal no nível das lojas renais (setas). RD = rim direito, RE = rim esquerdo, E = estômago.

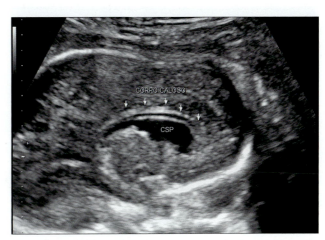

FIG. 1.15.2 — Corte sagital mediano estrito do polo cefálico fetal mostrando corpo caloso em sua íntegra (setas), posicionado logo acima do cavum do septo pelúcido (CSP).

CAPITULO 1 ■ ULTRASSOM MORFOLÓGICO FETAL NORMAL

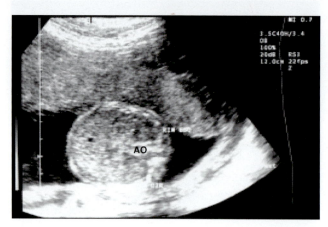

Fig. 1.16 — Corte transversal ideal do abdome para visibilização das lojas renais. Notam-se rim esquerdo, rim direito e aorta em corte transversal (AO).

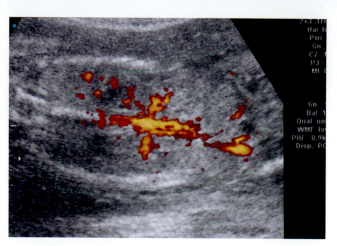

Fig. 1.17.1 — Corte coronal do tórax (à esquerda) e abdômen (à direita) com auxílio de Power Doppler mostrando a aorta descendente dando origem às artérias renais fetais. Esta técnica é útil nos casos de dúvida para agenesia renal uni ou bilateral.

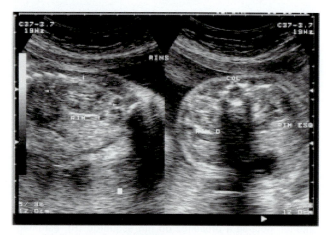

Fig. 1.17.2 — Corte sagital para mediano (à esquerda) mostrando rim fetal com corte longitudinal. À direita, corte transversal do abdome fetal na altura das lojas renais em feto com dorso anterior, mostrando os rins em corte transversal (COL = vértebra em corte transversal).

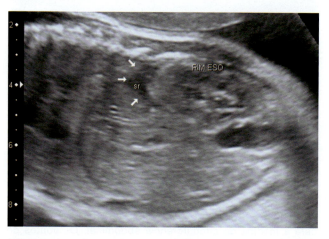

Fig. 1.17.3 — Corte coronal da região lombar do feto mostrando rim normal (Rim esquerdo). As setas indicam a glândula suprarrenal esquerda bastante visível em idades gestacionais precoces, e que não devem ser confundidas com as lojas renais.

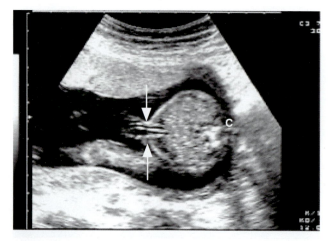

Fig. 1.18.1 — Corte transversal do abdome fetal na altura do umbigo mostrando inserção normal do cordão umbilical (setas) (C = coluna).

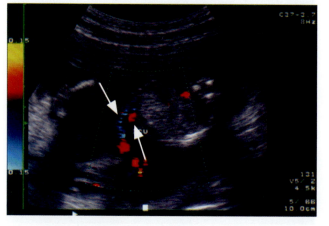

Fig. 1.18.2 — Mesmo corte da figura anterior; agora, com a ajuda do Doppler colorido, identifica-se a inserção normal do cordão umbilical (ICU) (setas).

12 ATLAS DE ULTRASSOM FETAL ■ NORMAL E MALFORMAÇÕES

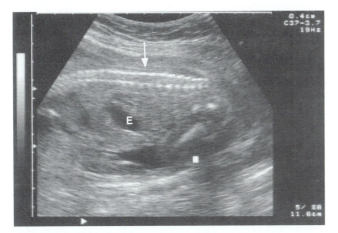

Fig. 1.19.1 — Corte sagital um pouco obliquado, pois observa-se imagem gástrica (E) o aspecto normal da coluna em corte sagital (seta).

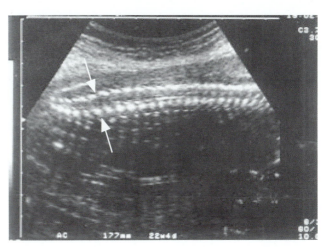

Fig. 1.19.2 — Mesmo corte da figura anterior, porém sem a interface do líquido amniótico, o que dificulta a visualização da integridade da pele.

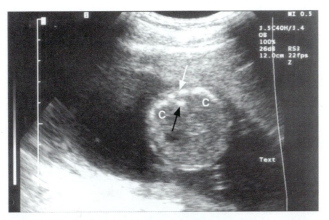

Fig. 1.19.3 — Sempre devemos complementar os cortes sagitais anteriores com os cortes transversais da presente figura. O corte transversal evidencia vértebra por vértebra, no sentido craniocaudal, as apófises transversas ou lâminas laterais (setas brancas) e de novo o corpo vertebral (seta azul) (C = costela).

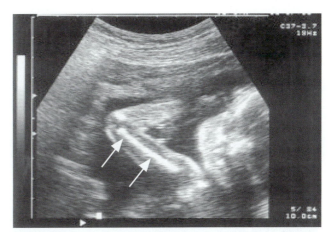

Fig. 1.20.1 — Corte longitudinal do braço fetal mostrando o úmero (setas). Este é o corte ideal para a medida do osso.

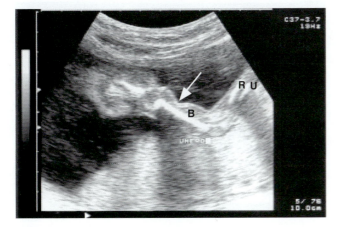

Fig. 1.20.2 — Mesmo corte longitudinal do braço fetal. Notar a inserção umeral do deltoide (seta), o bíceps (B) e ainda mais distalmente vê-se porção do rádio (R) e da ulna (U).

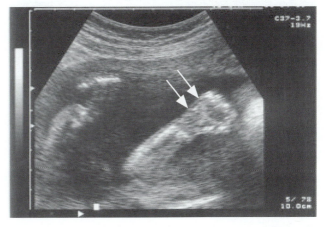

Fig. 1.21.1 — Corte longitudinal do antebraço fetal mostrando o bordo ulnar livre (setas). Esta observação praticamente afasta as polidactilias pós-axiais.

CAPÍTULO 1 ■ ULTRASSOM MORFOLÓGICO FETAL NORMAL

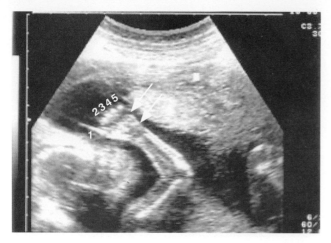

Fig. 1.21.2 — Mesmo corte da figura anterior em menor aumento, mostrando o bordo ulnar livre (setas) e a individualização dos dedos.

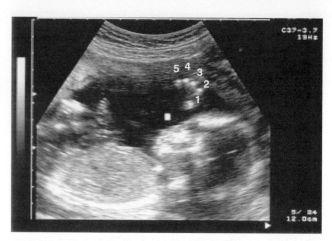

Fig. 1.22 — Corte tangencial à ponta dos dedos (1, 2, 3, 4, 5) em posição de semiflexão.

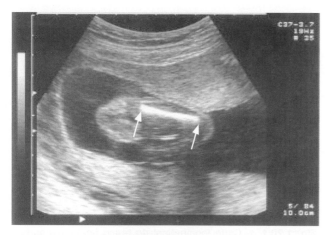

Fig. 1.23.1 — Corte longitudinal da coxa fetal mostrando o fêmur (setas). Este é o corte ideal para a medida do osso.

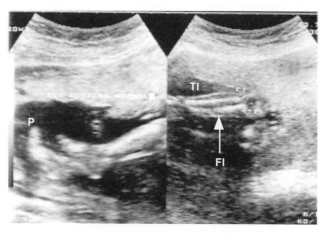

Fig. 1.23.2 — À esquerda, posição normal dos pés; à direita evidencia-se a presença de tíbia (TI) e fíbula (FI).

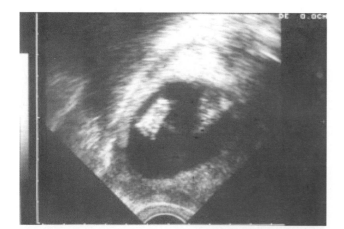

Fig. 1.23.3 — Corte plantar de pé em feto de 16 semanas. A não visualização de nenhum osso longo no mesmo corte evidencia ângulo de 90° entre o pé e a perna, o que caracteriza a ausência de pé varo-equino.

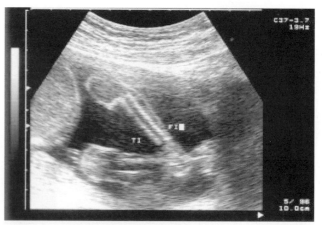

Fig. 1.23.4 — Corte longitudinal da perna em posição coronal evidenciando a tíbia (TI) e a fíbula (FI).

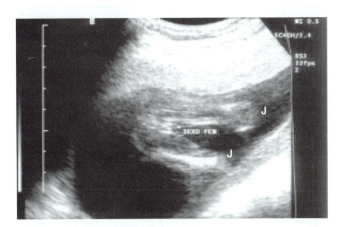

Fig. 1.24.1 — Corte transversal do períneo fetal mostrando genital do tipo feminino. Observar pequenos lábios paralelos e traço hiperecogênico que corresponde a introito vaginal. Esta tríade de imagem decide o sexo feminino de 18 semanas ou mesmo antes (J = joelhos fetais).

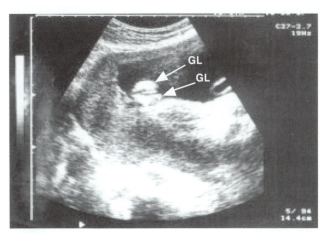

Fig. 1.24.2 — Mesmo corte da figura anterior em menor aumento.

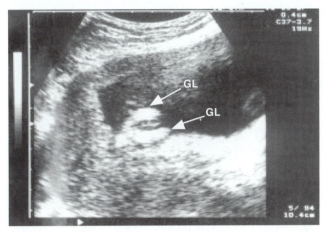

Fig. 1.24.3 — Corte transversal do períneo fetal mostrando os grandes lábios vulvares (GL) em feto do sexo feminino. Feto com 30 semanas.

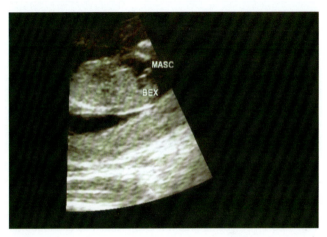

Fig. 1.25.1 — Corte longitudinal de feto no primeiro trimestre tardio mostrando genital masculino normal (masc.). BEX= bexiga fetal.

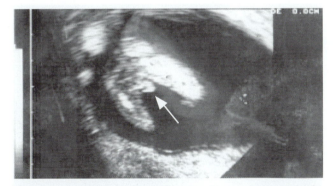

Fig. 1.25.2 — Mesmo corte da figura anterior em feto de sexo masculino com 16 semanas. Notar a presença do pênis (seta).

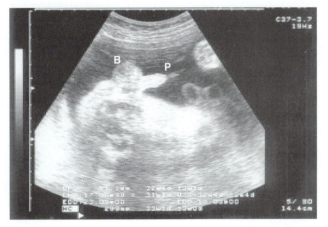

Fig. 1.25.3 — Corte longitudinal da genitália externa do sexo masculino em feto de 31 semanas (P = pênis; B = bolsa escrotal).

CAPÍTULO 1 ■ ULTRASSOM MORFOLÓGICO FETAL NORMAL

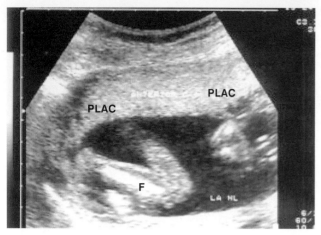

Fig. 1.26 — Visualização da placenta anterior de grau 0 (PLAC) e líquido amniótico normal (LA NL) (F = fíbula).

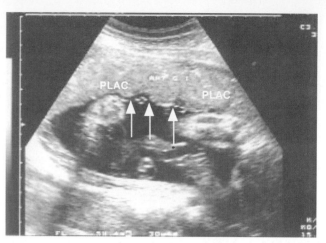

Fig. 1.27 — Placenta anterior de grau I (PLAC). Notar pequenas chanfraduras (setas) no bordo fetal da placenta caracterizando grau I placentário.

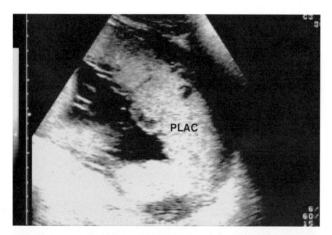

Fig. 1.28.1 — Placenta grau II (PLAC). Notam-se chanfraduras mais acentuadas (setas) e textura mais ecogênica e mais heterogênea do que na figura anterior.

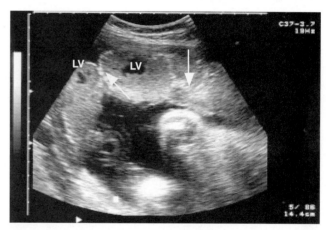

Fig. 1.29 — Placenta de grau III. Notam-se calcificações placentárias (setas) e presença de lagos venosos (LV). Podemos já individualizar os gomos placentários.

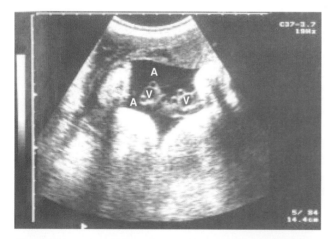

Fig. 1.30 — Corte transversal do cordão umbilical mostrando a presença de 3 vasos (A = artérias umbilicais; V = veia umbilical).

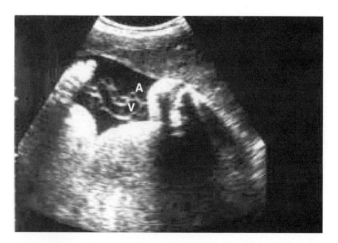

Fig. 1.30.2 — Corte longitudinal da veia umbilical (V), porém com a artéria umbilical (A) em corte transversal.

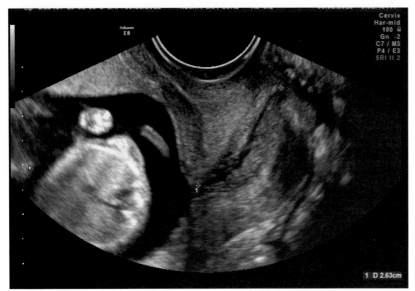

Fig. 1.31.2 — Corte sagital mediano do colo uterino obtido por via vaginal, para medida do comprimento do colo (calipers). Este procedimento tem sido incorporado ao exame morfológico de segundo trimestre com o intuito de rastrear a prematuridade extrema.

CAPÍTULO DOIS

O Feto no Primeiro Trimestre

CAPÍTULO DOIS

O Feto no Primeiro Trimestre

A ultrassonografia no primeiro trimestre de gravidez constitui, hoje, um dos principais exames do pré-natal. Com o avanço tecnológico, o desenvolvimento de aparelhos mais modernos, com melhor resolução, e a utilização de sondas endovaginais, alguns diagnósticos que eram feitos mais tardiamente na gestação estão sendo realizados já no primeiro trimestre.

As principais indicações para realização da ultrassonografia no primeiro trimestre são: confirmação da gestação e da idade gestacional, avaliação da viabilidade da gestação, diagnóstico da gestação múltipla e corionicidade, diagnóstico precoce de algumas malformações e rastreamento de cromossomopatias fetais pela utilização da medida da espessura da translucência nucal.

A visualização do saco gestacional já pode ser feita por meio da sonda endovaginal a partir da quarta semana de gestação, e por meio transabdominal na quinta semana. Visualiza-se uma estrutura pequena anecoide, arrendondada, no fundo da cavidade endometrial. Na quinta semana, vê-se a vesícula vitelina pela via endovaginal, que precede o embrião. O embrião começa a ser visto no final da quinta semana de gestação pela via endovaginal e uma semana após pela abdominal. Quando o saco gestacional atinge 2,5 cm de diâmetro médio, é obrigatória a visibilização do embrião, e quando isso não acontece caracterizamos a gestação anembrionada ("ovo cego"). Os batimentos cardíacos podem ser vistos quando o embrião atinge 0,5 cm de comprimento crânio–nádegas (CCN). A presença do saco gestacional intrauterino (tópico) afasta na quase totalidade das vezes a possibilidade de prenhez ectópica, ao menos para as gestações resultantes de ciclos espontâneos.

Até a visibilização do embrião, a datação da gestação deve ser feita pelo diâmetro médio do saco gestacional, mas este não é um método muito preciso para datação. A melhor medida para datação da gravidez, nesta fase, é o CCN, que pode ser medido a partir da quinta ou sexta semana de gestação, quando o embrião pode ser visibilizado. A datação pelo CCN apresenta uma variação de cerca de cinco dias entre a sétima e a nona semana e da 10ª a 13ª semanas de mais ou menos sete dias. É importante a datação da gestação nesta fase, uma vez que aproximadamente 30% das gestantes desconhecem a DUM ou esta não é confiável devido a ciclos irregulares, uso de anticoncepcionais ou intervalo entre gestações muito curto.

A avaliação da viabilidade da gestação pode ser feita a partir da visibilização dos batimentos cardíacos embrionários na sexta semana de gestação (CCN = 5 mm). A não visibilização dos batimentos cardíacos caracteriza a gestação não evolutiva, comumente chamada de "abortamento inevitável". Outros sinais ultrassonográficos podem ser avaliados como de mau prognóstico para a gestação; no entanto, estes devem ser utilizados com cautela. Em relação ao saco gestacional, são fatores de mau prognóstico a irregularidade dos contornos do saco gestacional, o tamanho acentuadamente grande ou pequeno em relação ao tamanho do embrião e saco gestacional maior que 20 mm sem vesícula vitelina. Em relação à vesícula vitelina, quando muito grandes (gigantes) estão associadas ao óbito embrionário. A forma irregular e a ecogenicidade aumentada da parede da vesícula também se associam com o abortamento. A visibilização da vesícula vitelínica afasta a possibilidade de gestação anembrionada.

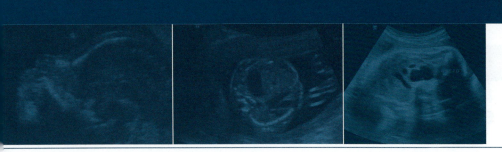

Na ultrassonografia de primeiro trimestre também podemos diagnosticar a gestação múltipla e sua corionicidade. A importância do diagnóstico da corionicidade está no risco aumentado para perda fetal presente nas gestações monocoriônicas. Antes da 10ª semana, este diagnóstico é feito pela visibilização do número de sacos gestacionais. Cada saco gestacional, com seu embrião, terá sua placenta independente. Quando um mesmo saco gestacional tem dois embriões, estamos diante de uma gestação monocoriônica. Após a 11ª semana, a corionicidade é definida observando a forma e a espessura da membrana amniótica na sua inserção na placenta. Na gestação monocoriônica diamniótica, as membranas amnióticas se encontram na placenta em forma de "T", notando apenas duas camadas finas entre as membranas que separam os gêmeos. Na gestação dicoriônica, o córion estende-se entre as membranas que separam os sacos gestacionais, dando-lhes o formato da letra grega Lambda (λ).

O diagnóstico de malformações fetais no primeiro trimestre também é possível principalmente com o uso da via endovaginal. O pólo cefálico fetal pode ser examinado nesta fase quanto à sua integridade e calcificação da calota craniana a partir da 12ª semana. No cérebro, podemos examinar a linha média e os plexos coróides. Com a visibilização normal destas estruturas, podemos afastar patologias fetais como anencefalia, acrania e holoprosencefalia alobar. O diagnóstico de encefaloceles e ventriculomegalias graves por vezes é possível. No tórax, podemos avaliar a posição do coração correspondente ao estômago fetal. Em alguns casos, podemos fazer uma avaliação do corte de quatro câmaras cardíacas. No abdome fetal, em corte transversal, podemos avaliar a presença do estômago e da bexiga a partir da 11ª semana. Em alguns casos, no final do primeiro trimestre conseguimos visibilizar os rins. Na ausência de estômago, devemos repetir o exame e, diante de sua persistência, podemos suspeitar de hérnia diafragmática. Bexigas muito dilatadas (megabexigas) devem ser acompanhadas. Em geral, ocorre resolução espontânea; no entanto, casos de obstrução urinária baixa podem ser suspeitados quando ocorre piora da dilatação vesical. A integridade da parede abdominal fetal pode ser aferida a partir da 12ª semana de gestação ou quando o CCN for igual ou maior que 45mm. A presença de alças intestinais herniadas através da inserção abdominal do cordão umbilical nos leva ao diagnóstico de onfalocele após a 12ª semana de gestação. O diagnóstico de gastrosquise também é possível neste período. A coluna vertebral pode ser mais bem avaliada, também, a partir da 12ª semana, e a movimentação fetal ajuda na qualidade do exame. Meningomieloceles, raquisquises já foram descritas neste período da gestação. O exame dos membros superiores e inferiores também pode ser feito no primeiro trimestre da gestação. Os membros superiores no primeiro trimestre, em geral, estão posicionados lateralmente ao polo cefálico fetal e sua visualização pode ser feita num corte transversal do feto. As mãos apresentam-se, geralmente, abertas, podendo-se inclusive contar os dedos. Os membros inferiores também podem ser vistos num corte transversal, visualizando-se coxas, pernas e pés. A ausência de qualquer um dos membros já deve ser diagnosticada no primeiro trimestre de gestação. Apesar de numerosos relatos de diagnóstico de malformações no primeiro trimestre, a sensibilidade é ainda insuficiente para muitas malformações e esta técnica não substitui o exame morfológico de segundo trimestre.

O rastreamento de cromossomopatias fetais é feito pela utilização da medida da translucência

CAPÍTULO DOIS

O Feto no Primeiro Trimestre

nucal (TN). Para isso, o feto deve medir entre 45 a 84 mm (11 a 14 semanas). A medida da TN deve ser feita no corte sagital do feto em posição neutra (o mesmo para obtenção do CCN). Mede-se a espessura máxima do espaço hipoecogênico (translucência), entre a região da pele e o tecido celular subcutâneo que recobre a coluna fetal (linhas hiperecogênicas). Deve-se ter o cuidado de diferenciar a pele da membrana amniótica, uma vez que ambas aparecem como uma fina membrana hiperecogênica. Para isso, devemos aguardar a movimentação fetal afastando-se da membrana amniótica. O aumento da imagem deve ser tal que ocupe pelo menos 75% do visor. O movimento dos *calipers* deve produzir uma mudança na medida de 0,1 mm. Devem ser sempre

obtidas pelo menos três medidas diferentes da TN e utilizada a maior medida. Estes são os critérios preconizados pela *Fetal Medicine Foundation*, que tem a maior casuística no assunto. A combinação da idade materna, a história prévia de cromossomopatias e a medida da espessura da TN têm uma sensibilidade de 85% no rastreamento de trissomia do 21.

A placenta também pode ser avaliada no início da gestação quanto a sua posição e características. A presença de placenta com imagem heterogênea contendo muitas vesículas anecogênicas de diferentes tamanhos deve ser interpretada como suspeita de mola hidatiforme. O diagnóstico pode ser feito precocemente através da via endovaginal.

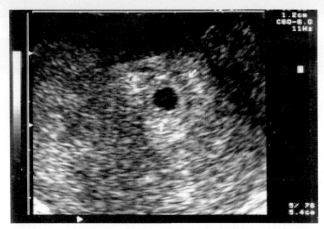

Fig. 2.1 — Corte transversal do saco gestacional com coroa trofoblástica (setas), correspondendo a gestação de 4 semanas e 5 dias.

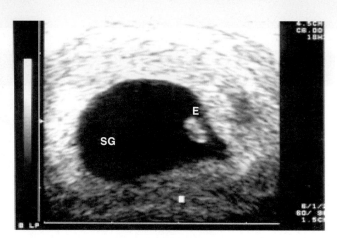

Fig. 2.2 — Corte longitudinal do embrião (E) de 6 semanas e 3 dias. O saco gestacional (SG) aumentado nem sempre indica gestação não evolutiva.

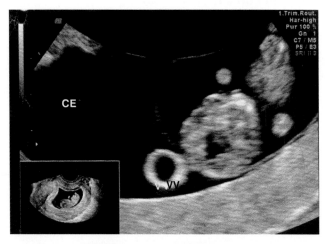

Fig. 2.3.1 — Corte transversal de celoma embrionário mostrando aspecto normal da vesícula vitelínica (VES VIT).

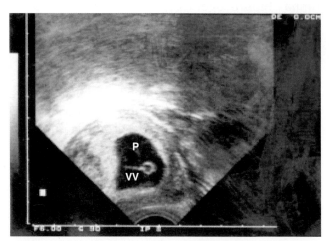

Fig. 2.3.2 — Corte longitudinal da vesícula vitelínica (VV), com pedículo (P) em gestação de 8 semanas.

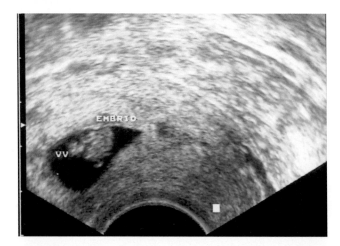

Fig. 2.3.3 — Corte transversal do saco gestacional em gestação de 7 sem e 1 dia mostrando embrião e vesiculla vitelínica (VV).

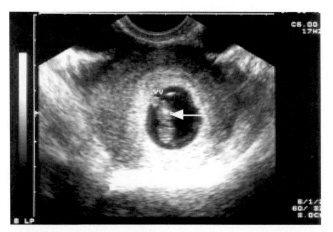

Fig. 2.4.1 — Corte transversal do útero em ultrassonografia endovaginal demonstrando vesícula vitelínica (VV) no celoma extra-embrionário e embrião (seta) em corte coronal.

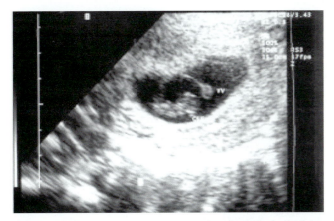

Fig. 2.4.2 — Corte longitudinal do embrião e da vesícula vitelínica (VV) com seu pedículo em gestação de 9 semanas. Notar que já se identifica claramente porção cranial (CEF) do concepto.

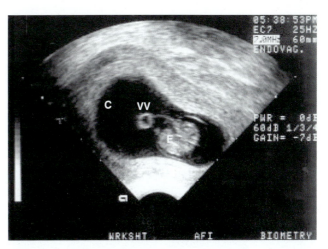

Fig. 2.4.3 — Ultrassonografia endovaginal de embrião (E) de 8 semanas em posição típica de flexão. Observar vesícula vitelínica (VV) no celoma extra-embrionário (C).

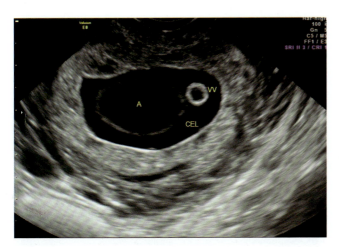

Fig. 2.4.4 — Corte transversal do saco gestacional mostrando todos os anexos embrionários CEL = celoma extra embrionário, A = Líquido Amniótico dentro da membrana amniótica, VV = Vesícula Vitelínica.

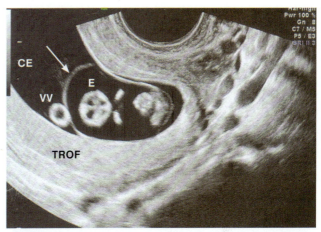

Fig. 2.5 — Corte transversal do útero mostrando embrião de 9 semanas e 5 dias (E); membrana amniótica (seta branca); vesícula vitelínica (VV), celoma extra-embrionário (CE) e trofoblasto posterior (TROF).

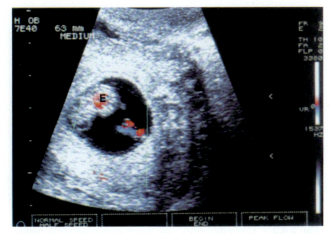

Fig. 2.6 — Embrião (E) com atividade cardíaca evidenciada ao Collor-Doppler. Notar o trajeto do cordão umbilical (C) que aparece também neste mapeamento colorido.

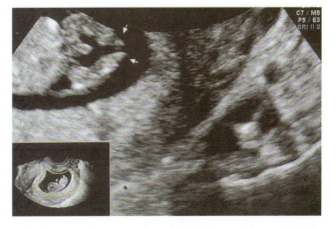

Fig. 2.7.1 — Corte coronal de embrião de 9 semanas e 5 dias mostrando membros inferiores em posição embrionária típica de planta contra planta do pé, nesta fase (setas).

CAPITULO 2 ■ O FETO NO PRIMEIRO TRIMESTRE   25

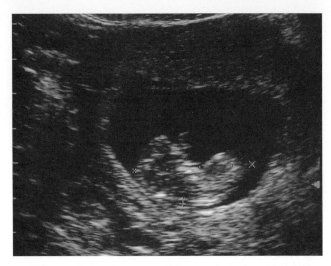

Fig. 2.7.2 — Corte transversal do tronco fetal mostrando membro superior em todos os seus segmentos (braço) em embrião com 9 semanas e 5 dias.

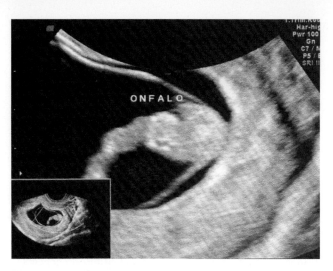

Fig. 2.7.3 — Corte transversal do abdome de embrião de 9 semanas e 4 dias mostrando onfaloceles, que é fisiológica nesta idade gestacional.

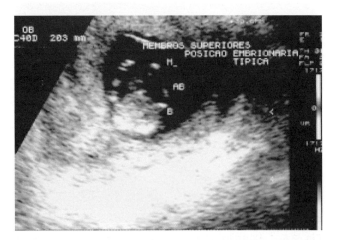

Fig. 2.8.1 — Corte coronal do embrião mostrando todos os segmentos dos membros superiores. Notar mãos laterais ao polo cefálico (B = braço; AB = antebraço; M = mão).

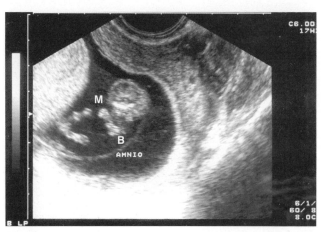

Fig. 2.8.2 — Demonstração de braço (B) e mão (M) fetal. Notar membrana amniótica (AMNIO).

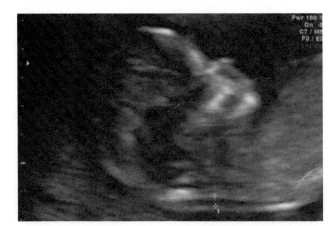

Fig. 2.9.1 — Corte sagital do feto demonstrando aumento ideal para medida da translucência nucal (1).

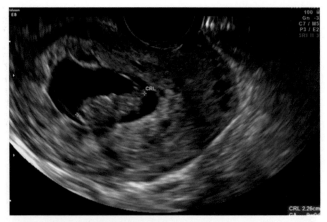

Fig. 2.9.2 — Corte de embrião de 9 semanas mostrando medida do CCN (CRL), em posição não tão adequada para medida porém aceitável em gestações até 10 semanas.

26 ATLAS DE ULTRASSOM FETAL ■ NORMAL E MALFORMAÇÕES

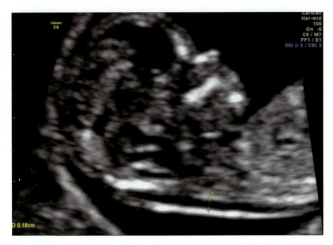

Fig. 2.10.1 — Medida da translucência nucal (1) e comprimento craniocaudal (2) em feto com dorso POSTERIOR. Observe o posicionamento dos calipers delimitando apenas a imagem anecoide = TN.

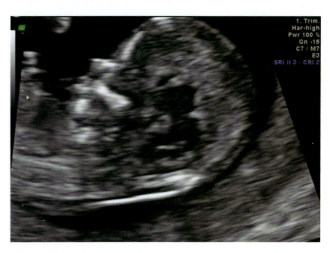

Fig. 2.10.2 — Omagem mostrando o aumento correto para medida da TN e obtenção do osso próprio do nariz.

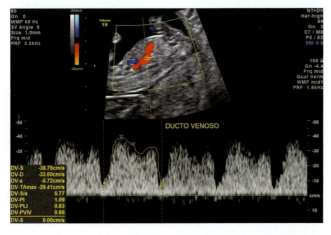

Fig. 2.10.3 — . Figura mostra a obtenção do Doppler do duto venoso no momento do exame de morfologia do primeiro trimestre, no caso duto venoso com dopplerfluxometria normal.

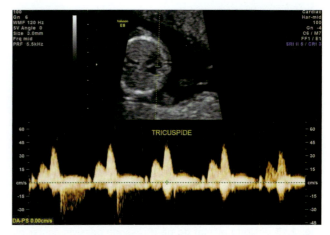

Fig. 2.10.4 — Corte tranvesal do tórax fetal no nível das camaras cardíacas mostrando a obtenção do Doppler da valva tricúspide (calipers), com imagem de fluxo normal, sem insuficiência – ondas na porção inferior.

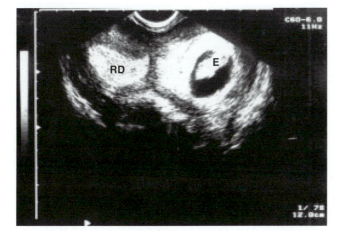

Fig. 2.11 — Corte transversal de útero bicorno com embrião em uma das cavidades uterinas (E) e reação decidual no corno da esquerda (RD).

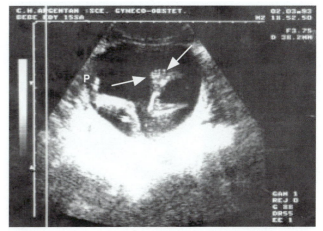

Fig. 2.12 — Corte sagital paramediano de feto com 15 semanas, mostrando aspecto normal de membro superior, com contagem dos dedos (setas), e membro inferior com posição normal do pé (P).

CAPITULO 2 ■ O FETO NO PRIMEIRO TRIMESTRE

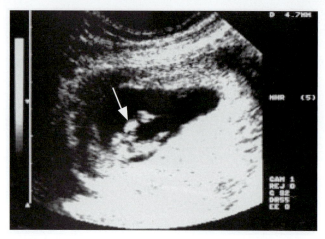

Fig. 2.13 — Medida do fêmur fetal obtida com 13 semanas (seta).

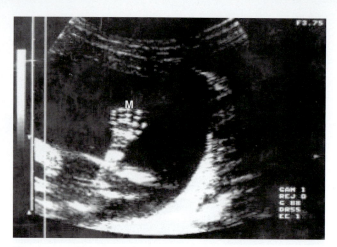

Fig. 2.14 — Corte sagital paramediano mostrando mão fetal (M) e dedos individualizados em feto de 15 semanas.

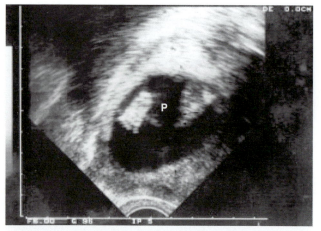

Fig. 2.15 — Corte plantar do pé (P), sendo possível contar os dedos e avaliar o posicionamento normal do pé.

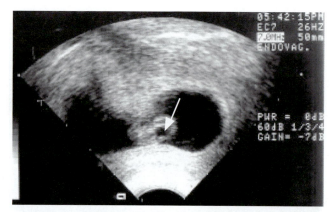

Fig. 2.16 — Corte sagital de embrião demonstrando imagem anecoide em região posterior do polo cefálico, correspondente a rombencéfalo (seta).

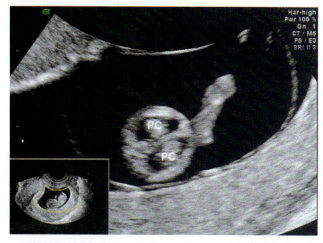

Fig. 2.17 — Corte transversal do polo cefálico com 11 semanas, mostrando a divisão dos hemisférios cerebrais e plexos coroides já individualizados (PC).

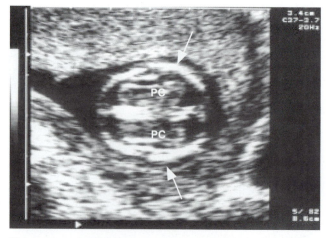

Fig. 2.18 — Corte transversal do polo cefálico à altura dos ventrículos laterais em feto de 12 semanas. Notar calcificação normal da calota craniana (setas), linha média e plexos coroides hiperecogênicos com aspecto de asas de borboleta (PC).

28 ATLAS DE ULTRASSOM FETAL ■ NORMAL E MALFORMAÇÕES

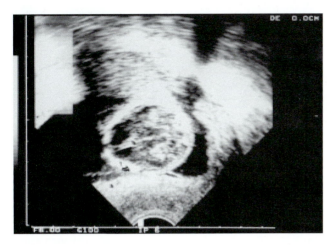

Fig. 2.19 — Corte transversal do Sistema Nervoso Central, mostrando aspecto normal com 15 semanas.

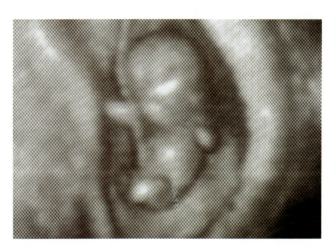

Fig. 2.20.1 — Aspecto tridimensional do embrião com 10 sem e 6 dias.

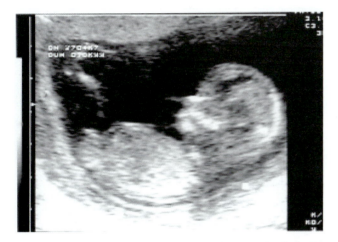

Fig. 2.20.2 — Corte sagital mostrando perfil da face fetal normal.

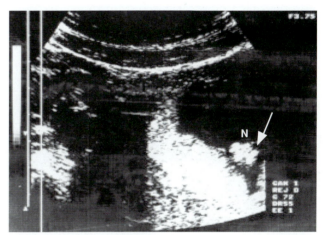

Fig. 2.21 — Corte coronal de nariz e lábio fetal, mostrando narinas (N) e lábio superior (seta) em gestação de 13 semanas. É prudente que a integridade do lábio seja conferida em idade gestacional mais avançada.

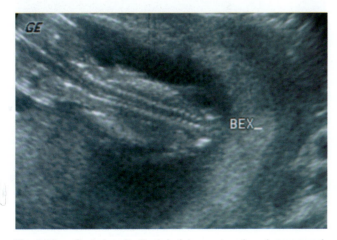

Fig. 2.22 — Corte longitudinal do feto mostrando coluna normal em feto de 12 semanas e 5 dias.

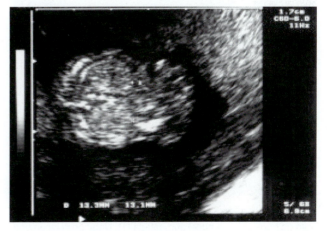

Fig. 2.23 — Corte coronal do abdome fetal mostrando rins normais em feto de 14 semanas (calipers).

CAPÍTULO 2 ■ O FETO NO PRIMEIRO TRIMESTRE

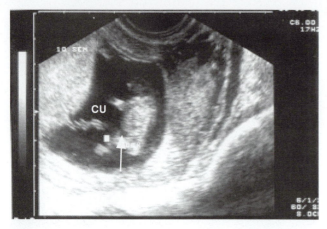

Fig. 2.24 — Corte sagital paramediano baixo em feto de 10 semanas, mostrando bexiga fetal normal (BEX) e cordão umbilical (CU) pela via endovaginal.

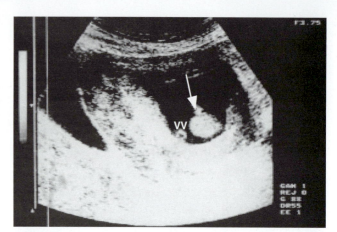

Fig. 2.25 — Corte transversal do abdome fetal mostrando hérnia umbilical fisiológica (seta) com 11 semanas. Notar ainda a presença da vesícula vitelínica (VV) no celoma extra-embrionário.

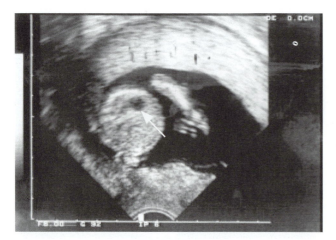

Fig. 2.26 — Corte transversal do abdome fetal mostrando aspecto normal da bolha gástrica (seta), em feto com 15 semanas (endovaginal).

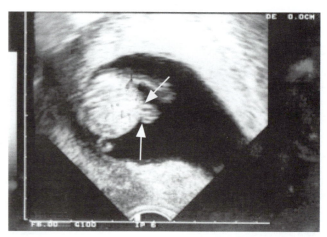

Fig. 2.27 — Corte transversal do abdome fetal com 15 semanas, mostrando inserção abdominal do cordão umbilical (seta).

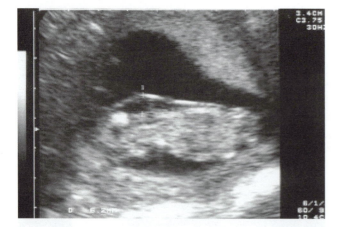

Fig. 2.28.1 — Corte sagital do feto mostrando medida da espessura da translucência nucal aumentada (1). Notar posicionamento correto dos calipers delimitando apenas o espaço anecoide.

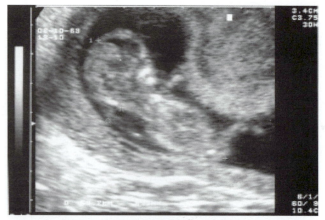

Fig. 2.28.2 — Mesmo caso da figura anterior, demonstrando medida da translucência nucal aumentada em feto com dorso posterior.

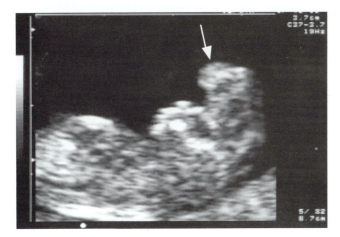

Fig. 2.29 — Corte sagital de feto com exencefalia. Notar ausência de calcificação da calota craniana com exposição do lobo frontal do cérebro (seta).

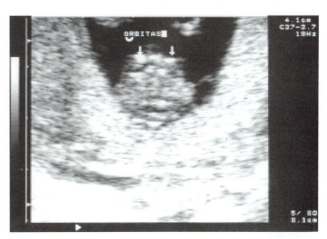

Fig. 2.30 — Corte coronal da face fetal mostrando órbitas salientes (setas).

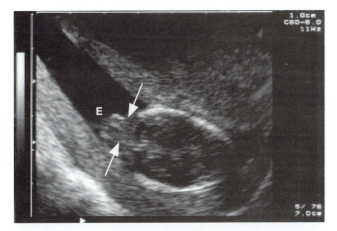

Fig. 2.31 — Corte transversal do polo cefálico mostrando encefalocele occipital (E). Notar a interrupção do contorno craniano (setas).

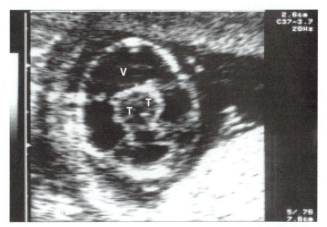

Fig. 2.32 — Corte transversal do polo cefálico mostrando holoprosencefalia alobar. Notar ventrículo cerebral único (V) e fusão dos tálamos (T).

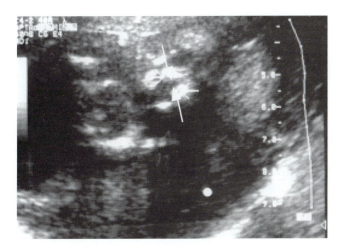

Fig. 2.33.1 — Corte coronal da face mostrando fenda palatina mediana em feto com 13 semanas (setas).

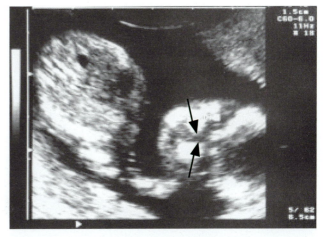

Fig. 2.33.2 — Mesmo caso da figura anterior, mostrando fenda labiopalatina (setas). O que chamou atenção para a presença da fenda foi a holoprosencefalia alobar.

CAPÍTULO 2 ■ O FETO NO PRIMEIRO TRIMESTRE

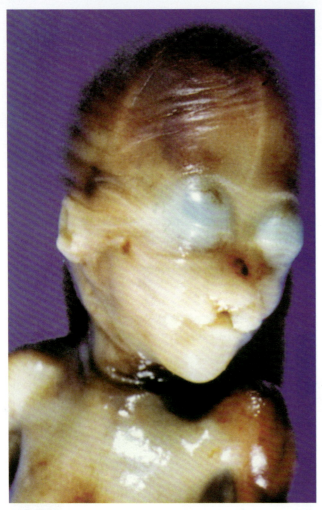

Fig. 2.33.3 — Peça correspondente às três figuras anteriores. Notar fenda facial mediana.

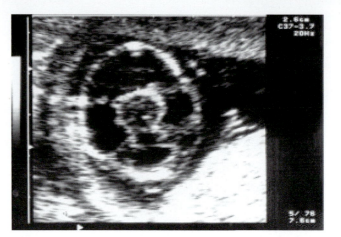

Fig. 2.34.2 — Corte sagital fetal mostrando tortuosidade acentuada da coluna em região lombossacra (setas) em caso de meningomielocele.

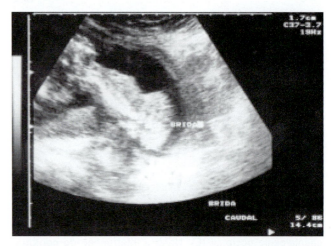

Fig. 2.35.1 — Corte sagital de feto com amputação de membros inferiores em caso de brida amniótica caudal.

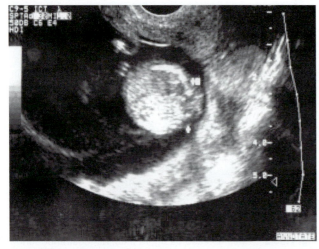

Fig. 2.34.1 — Corte transversal baixo da coluna fetal mostrando meningomielocele (setas).

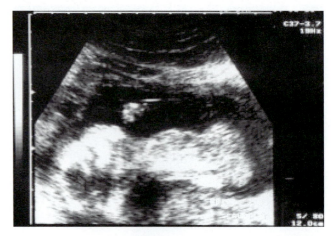

Fig. 2.35.2 — Mesmo caso da figura anterior mostrando amputação de MMII (seta) em caso de brida amniótica caudal.

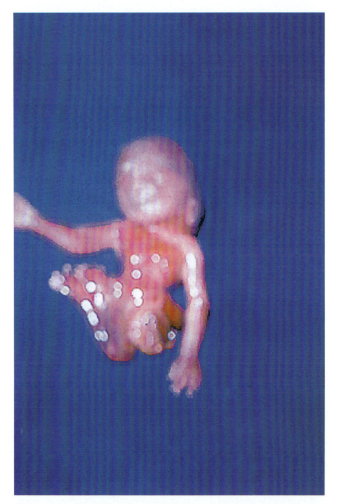

Fig. 2.35.3 — Peça anatômica correspondente à base de brida amniótica das figuras anteriores.

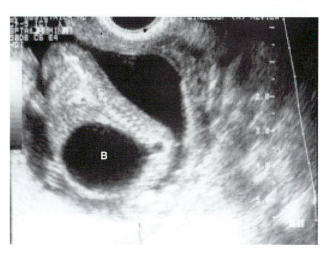

Fig. 2.36.1 — Megabexiga fetal: corte longitudinal do feto mostrando dilatação acentuada da bexiga (B).

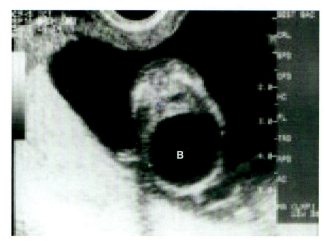

Fig. 2.36.2 — Mesmo caso de megabexiga da figura anterior, em corte transversal, demonstrando medida do diâmetro da bexiga (B) anormalmente dilatada.

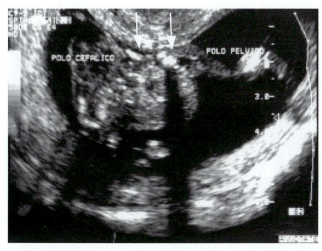

Fig. 2.37 — Defeito extenso da coluna fetal. Observa-se feto acoplado à parede anterior do útero (setas), não sendo possível visualizar a coluna em corte longitudinal.

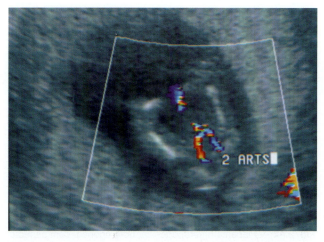

Fig. 2.38 — Corte transversal do abdome fetal mostrando, com uso de dopplerfluxograma colorido, a inserção umbilical do cordão e a presença de duas artérias.

CAPÍTULO 2 ■ O FETO NO PRIMEIRO TRIMESTRE

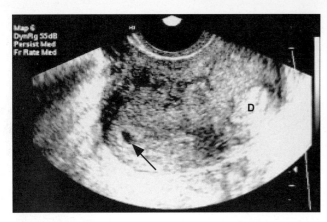

Fig. 2.39 — Útero bicorno em corte transversal. Notar saco gestacional à esquerda (seta) e reação decidual em corno direito (D).

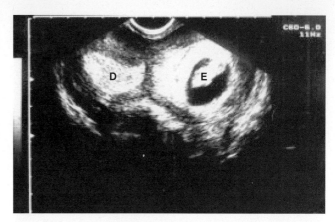

Fig. 2.40 — Mesmo caso da figura anterior, em fase mais avançada da gestação. Notar embrião (E) e reação decidual à esquerda.

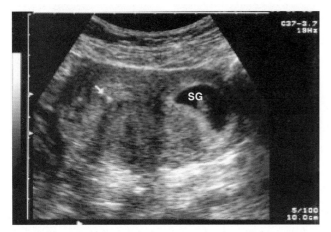

Fig. 2.41.1 — Útero bicorno em corte transversal. Notar gestação tópica (SG) em corno à direita e haste de DIU à esquerda (seta).

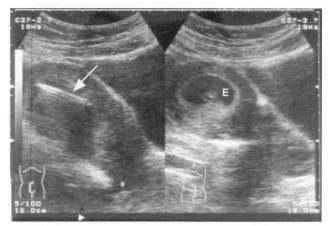

Fig. 2.41.2 — Mesmo caso da figura anterior, em corte longitudinal. Notar gestação tópica com embrião (E) em corno à direita, e DIU bem posicionado em cavidade à esquerda (seta).

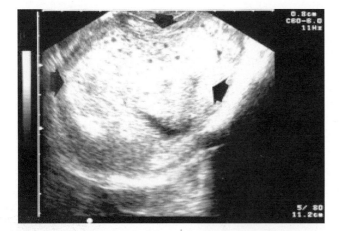

Fig. 2.42 — Placenta hiperecogênica, heterogênea, com aspecto de queijo suíço, sugestivo de placenta molar (setas negras).

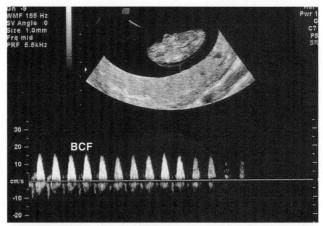

Fig. 2.43 — Aspecto do batimento cardíaco (BCF) em embrião de 6 semanas e 6 dias com uso de Doppler pulsátil preto e branco. Nesta fase não se recomenda utilizar janela com Doppler colorido devido ao possível efeito deletério deste sobre o embrião.

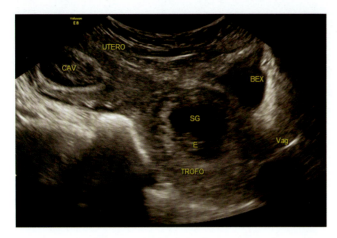

Fig. 2.44.1 — Corte longitudinal do útero mostrando prenhez ectópica cervical com 9 semanas. Observar útero com reação decidual na cavidade corporal (cav) e saco gestacional (sg) ectópico no colo com embrião (e) e trofoblasto difuso (trofo). Bex = bexiga materna, vag = vagina.

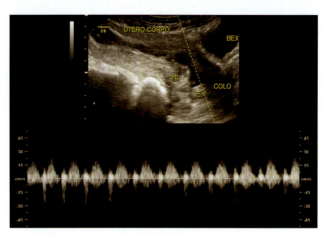

Fig. 2.44.2 — Mesmo corte da figura anterior mostrando a presença de batimentos cardíacos embrionários dentro da janela de Doppler pulsátil. tr = trofoblasto e = embrião.

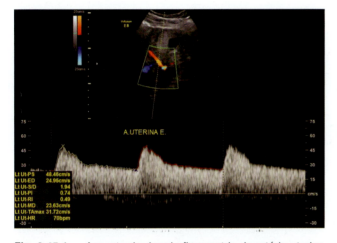

Fig. 2.45.1 — Aspecto de dopplerfluxometria da artéria uterina em gestação precoce mostrando índice de resistência normal ou seja, baixa resistência.

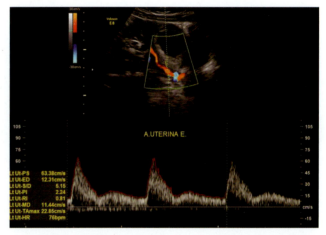

Fig. 2.45.2 — Mesmo aspecto de dopplerfluxometria inicial de artéria uterina, poém mostrando alta resistência com esboço de incisura protodiastólica na artéria uterina esquerda de outro feto. Este achado é considerado normal para a idade gestacional Dopler, no caso, pode ser repetido com 22 a 24 semanas.

CAPITULO 2 ■ O FETO NO PRIMEIRO TRIMESTRE

CAPÍTULO TRÊS

Malformações do Sistema Nervoso Central

CAPÍTULO TRÊS

Malformações do Sistema Nervoso Central

As malformações do sistema nervoso central, em termos de frequência, perdem apenas para as malformações do trato urinário.

O espectro das patologias neurológicas passíveis de identificação no período pré-natal é tão amplo quanto a variedade de seus quadros clínicos e prognósticos, não sendo em muitas ocasiões possível definir o grau de comprometimento intelectual, motor e mesmo as chances de sobrevida para os indivíduos acometidos.

As malformações do sistema nervoso central podem ser: anomalias da linha média, da fossa posterior, as hidrocefalias, as destrutivas, as anomalias de adição (cistos, tumores), as de contorno craniano (encefaloceles) e os defeitos de fechamento do tubo neural (estes abordados no Capítulo 4).

ANOMALIAS DA LINHA MÉDIA

Holoprosencefalia

A holoprosencefalia é anomalia decorrente da falha de clivagem do prosencéfalo embrionário durante o processo de formação dos hemisférios cerebrais e ventrículos laterais. Rara em recém-nascidos (1/16.000), tem incidência em produtos de abortamentos da ordem de 7,3/1.000 casos.

De acordo com a gravidade, a holoprosencefalia pode ser classificada em alobar, semilobar ou lobar.

Na holoprosencefalia alobar o cérebro é pequeno, com cavidade ventricular única, ausência de corpo caloso e do *cavum* do septo pelúcido. Os tálamos estão sempre fundidos.

Em casos de holoprosencefalia semilobar, observam-se lobos e fissura inter-hemisférica rudimentares em região occipital. O volume do cérebro não é tão reduzido quanto na forma alobar. Novamente há ausência de *cavum* do septo pelúcido e fusão dos tálamos.

Em sua forma lobar, a mais amena, os hemisférios cerebrais são separados, exceto por fusão em região frontal, onde não podemos observar o *cavum* do septo pelúcido, e os cornos anteriores dos ventrículos laterais comunicam-se livremente. Os tálamos geralmente não estão fundidos.

Em todas as formas, o mesencéfalo e o cerebelo costumam apresentar-se preservados.

Os casos de holoprosencefalia são frequentemente acompanhados por alterações faciais, em especial o hipotelorismo, as fendas labiais medianas e a probóscide.

Esta malformação é um excelente marcador para as anomalias cromossômicas, particularmente as trissomias dos cromossomos 13 e 18.

Agenesia de corpo caloso

A agenesia do corpo caloso pode ser parcial ou total.

Em casos de agenesia parcial, estará sempre ausente a sua porção posterior. Em corte sagital mediano estrito, observa-se a interrupção do corpo caloso no nível posterior, imediatamente acima do *cavum*. Os sinais indiretos neste caso incluem dilatações dos cornos occipitais e corpos dos ventrículos laterais, estando o *cavum* do septo pelúcido e os cornos anteriores dos ventrículos laterais sem alterações.

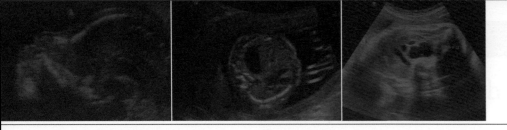

A agenesia parcial da porção anterior do corpo caloso, raramente observada, deve-se a lesões destrutivas.

Em casos de agenesia completa, podem ser observados alargamentos do *cavum* do septo pelúcido e terceiro ventrículo, este podendo ocupar posição mais elevada do que a habitual, no nível dos ventrículos laterais. Frequentemente, observa-se ventriculomegalia associada.

Em aproximadamente 80% dos casos de agenesia do corpo caloso há associação com outras malformações do sistema nervoso central, como hidrocefalia, porencefalia, microcefalia, encefalocele, holoprosencefalia, espinha bífida aberta e síndrome de Dandy-Walker.

VENTRICULOMEGALIAS (HIDROCEFALIAS)

Ventriculomegalia é um termo que deve ser utilizado em casos de alargamento dos ventrículos cerebrais independentemente de sua etiologia, correspondendo ao acúmulo de líquor devido à sua produção excessiva, deficiência de circulação ou de absorção.

Quanto à etiologia das ventriculomegalias fetais, sabemos que em cerca de 50% dos casos não se identifica fator etiológico. Em outros 30% há malformações do sistema nervoso central associadas, e cerca de 10% das hidrocefalias são consequentes a defeitos de fechamento do tubo neural (ver Capítulo 2). Outros 10% são de origem infecciosa.

Aproximadamente 10% das ventriculomegalias fetais associam-se a anomalias cromossômicas ou gênicas. Nas cromossômicas, são frequentes associações com holoprosencefalia, Dandy-Walker, agenesia de corpo caloso. A doença gênica mais comum é a hidrocefalia ligada ao X (Bicker-Adams).

A ventriculomegalia unilateral, geralmente de bom prognóstico, ocorre em sua maioria por obstrução à passagem de líquor do ventrículo lateral para o terceiro ventrículo, no nível do forame interventricular ou de Monro.

Ao ultrassom identifica-se a ventriculomegalia através de avaliações objetivas e subjetivas.

A medida do átrio ventricular, realizada no término do plexo coroide, das superfícies internas das paredes medial e lateral do ventrículo lateral, tem sido o principal parâmetro objetivo para a determinação das ventriculomegalias. O limite superior da normalidade, com dois desvios padrão da média, é 10 mm, de 15 a 40 semanas de gestação.

Quanto às ventriculomegalias leves, com medidas dos átrios ventriculares entre 11 e 15 mm, quando isoladas, em cerca de 80% dos casos evoluem sem comprometimento neurológico para os acometidos.

Além dos critérios acima citados, podemos também observar que nas ventriculomegalias acentuadas e com medidas do átrio ventricular acima de 15 mm, habitualmente os plexos coroides ficam "pendentes" ou flutuam no líquor, afastando-se da parede medial do ventrículo lateral e apoiando-se, por gravidade, à parede lateral, sinal que pode ser observado inclusive em fases iniciais da gestação.

CAPÍTULO TRÊS

Malformações do Sistema Nervoso Central

ANOMALIAS DA FOSSA POSTERIOR

Malformação de Dandy-Walker

Presente em cerca de 1/25.000 a 1/35.000 nascidos vivos, esta malformação tem como causa inicial o desenvolvimento anormal do rombencéfalo, com atrofia do teto membranoso do quarto ventrículo. Estas alterações são seguidas por desenvolvimento anormal dos hemisférios e vérmice cerebelar, levando à tríade clássica que define a malformação de Dandy-Walker e inclui a dilatação cística do quarto ventrículo, o alargamento da cisterna cerebelo-bulbar (cisterna magna) e a ausência (em cerca de 25% dos casos) ou desenvolvimento anormal do vérmice cerebelar.

O alargamento da cisterna magna é definido por medida superior a 10 mm (de 15 a 40 semanas de gestação) em corte padrão transversal levemente inclinado em sua porção occipital, o mesmo utilizado para a obtenção do diâmetro cerebelar transverso.

Os diagnósticos diferenciais que merecem menção incluem Dandy-Walker variante, cisterna magna proeminente e cisto aracnoide.

Anomalias cerebelares

Outra anomalia igualmente rara observada em cerebelo é a hipoplasia, dificilmente diagnosticada antes do segundo trimestre da gestação.

As alterações no formato do cerebelo geralmente acompanham alterações ósseas da base do crânio ou defeitos de fechamento do tubo neural, nas chamadas malformações de Arnold-Chiari tipos 1 e 2, respectivamente.

ANOMALIAS DESTRUTIVAS

Dentre as anomalias destrutivas, as mais comuns são a hidranencefalia e a porencefalia.

A hidranencefalia é caracterizada por ausência total de parênquima cerebral decorrente de obstrução vascular precoce. É um termo erroneamente utilizado em vários casos de hidrocefalia severa com fino parênquima cerebral remanescente.

A porencefalia é caracterizada por imagens císticas comunicantes no parênquima cerebral, geralmente por destruição do parênquima devido a processo infeccioso ou isquêmico.

ANOMALIAS DE ADIÇÃO

Dentre estas são mais comuns os cistos de plexo coroide, os cistos de aracnoide e os teratomas.

Os cistos de plexo coroide, resultantes de acúmulo de líquor nas pregas neuroepiteliais, podem ser únicos, múltiplos, uni ou bilaterais, geralmente de evolução benigna e resolução espontânea.

Os cistos de aracnoide são coleções que se desenvolvem a partir de tecido aracnoide malformado, podendo ser uni ou multiloculados. O líquor fica armazenado no interior dos cistos, que podem aumentar e comprimir as estruturas adjacentes. Áreas de hemorragia intracística não são infrequentes, resultando principalmente de traumas e sendo representadas por áreas hiperecogênicas disformes no interior do cisto.

Quando supratentoriais, os cistos de aracnoide devem ser diferenciados dos cistos porencefálicos (geralmente irregulares por destruição do parênquima cerebral) e dos aneurismas da veia

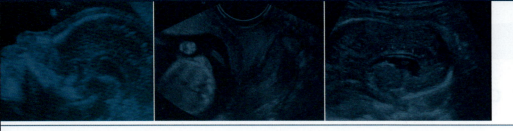

cerebral magna (de Galeno), estes contendo fluxos detectáveis ao mapeamento com Doppler colorido.

Os teratomas intracranianos são as neoplasias cerebrais fetais mais comuns (ver Capítulo 13, "Partes Moles"). Geralmente apresentam-se como grandes massas intracranianas heterogêneas, mistas, com componentes sólidos e císticos. O prognóstico é geralmente ruim, havendo óbito intraútero ou neonatal. Em alguns casos, tumores menores podem ser ressecados cirurgicamente após o nascimento.

ANOMALIAS DE CONTORNO

Encefaloceles

Caracterizam-se por protrusões de tecido encefálico e meninges por defeitos nos contornos cranianos. Em sua maioria são occipitais, sendo menos frequentes as temporais e ainda mais raras as frontoetmoidais.

Ao ultrassom observam-se formações "saculares" que podem apresentar conteúdo absolutamente anecoico, ecos lineares representativos de meninges ou conteúdo hipoecogênico em casos de herniação do encéfalo ou mesmo cerebelo (Arnold-Chiari tipo 3).

OUTRAS ANOMALIAS

Aneurismas da veia de Galeno

A veia de Galeno forma-se a partir das veias cerebrais internas, caminha adjacente ao limite posterior do corpo caloso e se une ao seio venoso reto.

Os aneurismas desta veia manifestam-se por imagens císticas não pulsáteis na linha média cerebral. Fluxos são facilmente detectáveis à Dopplervelocimetria colorida.

Os aneurismas da veia de Galeno são também enquadrados no grupo das malformações arteriovenosas, tendo em vista sua frequente comunicação com vasos arteriais como as artérias cerebral anterior, cerebral média e cerebelar superior.

Microcefalia e megaloencefalia

São algumas das malformações mais raras do sistema nervoso central.

A microcefalia é caracterizada por redução importante no tamanho do cérebro, sendo seu diagnóstico no período pré-natal realizado a partir da medida da circunferência cefálica, que deve necessariamente estar abaixo dos dois desvios-padrão da média para idade gestacional.

A megaloencefalia, aumento do volume do cérebro que pode resultar de herança autossômica recessiva ou dominante, geralmente tem seu diagnóstico postergado ao período pós-natal em decorrência de seu desenvolvimento frequentemente tardio.

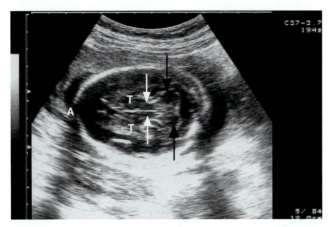

Fig. 3.1 — Corte transversal do polo cefálico fetal, com a porção posterior (P) mais inclinada caudalmente, mostrando o cerebelo (entre as setas pretas) e os pedúnculos cerebrais (entre as setas brancas). As letras "T" indicam as porções caudais e posteriores do tálamo.

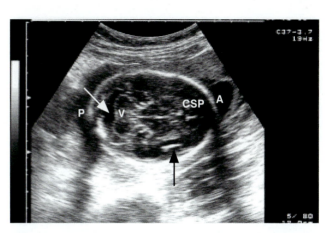

Fig. 3.2 — Mesmo corte da figura anterior demonstrando a cisterna cerebelar ou magna (seta branca indicando área hipoecóica posteriormente ao cerebelo), vermis cerebelar (V), *cavum* do septo pelúcido (CSP) e lobo insular (seta preta), internamente ao sulco lateral ou de Sylvius.

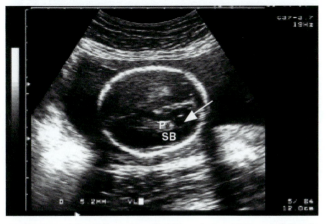

Fig. 3.3.1 — Corte transversal obliquado lateralmente (báscula lateral) mostra o corno posterior do ventrículo lateral (seta). SB = substância branca. P = plexo coroide.

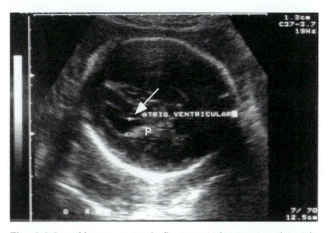

Fig. 3.3.2 — Mesmo corte da figura anterior mostrando onde deve ser medido o corno posterior do ventrículo lateral (seta e calipers) O átrio ventricular é medido onde termina o plexo coroide (P) e corresponde à transição do corpo com corno posterior do ventrículo lateral.

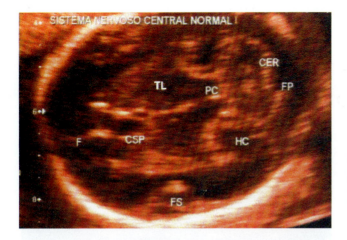

Fig. 3.4 — Corte transversal oblíquo do polo cefálico demosntrando sistema nervoso central normal cavum do septo pelúcido (CV), tálamos (TL), sulco lateral ou de Sylvius (FS), pedúnculo cerebelar (PC), giros hipocampais (HC), fossa posterior (FP).

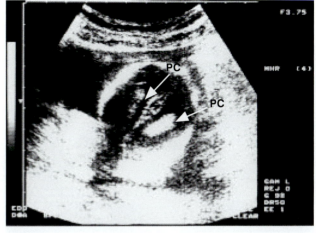

Fig. 3.5 — Corte transversal em polo cefálico de um feto com 21 semanas, mais cranial do que o apresentado na figura anterior, demonstrando 2 áreas alongadas hiperecogênicas em ambos os hemisférios cerebrais que correspondem aos plexos coroides (PC, setas) normais nos corpos dos ventrículos laterais.

CAPITULO 3 ■ MALFORMAÇÕES DO SISTEMA NERVOSO CENTRAL

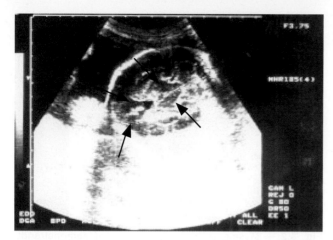

Fig. 3.6 — Corte transversal do polo cefálico fetal mostrando os tálamos (setas vermelhas) e os cornos anteriores dos ventrículos laterais (setas azuis) normais.

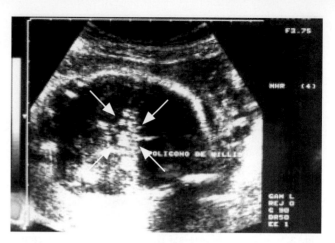

Fig. 3.7 — Corte transversal baixo do polo cefálico fetal, no nível da base do crânio, demonstrando o círculo arterial cerebral (Polígono de Willis — setas).

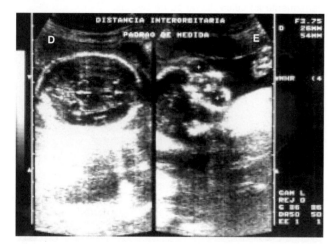

Fig. 3.8 — Ilustração de uma das técnicas de medida da distância interorbitária, correlacionando-se a distância do centro de um globo ocular ao outro (foto à direita) com o diâmetro biparietal (foto à esquerda). A relação normal DIO/DBP é de 0,47 com desvio de 0,02, sendo usada para definir a normalidade, o hiper ou o hipotelorismo.

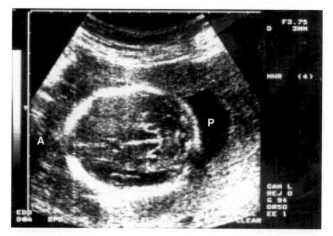

Fig. 3.9.1 — Corte transversal do polo cefálico fetal, com leve inclinação caudal na porção posterior, mostrando a medida da prega nucal (calipers) (A = anterior ou fronte, P = posterior ou occipício).

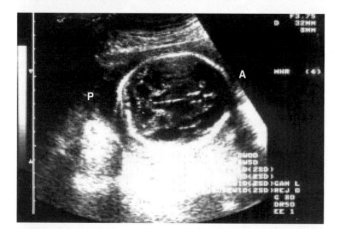

Fig. 3.9.2 — Mesmo corte da figura anterior mostrando a fossa posterior e o aspecto normal do cerebelo e cisterna magna (calipers horizontais), com suas respectivas medidas HC (hemisférios cerebelares; V = vérmice cerebelar).

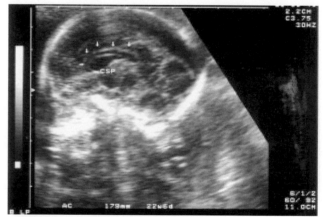

Fig. 3.10.1 — Corte sagital em polo cefálico fetal mostrando corpo caloso (setas) e *cavum* do septo pelúcido (CSP) normais em diferentes idades gestacionais. Gestação de 22 semanas e 6 dias.

44 ATLAS DE ULTRASSOM FETAL ■ NORMAL E MALFORMAÇÕES

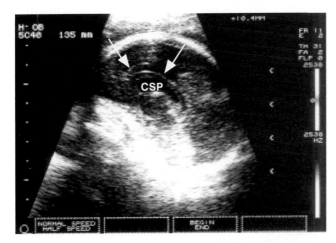

Fig. 3.10.2 — Corte sagital em polo cefálico fetal mostrando corpo caloso (setas) e *cavum* do septo pelúcido (CSP) normal em diferente idade gestacional. Gestação de 25 semanas.

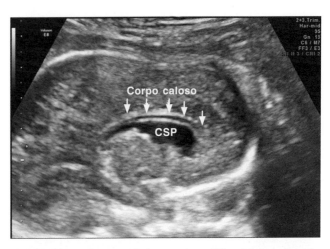

Fig. 3.10.3 — Corte sagital em polo cefálico fetal mostrando corpo caloso normal (setas) e cavum do septo pelúcido (CSP) normais em feto de 30 semanas.

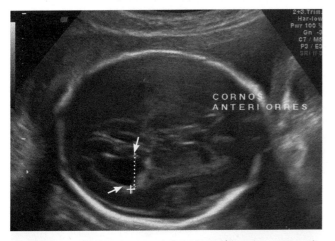

Fig. 3.11.1 — Corte transversal de polo cefálico demonstrando colpocefalia (setas) em caso com agenesia de corpo caloso.

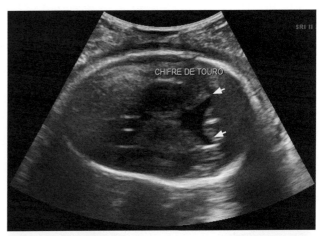

Fig. 3.11.2 — Corte transversal de polo cefálico demonstrando sinal do chifre de touro (bull horn, setas), aspecto habitual em casos de agenesia do corpo caloso.

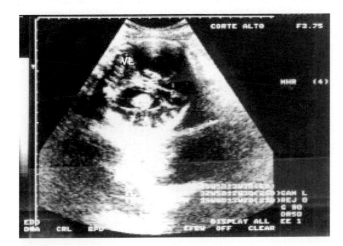

Fig. 3.12 — Corte transversal de polo cefálico com inclinação caudal em porção posterior mostrando ventriculomegalia bilateral (VL), com plexos coroides pendentes (P).

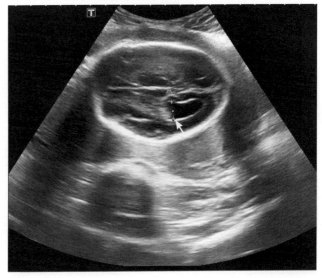

Fig. 3.13.1 — Corte axial do polo cefálico fetal demonstrando ventriculomegalia leve com 10,7 mm (seta), a ventriculomegalia é considerada leve até 15 mm.

CAPITULO 3 ■ MALFORMAÇÕES DO SISTEMA NERVOSO CENTRAL 45

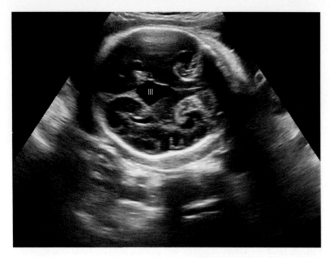

Fig. 3.13.2 — Por vezes depara-se com com um terceiro ventrículo dilatado de maneira isolada (iii) ou terceiro ventrículo cístico.

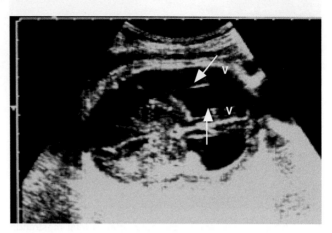

Fig. 3.14 — Corte transversal de polo cefálico fetal demonstrando ventriculomegalia bilateral (V = ventrículos dilatados). As setas indicam a parede medial do ventrículo lateral.

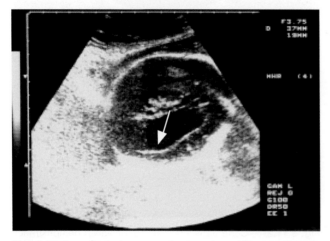

Fig. 3.15.1 — Corte transversal do polo cefálico mostrando dilatação ventricular. Notar que a dilatação do ventrículo lateral proximal ao transdutor pode passar despercebida devido ao artefato posterior à tábua óssea craniana deste mesmo lado, sendo necessário um corte sagital paramediano para a confirmação da ventriculomegalia bilateral. A seta indica a parede lateral do ventrículo lateral.

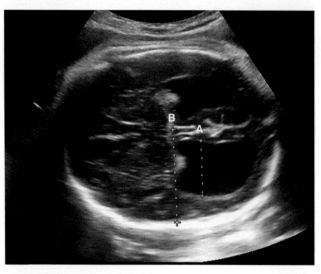

Fig. 3.15.2 — Corte transversal do polo cefálico fetal demonstrando ventriculomegalia grave (medida do caliper A) e medida do hemisfério cerebral (caliper B). Este é o local correto de insonação para realizar a medida da relação ventrículo/hemisfério.

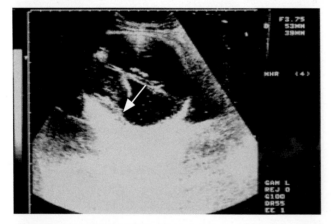

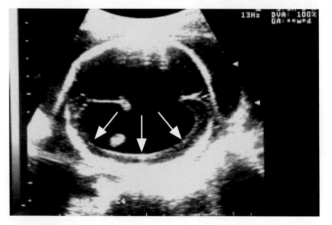

Figs. 3.16.1 e 3.16.2 — Cortes transversais de polos cefálicos fetais mostrando ventriculomegalias acentuadas, com grave comprometimento dos parênquimas cerebrais. As setas mostram a parede lateral do ventrículo e o parênquima cerebral restante subjacente (setas)

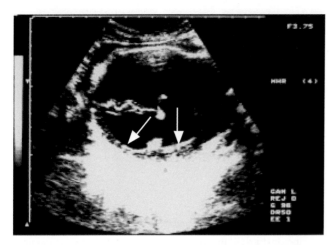

Figs. 3.16.3 — Corte transversal de polo cefálico fetal mostrando ventriculomegalia acentuada, com grave comprometimento do parênquima cerebral. As setas mostram a parede lateral do ventrículo e o parênquima cerebral restante subjacente (setas)

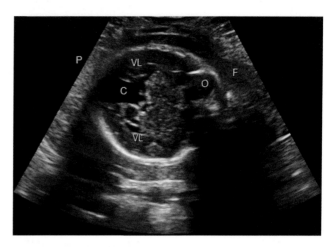

Fig 3.17.1 — Corte transversal de polo cefálico demonstrando cisto aracnoide. Notar posição mais posterior junto ao corno occipital do ventrículo lateral (vl) o = orbita, c = cisto.

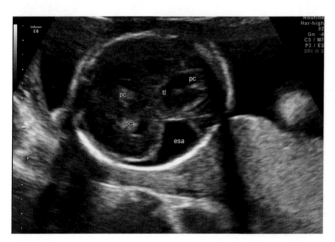

Fig 3.17.2 — Corte transversal do polo cefálico mostrando aspecto típico de esquizencefalia (esa). Este defeito é suposto ocorrer por obstrução do território irrigado pela carótida interna e consequentemente da cerebral média. pc= plexos coroides e pedúnculo cerebelar, tl = tálamo.

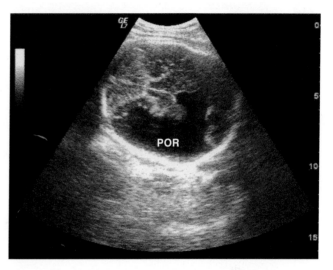

Fig 3.17.3 — Caso de porencefalia (POR) semelhante ao da figura anterior. Notar proximidade com a tábua parietal e a topografia praticamente desenhada do território cerebral irrigado pela cerebral média, aqui substituído por líquido.

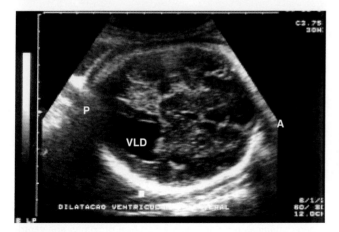

Fig. 3.18.1 — Corte transversal de polo cefálico fetal evidenciando ventriculomegalia unilateral direita (VLD) (A = anterior; P = posterior).

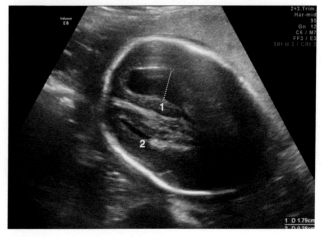

Fig 3.18.2 — Corte transversal do polo cefálico fetal onde observamos ventriculomegalia unilateral (calipers 1). Notar ventrículo contralateral normal (calipers 2).

CAPITULO 3 ■ MALFORMAÇÕES DO SISTEMA NERVOSO CENTRAL   47

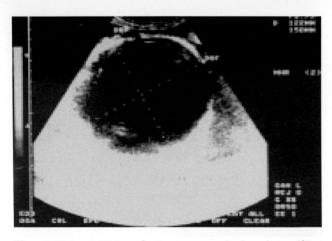 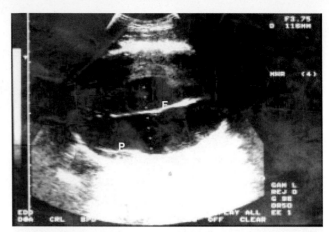

Figs. 3.19.1 e 3.19.2 — Cortes transversais de polos cefálicos fetais demonstrando ausência praticamente total de parênquima cerebral. Notar na Fig. 3.17.2 a foice (F) e fino parênquima cerebral remanescente (P).

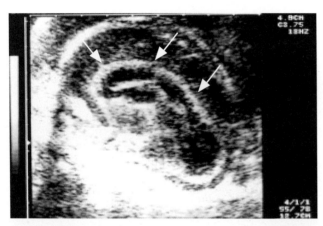 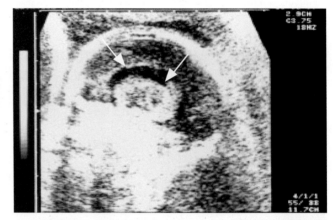

Figs. 3.20.1 e 3.20.2 — Cortes sagitais paramedianos do polo cefálico evidenciando dilatação leve do ventrículo lateral cerebral com suas paredes hiperecogênicas e muito evidentes (setas), aspecto observado nas hemorragias periventriculares (setas).

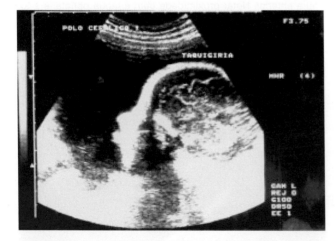

Fig. 3.20.3 — Corte sagital paramediano e ligeiramente oblíquo de polo cefálico fetal mostrando as circunvoluções cerebrais muito evidentes e numerosas, aspecto denominado taquigiria.

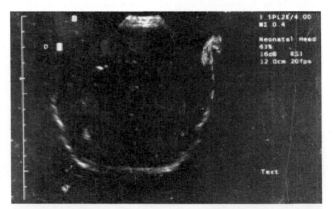

Fig. 3.21.1 — Corte coronal transfontanelar de recém-nascido, no qual podem ser observadas múltiplas imagens puntiformes hiperecogênicas em parênquima cerebral próximas aos ventrículos laterais, que correspondem a calcificações em um caso de toxoplasmose congênita.

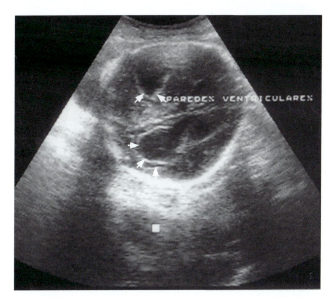

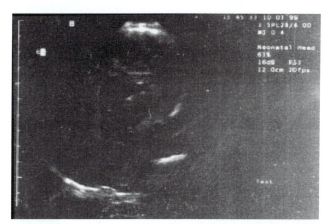

Fig. 3.21.2 — Corte sagital transfontanelar do mesmo paciente da figura anterior demonstrando pontos de calcificação em corpo caloso e tálamos.

Fig. 3.21.1 — Corte transversal de polo cefálico demonstrando calcificações nas paredes ventriculares (setas) em infecção causada por citomégalovírus.

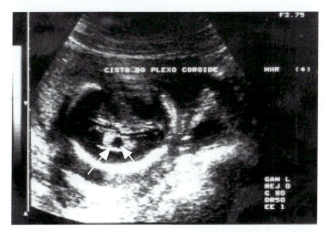

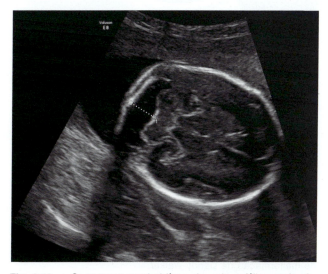

Fig. 3.22 — Corte transversal do polo cefálico de um feto com 19 semanas mostrando uma imagem arredondada, anecoica e bem delimitada em ventrículo lateral que corresponde a um cisto de plexo coroide — setas. Os cistos de plexo coroide indicam acompanhamento seriado para evidenciar sua desaparição e indicam complementação cuidadosa de todo o exame morfológico fetal. Quando isolados, não constituem indicação de cariótipo fetal.

Fig. 3.23 — Corte transversal oblíquo do polo cefálico onde observamos alargamento anormal da fossa posterior em gestação de 25 semanas. Deve-se ter o cuidado de observar o vérmice cerebelar e o quarto ventrículo para afastar variante Dandy-Walker, pode também ser variante do normal.tal.

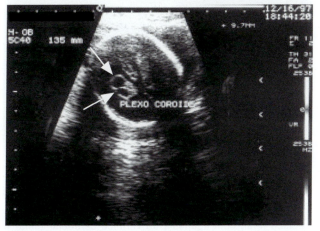

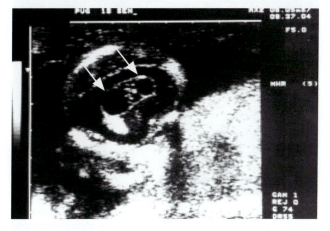

Figs. 3.24.1 e 3.24.2 — Cortes transversal (Fig. 3.24.1) e sagital paramediano obliquado (Fig. 3.24.2) de polos cefálicos fetais evidenciando mais de um cisto de plexo coroide no ventrículo lateral (setas).

CAPITULO 3 ■ MALFORMAÇÕES DO SISTEMA NERVOSO CENTRAL

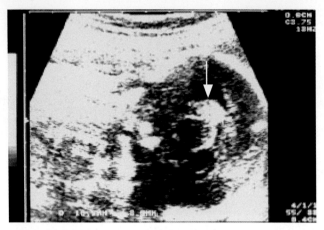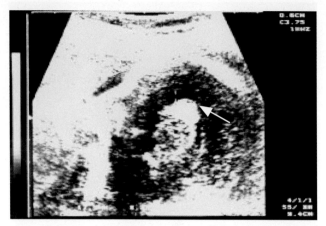

Figs. 3.25.1 e 3.25.2 — Cortes sagitais paramedianos do polo cefálico no nível do ventrículo lateral mostrando imagem nodular hiperecogênica correspondente a papiloma de plexo coroide (setas). A Fig. 3.25.1 aparece com menor aumento e a Fig. 3.25.2 com maior aumento.

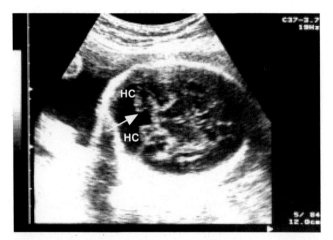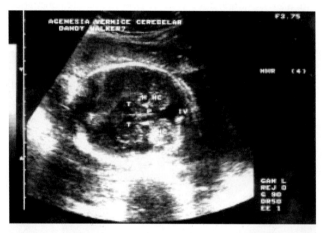

Fig. 3.26 — Corte transversal ligeiramente oblíquo de polo cefálico fetal evidenciando ausência de vérmice cerebelar (seta) com afastamento dos hemisférios cerebelares (HC) em um caso de malformação de Dandy-Walker.

Fig. 3.27 — Corte transversal ligeiramente oblíquo do polo cefálico de um feto com 32 semanas mostrando agenesia do vérmice cerebelar (setas) e dilatação cística do quarto ventrículo (IV)(HC = hemisfério cerebelar; P = pedúnculo cerebelar; H = hipocampo; T = tálamos; F = foice do cérebro).

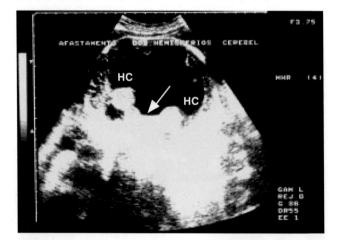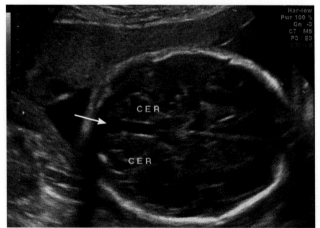

Fig. 3.28 — Corte coronal no nível da fossa posterior mostrando ausência de vérmice cerebelar (seta), com afastamento dos hemisférios cerebelares (HC) na síndrome de Dandy-Walker.

Fig. 3.29 — Corte transversal ligeiramente oblíquo do polo cefálico fetal, com agenesia do vérmice cerebelar (seta) e afastamento dos hemisférios cerebelares (CER).

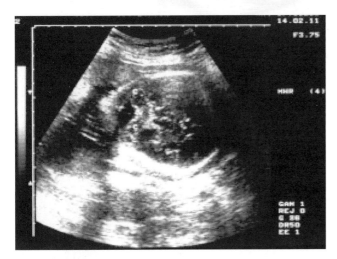 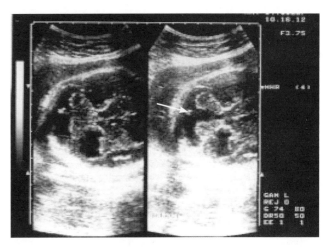

Figs. 3.30 e 3.31 —Cortes transversais ligeiramente oblíquos de polos cefálicos fetais demonstrando o aspecto da agenesia parcial do vérmice cerebelar. Em sua porção superior, o vérmice pode apresentar-se normal (Figs. 3.30 e 3.31, esquerda), ao passo que em inclinação um pouco mais caudal na avaliação do cerebelo nota-se sua ausência (Fig. 3.31, à direita – seta).

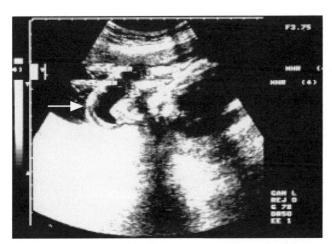 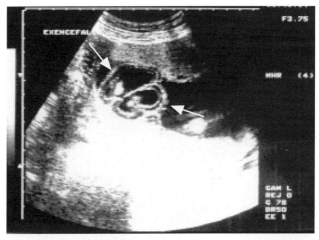

Figs. 3.32.1 e 3.32.2 — Cortes coronal (Fig. 3.32.1) e transversal (Fig. 3.32.2) do polo cefálico de um feto demonstrando ausência total da calota craniana com exposição do parênquima cerebral (setas) ao líquido amniótico (exencefalia).

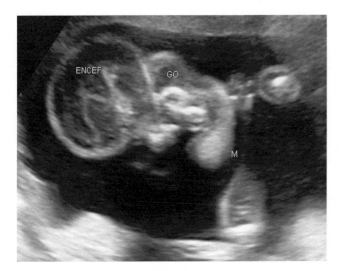 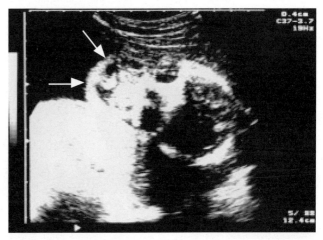

Fig. 3.33.1 — Corte coronal de polo cefálico fetal mostrando imagem sacular com conteúdo heterogêneo correspondendo à encefalocele (ENCEF). Globo ocular (GO), M = Mento.

Fig. 3.33.2 — Corte transversal oblíquo no nível de órbitas oculares mostrando formação sacular em região frontal (setas) com conteúdo heterogêneo correspondente à encefalocele fronto-etmoidal.

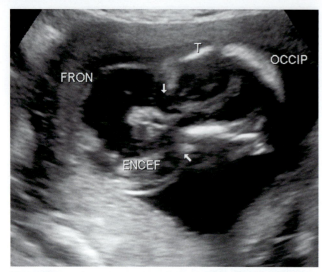

Fig. 3.33.3 — Corte transversal de polo cefálico fetal evidenciando formação sacular em região frontal (FRON) com conteúdo heterogêneo correspondente à encefalocele (ENCEF) fronto etmoidal (setas) T = Osso Temporal, OCCIP = Osso Occipital.

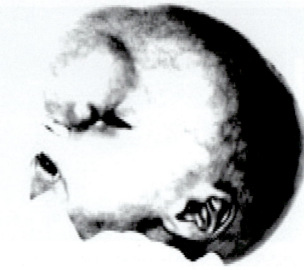

Fig. 3.33.4 — Foto demonstrando o aspecto pós-natal da encefalocele frontoetmoidal.

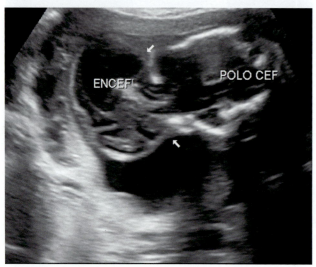

Fig. 3.34.1 — Gestação de 22 sem 5 dias, demonstrando polo cefálico em corte transversal com formação sacular de conteúdo heterogêneo, bem delimitado, correspondendo à encefalocele (ENCEF) occipital (setas) c = coração, col = coluna cervical.

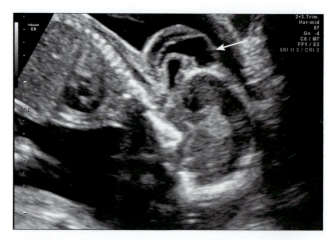

Fig. 3.34.2 — Mesmo caso da figura anterior em corte longitudinal mostrando local da abertura do crânio em encefalocele occipital (seta). Notar polo cefálico já irregular (polo cef).

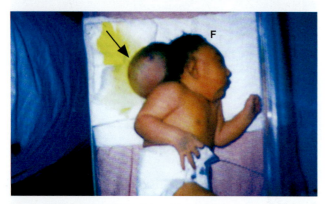

Fig. 3.34.3 — Foto demonstrando o aspecto pós-natal da encefalocele occipital (seta). Notar o aspecto achatado da fronte (F), que habitualmente acompanha esta condição.

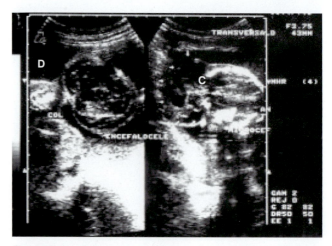

Fig. 3.35.1 — Cortes coronal (à esquerda) e transversal (à direita) de polo cefálico fetal, evidenciando a encefalocele occipital. Notar a herniação do cerebelo (C) para a formação sacular occipital, condição denominada síndrome de Arnold Chiari tipo III.

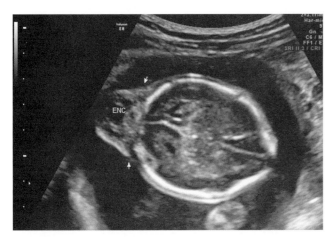

Fig. 3.35.2 — Corte transversal de polo cefálico fetal evidenciando formação sacular com conteúdo heterogêneo correspondente à encefalocele occipital (ENC, setas) em gestação de 22 semanas e 5 dias.

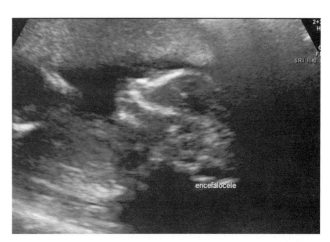

Fig. 3.36.2 — Mesmo caso da figura anterior agora em corte sagital mostrando aspecto da encefalocele occipital (encefalocele).

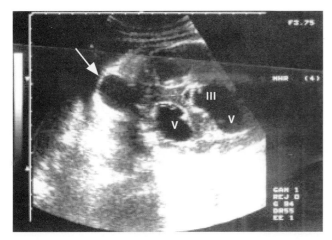

Fig. 3.35.3 — Corte transversal de polo cefálico fetal evidenciando encefalocele occipital (seta) acompanhada de ventriculomegalia lateral (V) e de terceiro ventrículo (III).

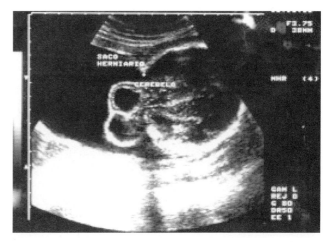

Fig. 3.37 — Corte transversal do polo cefálico de um feto com 26 semanas demonstrando encefalocele occipital com herniação de meninges e de cerebelo, caracterizando a síndrome de Arnold Chiari tipo III. PC = polo cefálico.

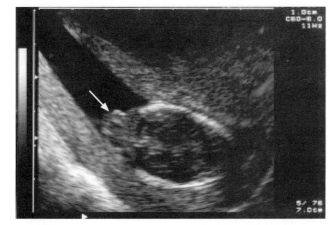

Fig. 3.36.1 — Corte transversal do polo cefálico de um feto com 15 semanas evidenciando o aspecto da encefalocele diagnosticada precocemente (seta), com interrupção do contorno da calota craniana em região occipital e extrusão do conteúdo cerebral.

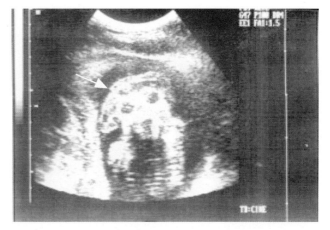

Fig. 3.38 — Corte coronal do polo cefálico de um feto com 20 semanas demonstrando exposição completa do encéfalo (execefalia – setas) e ausência de toda a calota craniana (acrania).

CAPITULO 3 ■ MALFORMAÇÕES DO SISTEMA NERVOSO CENTRAL

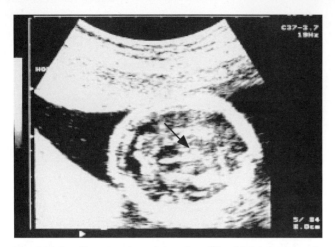

Fig. 3.39.1 — Corte transversal de polo cefálico fetal demonstrando a fusão dos tálamos em caso de holoprosencefalia lobar (seta).

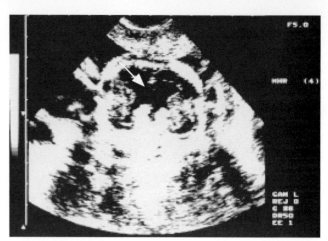

Fig. 3.39.2 — Corte coronal por ultrassom endovaginal do polo cefálico de um feto com 23 semanas, demonstrando a comunicação dos ventrículos laterais em região frontal (seta) devido à ausência do *cavum* do septo pelúcido em um caso de holoprosencefalia lobar.

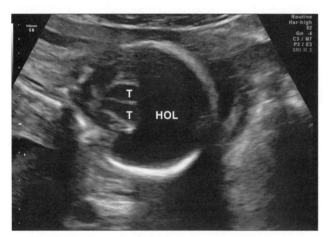

Fig. 3.39.3 — Corte transversal obliquado posteriormente de polo cefálico demonstrando holoprosencefalia alobar (HOL) em gestação de 22 semanas e 6 dias T = talami.

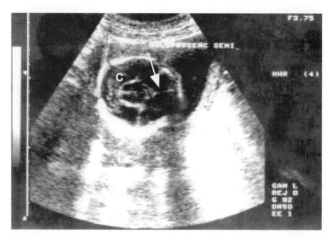

Fig. 3.40 — Corte transversal de polo cefálico com 23 semanas demonstrando o aspecto da holoprosencefalia semilobar, com fusão dos tálamos e foice rudiment (seta). O cerebelo (c) permanece inalterado na fossa posterior.

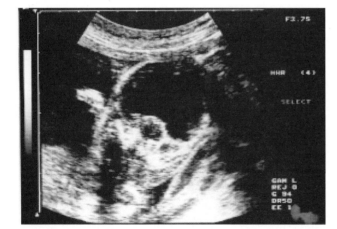

Fig. 3.41 — Corte coronal de polo cefálico fetal evidenciando ventrículo único (V) com parênquima cerebral praticamente ausente em caso de holoprosencefalia alobar.

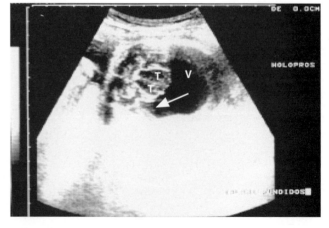

Fig. 3.42 — Corte transversal de polo cefálico fetal demonstrando ventrículo único (V) em caso de holoprosencefalia semilobar. Notar a presença de parênquima cerebral afilado e corno posterior do ventrículo lateral rudimentar (seta). T = tálamos fundidos.

ATLAS DE ULTRASSOM FETAL ■ NORMAL E MALFORMAÇÕES

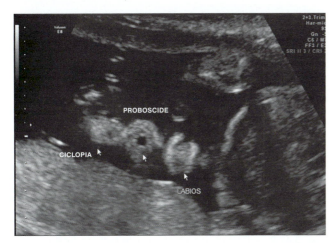

Fig. 3.43.1 — Corte coronal da face fetal em feto com holoprosencefalia mostrando probócide (seta do meio). Observar também aspecto de ciclopia ou globo ocular único (seta da esquerda= ciclopia).

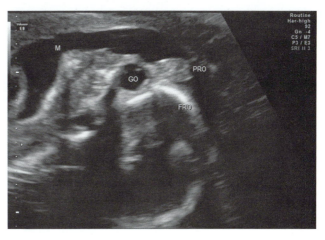

Fig. 3.43.2 — Mesmo caso da figura anterior agora em corte sagital mostrando aspecto da probócide (PRO) GO = globo ocular único, FRO = fronte e M = mento.

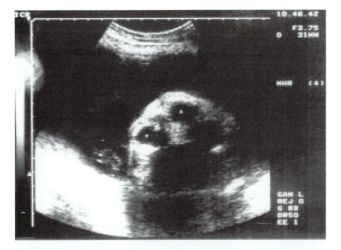

Fig. 3.44 — Corte transversal de polo cefálico fetal, no nível das órbitas oculares, demonstrando hipotelorismo (calipers) no contexto da holoprosencefalia semilobar.

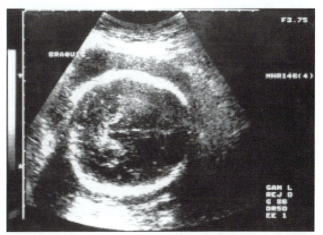

Fig. 3.45 — Corte transversal do polo cefálico de um feto com 31 semanas evidenciando braquicefalia (relação do diâmetro biparietal sobre o occipitofrontal aumentada).

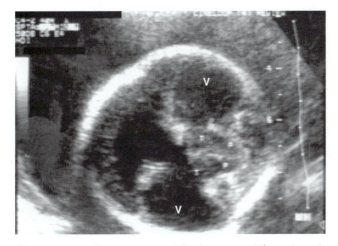

Fig. 3.46.1 — Corte transversal ligeiramente oblíquo do polo cefálico de um feto com 36 semanas mostrando alterações em contorno craniano típicas do crânio em trevo, acompanhadas de ventriculomegalia (V)(T = tálamos; P = pedúnculos cerebrais).

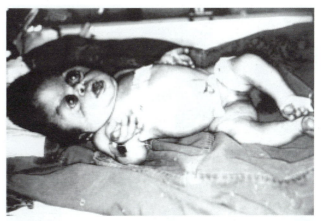

Fig. 3.46.2 — Aspecto pós-natal do crânio em trevo.

CAPÍTULO 3 ■ MALFORMAÇÕES DO SISTEMA NERVOSO CENTRAL

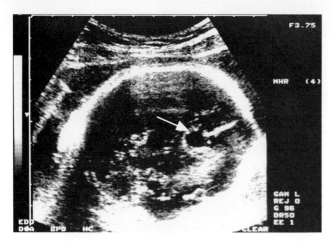

Fig. 3.47.1 — Corte transversal do polo cefálico fetal demonstrando alargamento do cavum do septo pelúcido (seta), sinal indireto de agenesia do corpo caloso.

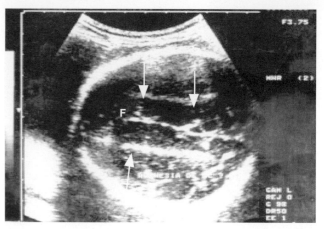

Fig. 3.47.2 — Corte transversal de polo cefálico fetal normal, um pouco mais cranial do que o corte padrão para a medida do diâmetro biparietal, evidenciando os limites superiores dos ventrículos laterais (setas) e a foice do cérebro, em conjunto formando imagem que pode ser confundida erroneamente com agenesia do corpo caloso.

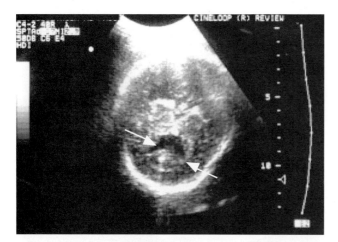

Fig. 3.47.3 — Corte transversal de polo cefálico fetal evidenciando alargamento do cavum do septo pelúcido que, juntamente com os cornos anteriores dos ventrículos laterais, forma uma imagem semelhante a "chifre de touro" (seta), sinal indireto de agenesia de corpo caloso.

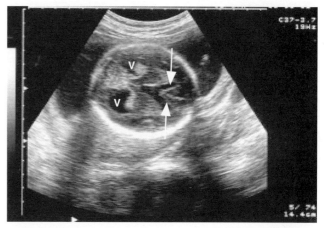

Fig. 3.47.4 — Corte transversal de polo cefálico fetal evidenciando sinal indireto de agenesia de corpo caloso (setas) acompanhada de ventriculomegalia bilateral (V).

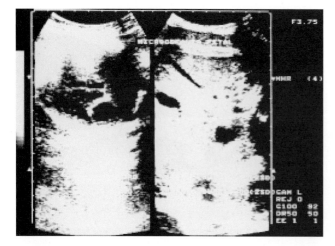

Fig. 3.48 — Cortes transversal de polo cefálico fetal (à esquerda) e transversal de abdome fetal (direita), evidenciando importante desproporção observada nos casos de microcefalia.

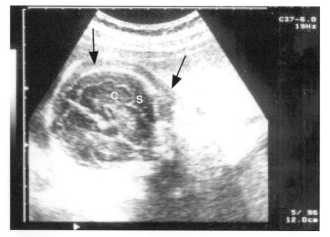

Fig. 3.49.1 — Corte coronal de polo cefálico fetal evidenciando aumento do espaço subaracnoideo (S) por acúmulo de líquido e edema de couro cabeludo (setas) em um feto com anasarca C = parênquima cerebral.

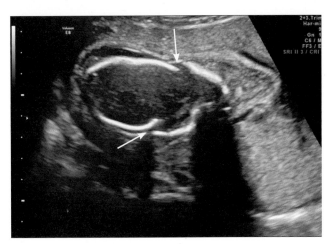

3.49.2 — Corte transversal do polo cefálico evidenciando acavalgamento dos ossos do crânio em óbito fetal - chamado sinal de Spalding (setas).

CAPITULO 3 ■ MALFORMAÇÕES DO SISTEMA NERVOSO CENTRAL

CAPÍTULO QUATRO

Defeitos de Fechamento do Tubo Neural

CAPÍTULO QUATRO

Defeitos de Fechamento do Tubo Neural

Os defeitos de fechamento do tubo neural constituem um grupo de malformações de importância relevante devido à sua prevalência e às possíveis consequências aos indivíduos acometidos.

Dependendo da região geográfica considerada, sua incidência varia de 1/1.000 a 8/1.000 nascidos vivos, sendo a recorrência da ordem de 2% a 3%. No Brasil, a incidência é de 1,2/1.000 nascidos vivos.

Os defeitos de fechamento do tubo neural podem apresentar-se sob três formas clínicas, sendo elas a anencefalia, a espinha bífida aberta e a espinha bífida oculta.

ANENCEFALIA

A anencefalia, forma mais grave e invariavelmente letal, pode ser diagnosticada através de exame ultrassonográfico a partir da 11ª semana de gestação, porém o diagnóstico de certeza, com 100% de sensibilidade, é obtido por volta da 13ª semana. Nesta fase inicial, frequentemente observa-se ausência da calota craniana com o parênquima encefálico exposto ao líquido amniótico, condição que recebe a denominação acrania com exencefalia.

Com a progressão da gestação e a degeneração progressiva do parênquima cerebral, os sinais ecográficos tornam-se muito evidentes.

Em primeira instância, não há êxito na obtenção do diâmetro biparietal e da circunferência craniana. Em cortes sagitais das regiões cervical e frontal, observam-se interrupções abruptas das estruturas ósseas, com a base do crânio frequentemente em contato com a parede do útero ou com a placenta. Em corte coronal tangenciando a face, as órbitas oculares apresentam-se demasiadamente salientes e não se obtém a definição dos contornos dos ossos frontais, o que confere ao anencéfalo um aspecto facial característico denominado "fácies de batráquio".

À anencefalia pode-se associar um defeito de fechamento de coluna, condição que recebe a denominação craniorraquisquise.

Frequentemente o aumento do volume de líquido amniótico acompanha a anencefalia, bem como outras malformações do sistema nervoso central, em decorrência da diminuição da deglutição pelo concepto.

ESPINHA BÍFIDA ABERTA

A espinha bífida aberta pode ser diagnosticada no pré-natal por exame ultrassonográfico a partir da 13ª semana de gestação, com sensibilidade variável nesta época, sendo que em mãos experientes 100% dos diagnósticos são realizados por volta da 16ª semana. Suas três formas clínicas são a mielomeningocele, a meningocele e a raquisquise.

A mielomeningocele, forma mais comum e causa de importantes sequelas neurológicas, é uma lesão composta por pele, meninges e raízes nervosas. Ao ultrassom observa-se, além do afastamento dos núcleos de ossificação dos arcos vertebrais posteriores em cortes coronais e transversais, uma formação "sacular" contendo imagens irregulares e hiperecogênicas em seu interior.

Devido às aderências das meninges e raízes nervosas à pele e às estruturas ósseas na região

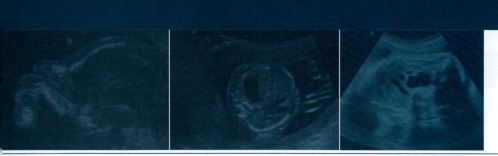

do defeito de fechamento, com o crescimento fetal o mesencéfalo e o cerebelo são tracionados contra a base do crânio na fossa posterior, situação que prejudica a circulação do líquor e leva ao desenvolvimento de hidrocefalia, presente em cerca de 90% dos casos de mielomeningocele e mais frequente naquelas de localização mais cranial. O cerebelo, nesta condição, pode assumir um formato peculiar e por semelhança receber a denominação "cerebelo em forma de banana".

Por este mesmo mecanismo, em fases mais precoces da gestação, antes da progressão da hidrocefalia e até cerca de 28 semanas, habitualmente observam-se leves depressões em regiões frontotemporais do crânio, o qual assume um formato típico que recebe a denominação "crânio em forma de limão". A partir da 28ª semana, com o aumento da pressão intracraniana pela hidrocefalia progressiva e o fortalecimento da calota craniana pela calcificação das tábuas ósseas, este sinal indireto pode desaparecer.

Em decorrência do comprometimento da inervação dos membros inferiores, podem-se observar mau posicionamento dos pés e desvios em níveis das articulações dos joelhos e quadris. Frequentemente os pés adquirem uma posição característica, assumindo formato semelhante ao de um taco de golfe (pés tortos).

Raramente, os casos de mielomeningocele são acompanhados de polidrâmnio. A hidrocefalia associada aos casos de espinha bífida aberta costuma ter, a despeito da severidade, prognóstico melhor do que o das hidrocefalias de outras causas. Talvez por este motivo o comprometimento do reflexo da deglutição seja menos importante e não altere significativamente a dinâmica do líquido amniótico.

A meningocele isolada sem raízes nervosas é rara e bem menos grave, composta apenas por pele e meninges. Este tipo de espinha bífida implica em um desenvolvimento neurológico normal, inclusive o responsável pelo controle dos esfíncteres.

Ao ultrassom suspeita-se de meningocele ao observar-se imagem "sacular" em topografia de coluna com conteúdo completamente anecóico, em feto necessariamente sem hidrocefalia.

O diagnóstico da meningocele só poderá ser confirmado no período pós-natal, quando a avaliação das funções motoras e esfincterianas do indivíduo acometido forem comprovadamente normais.

O termo raquisquise é reservado, geralmente, aos defeitos extensos de fechamento da coluna, nos quais não se observam revestimentos de pele e o tecido nervoso (meninges e raízes) é exposto diretamente ao líquido amniótico. Deve-se salientar, no entanto, que o termo raquisquise é sinônimo de defeito de fechamento da coluna, sendo, por hábito, mesmo erroneamente, usado somente nestas situações.

ESPINHA BÍFIDA OCULTA

Esta condição, que representa a forma mais branda de defeito de fechamento do tubo neural, raramente é diagnosticada no período pré-natal, pois consta de leve afastamento dos núcleos de ossificação dos arcos vertebrais posteriores sem herniações ou comprometimento de meninges e raízes nervosas. Em sua maioria absoluta, não trazem comprometimentos neurológicos aos acometidos.

CAPÍTULO QUATRO

Defeitos de Fechamento do Tubo Neural

Por fim, ao identificarmos um defeito de fechamento do tubo neural, é mandatório que se proceda à investigação detalhada do concepto em busca de outras malformações.

A complementação com exame ecocardiográfico é fundamental, principalmente tendo-se em vista que no desenvolvimento embrionário algumas estruturas cardíacas originam-se de células que migram da crista neural em fases muito precoces da gestação.

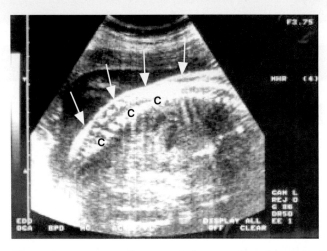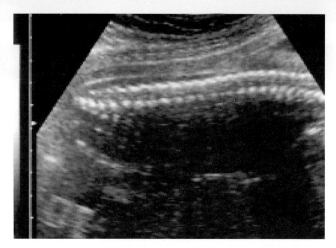

Figs. 4.1.1. e 4.1.2 — Cortes sagitais em regiões dorsais fetais evidenciando a integridade da pele (setas), dos núcleos de ossificação dos arcos vertebrais posteriores (A) e dos corpos vertebrais (C).

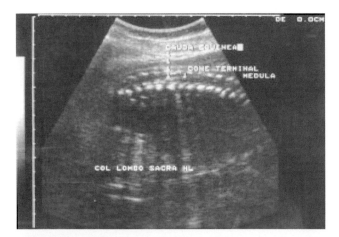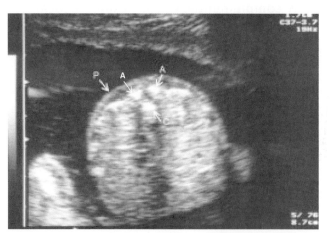

Fig. 4.1.3 — Corte sagital em dorso fetal no nível da coluna lombossacral demonstrando a cauda equina e o cone terminal da medula normais.

Fig. 4.2 — Corte transversal de coluna fetal normal (P = pele; C = corpo vertebral; A = núcleos de ossificação do arco vertebral posterior).

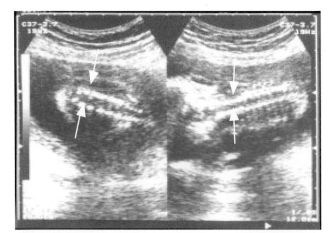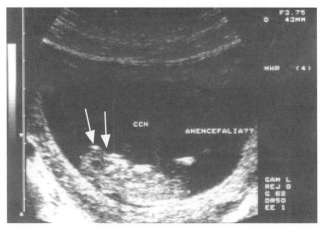

Fig. 4.3 — Cortes coronais em coluna fetal normal demonstrando a proximidade habitual dos núcleos de ossificação dos arcos vertebrais laterais (setas). À esquerda, colunas lombar e sacral. À direita, colunas torácica e cervical.

Figs. 4.4.1 — Cortes sagitais em fetos com 11 semanas evidenciando exposição dos parênquimas cerebrais (exencefalia – setas) sem revestimento de calota craniana (acrania), condições observadas nas fases iniciais das anencefalias.

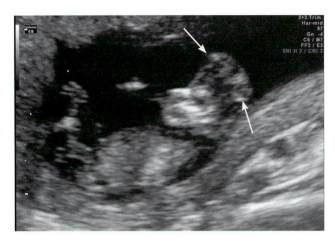

Figs. 4.4.2 — Cortes sagitais em fetos com 12 semanas evidenciando exposição dos parênquimas cerebrais (exencefalia – setas) sem revestimento de calota craniana (acrania), condições observadas nas fases iniciais das anencefalias.

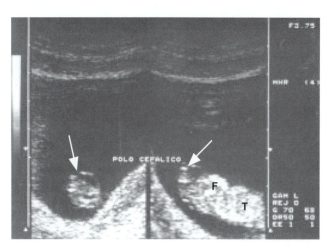

Fig. 4.4.3 — Cortes transversal (à esquerda) e sagital (à direita) em polo cefálico de feto com acrania e exencefalia (setas). T = tórax; F = face.

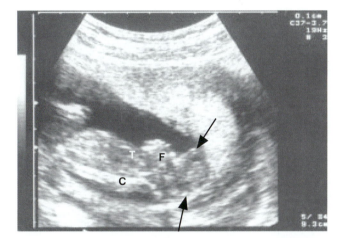

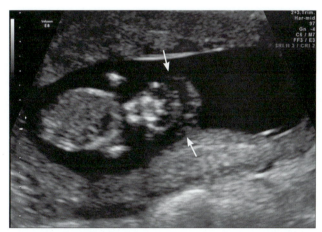

Figs. 4.5.1. e 4.5.2 — Cortes sagital (Fig. 4.5.1.) e coronal (Fig. 4.5.2.) do polo cefálico de um feto com 16 semanas demonstrando, nesta época, o aspecto da acrania com exencefalia (setas). C = coluna; T = tórax; F = face.

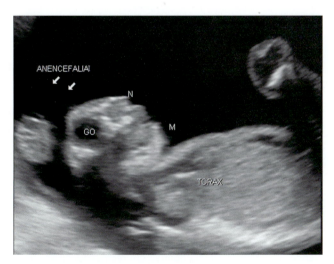

Fig. 4.6.1 — Corte sagital do polo cefálico fetal demonstrando a ausência da calota craniana (setas) com as órbitas oculares (GO) salientes, caracterizando o aspecto típico observado nos casos de anencefalia.

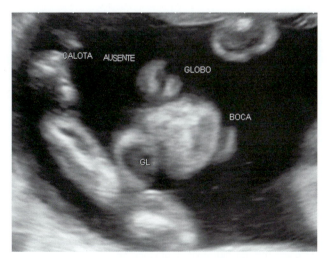

Fig. 4.6.2 — Corte coronal tangenciando a face de um feto anencéfalo GL (globo ocular) mostrando aspecto típico de batráquio.

CAPÍTULO 4 ■ DEFEITOS DE FECHAMENTO DO TUBO NEURAL

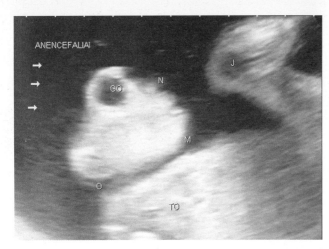

Fig. 4.7 — Corte sagital demonstrando a interrupção abrupta das estruturas ósseas em polo cefálico e ausência de parênquima cerebral (anencefalia - setas) em feto anencéfalo (J = joelho fetal; TO = tórax, N = narinas; M = mento).

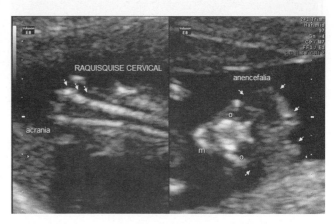

Fig. 4.8 — Corte coronal identificando anencefalia (a direita, setas) associada a acrania e espinha bífida (a esquerda) caracterizando cranioraquisquise cervical (setas) em gestação de 12 semanas e 4 dias. O = órbitas, m = mento.

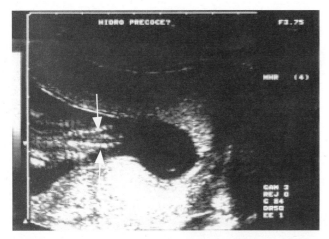

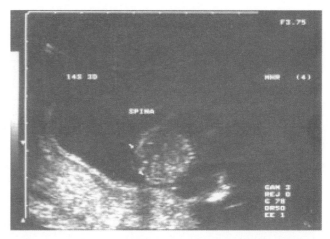

Figs. 4.9.1 e 4.9.2 — Cortes coronal (Fig. 4.9.1.) e transversal (Fig. 4.9.2.) da coluna lombar de um feto com 14 semanas demonstrando afastamento dos núcleos de ossificação dos arcos vertebrais posteriores (setas) em caso de espinha bífida aberta.

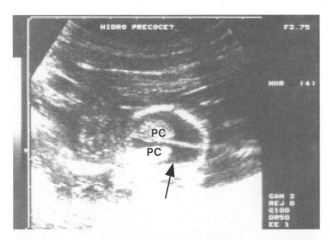

Fig. 4.9.3 — Corte transversal de polo cefálico fetal demonstrando o aspecto da hidrocefalia precoce no contexto da espinha bífida aberta. Notar os plexos coroides (PC) pendentes e a parede externa do ventrículo lateral (seta) muito próxima da tábua óssea craniana, com afilamento do parênquima cerebral.

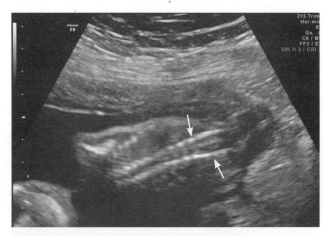

Fig. 4.10.1 Cortes coronais de colunas vertebrais fetais evidenciando as espinhas bífidas abertas em regiões lombossacrais (setas).

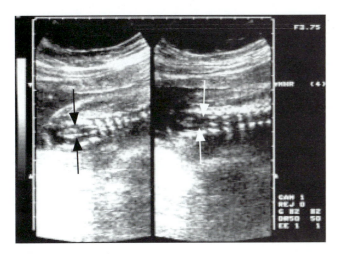
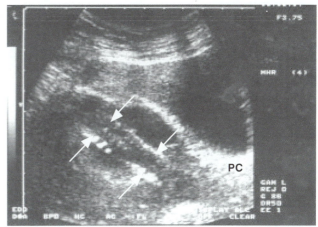

Figs. 4.10.2 e 4.10.3 — Cortes coronais de colunas vertebrais fetais evidenciando as espinhas bífidas abertas em regiões lombossacrais (Fig. 4.10.2 — setas) e toracolombar (Fig. 4.10.3 — setas). PC = polo cefálico.

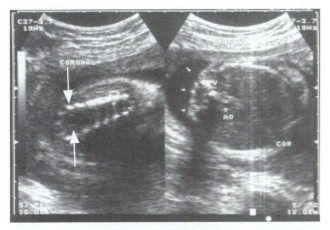

Fig. 4.11 — Cortes coronal (à esquerda) e transversal (à direita) demonstrando o afastamento dos núcleos de ossificação dos arcos vertebrais posteriores (setas) em caso de espinha bífida aberta lombar alta (V = corpo vertebral; AO = corte transversal da aorta abdominal; COR = coração).

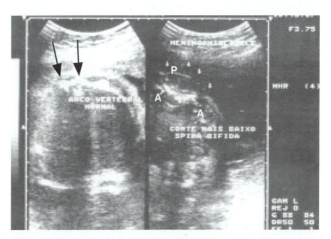

Fig. 4.12.1 — Cortes transversais de coluna normal (à esquerda) e com defeito de fechamento (à direita) mais caudal. Notar o afastamento dos núcleos de ossificação do arco vertebral posterior (à direita – A) comparando-os aos do arco normal (à esquerda – setas). Observar a formação "sacular" revestida por pele (à direita – P), com conteúdo ecogênico que representa as meninges (meningo) e as raízes nervosas (mielo) no interior da lesão, recebendo, portanto, a denominação mielomeningocele.

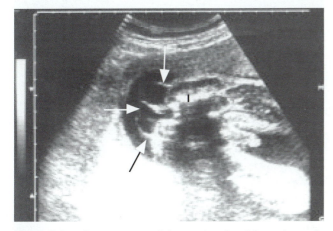

Fig. 4.12.2 — Corte transversal demonstrando mielomeningocele em região sacral (setas) (I = osso ilíaco).

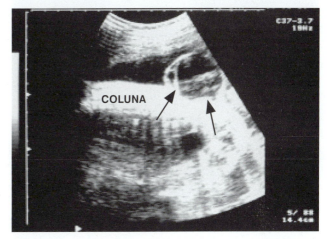

Fig. 4.13.1 — Corte sagital em dorso fetal demonstrando mielomeningocele lombossacral (setas).

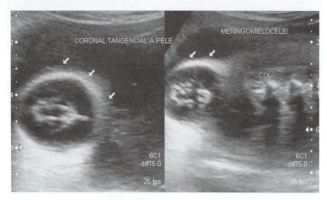

Fig. 4.13.2 — Cortes coronal (à esquerda) e sagital (à direita) em região dorsal fetal demonstrando mielomeningocele (MM) lombossacral que se estende, aproximadamente, de L4 à S4 (L4 – S4 – setas). Col = coluna.

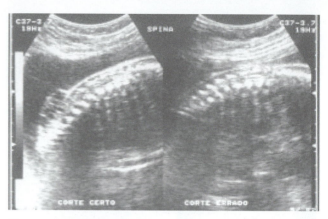

Fig. 4.13.3 — Cortes sagitais em região dorsal do mesmo feto. Com discreto desvio parassagital, é possível a obtenção de uma imagem que sugira coluna normal (à direita), ao passo que em corte sagital estrito (lado esquerdo) observamos a mielomeningocele lombossacral.

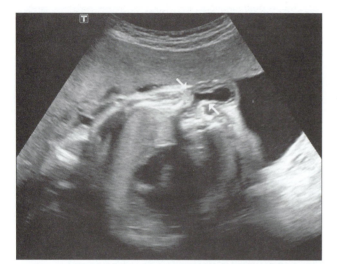

Fig. 4.14.1 — Corte transversal em região torácica fetal nao nível do coração anterior fetal evidenciando mielomeningocele torácica (setas).

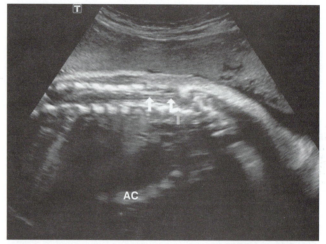

Fig. 4.14.2 — Corte sagital de coluna fetal em gestação de 31 semanas observando abertura da coluna torácica, evidenciada pela interrupção da linha dos processos espinhosos das vértebras (setas), porção cranial à esquerda da foto e arcos costais visíveis na porção inferior (AC).

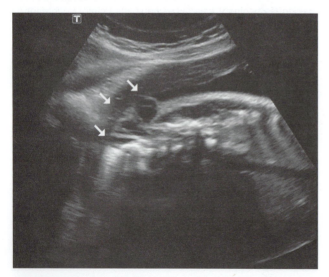

Fig. 4.15 — Corte sagital evidenciando espinha bífida aberta (setas) mostrando a imagem sacular correspondente à bolsa de meningomielocele.

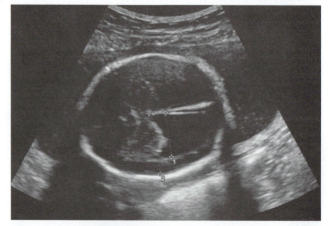

Fig. 4.16.1 — Cortes transversais de polos cefálicos fetais em casos de meningomielocele ilustrando em diversos graus de dilatação ventricular, como deve ser feita a medida da relação ventrículo lateral / hemisfério cerebral (calipers). O valor normal desta relação é até 0,33 e são consideradas representantes de dilatações graves quando a relação é maior que 0,65.

68 ATLAS DE ULTRASSOM FETAL ■ NORMAL E MALFORMAÇÕES

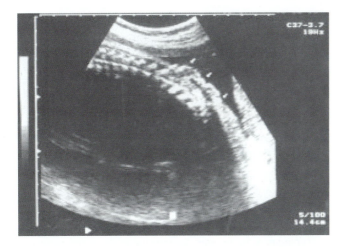

Fig. 4.17.1 — Corte sagital de região dorsal fetal demonstrando espinha bífida aberta (setas), sem a formação "sacular" habitualmente observada em casos de mielomeningocele e meningocele. Esta condição pode ser primária ou decorrente da ruptura intraútero da meningocele ou mielomeningocele.

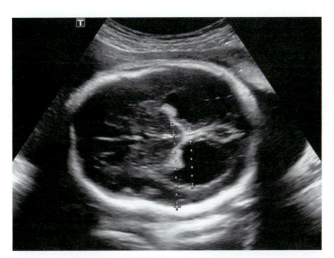
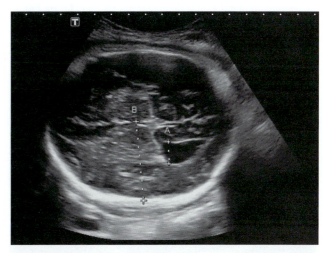

Figs. 4.16.2 e 4.16.3 — Cortes transversais de polos cefálicos fetais em casos de meningomielocele ilustrando em diversos graus de dilatação ventricular, como deve ser feita a medida da relação ventrículo lateral / hemisfério cerebral (calipers). O valor normal desta relação é até 0,33 e são consideradas representantes de dilatações graves quando a relação é maior que 0,65.

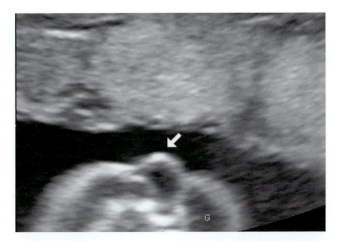
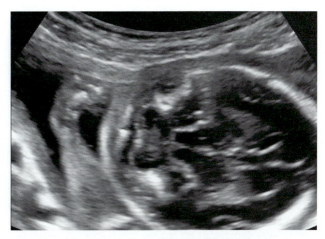

Fig. 4.17.2 — Corte transversal de região sacrococcígea de feto no segundo trimestre mostrando pequena abertura e saco herniário contendo basicamente meninge em caso de espinha bífida sacral baixa (seta). C = coluna, G = músculo glúteo.

Fig. 4.17.3 — Mesmo caso da figura anterior mostrando agora o polo cefálico e o sistema nervoso central normal, sem dilatação ventricular e sem malformação de Chiari, pois o nível da lesão é muito baixo e não parece haver protusão da cauda equínea, ou seja, pensamos em meningocele sem raízes nervosas presas.

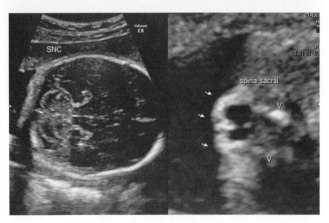 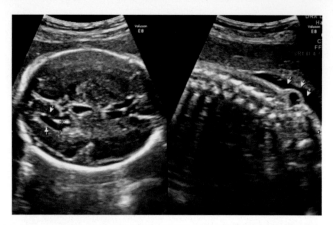

Figs. 4.18.1 e 4.18.2 — Corte transversal de coluna lombar fetal (Fig 4.18.1 à direita) evidenciando formação "sacular" com conteúdo anecoico (provavelmente uma lesão constituída por pele, meninges e líquor, sem acometimento de raízes nervosas, setas) em uma condição pouco frequente denominada meningocele (setas). V= vértebras. Esta situação não é acompanhada por ventriculomegalia, fato demonstrado na imagem da Fig. 4.18.2 à esquerda, onde observamos ventrículos laterais cerebrais e sistema nervoso central (SNC) normais.

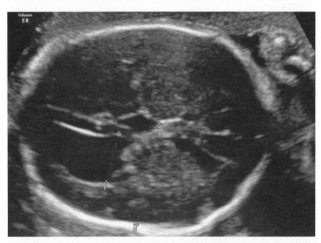 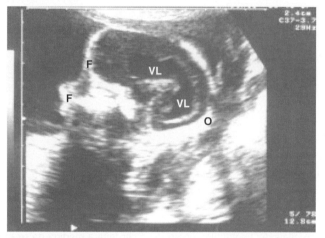

Figs. 4.19.1 e 4.19.2 — Cortes transversal (Fig. 4.19.1) e sagital paramediano (Fig. 4.19.2) de polos cefálicos fetais demonstrando o aspecto típico das ventriculomegalias laterais (VL) que acompanham os quadros de espinha bífida. Frequentemente, as dilatações são mais pronunciadas nos cornos occipitais dos ventrículos laterais (VL).

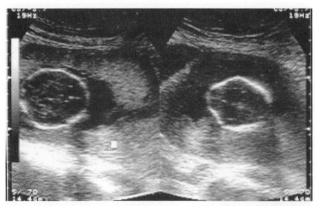 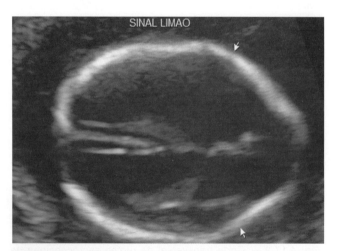

Fig. 4.20.1 — Corte transversal de polo cefálico fetal evidenciando leves depressões em regiões frontotemporais (setas) que definem um formato craniano típico, que recebeu a denominação "crânio em forma de limão", frequentemente acompanhando os quadros de espinha bífida aberta. À esquerda, comparativamente, crânio com formato normal. Trata-se de gestação gemelar com um dos fetos acometido.

Fig. 4.20.2 — Mesmo corte da figura anterior em outro feto portador de espinha bífida onde as setas mostram o sinal do limão (sinal de língua inglesa que representa mais a forma do limão dito siciliano). Na verdade este sinal representa o abaulamento dos ossos temporais (setas) em relação aos parietais e frontais dando o aspecto em bico do limão siciliano.

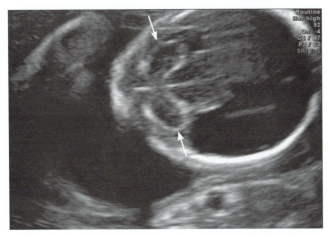

Fig. 4.21 — Corte transversal de polo cefálico fetal evidenciando o aspecto típico do cerebelo em caso de espinha bífida aberta, denominado cerebelo em forma de banana. Porção occipital no centro da foto.

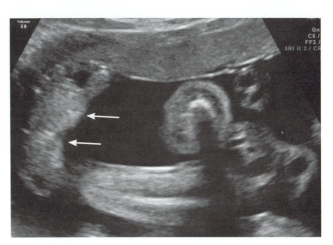

Fig. 4.22.1 — Corte longitudinal de perna fetal no nível da panturrilha demonstrando continuidade com pé mal posicionado (setas). Geralmente, neste corte, se o pé estiver bem posicionado não se visibiliza a planta do pé (a esquerda).

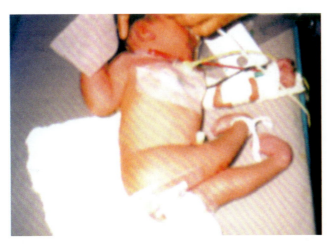

Fig. 4.22.2 — Aspecto pós-natal dos pés tortos que podem acompanhar os quadros de defeitos de fechamento do tubo neural. O formato observado nesta foto, em especial, recebe, pela semelhança, a denominação "pé em taco de golfe" ou *clubfoot*.

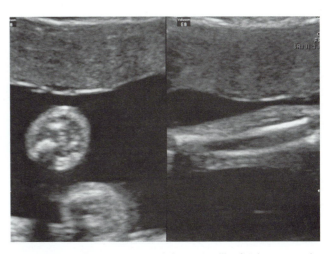

Fig. 4.22.3 — Corte transversal da panturrilha fetal a esquerda mostrando aspecto de hipotrofia muscular típico de casos de meningomielocele, este apsecto já foi estudado como fator de prognóstico da força muscular dos membros inferiores após o nascimento. A direita observa-se em corte longitudinal da canela fetal que a proporção músculo osso está alterada com praticamento so pele sub cutâneo e ossos observados neta situação.

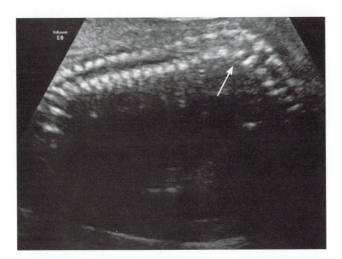

Fig. 4.23 — Corte sagital oblíquo em região dorsal fetal evidenciando a tortuosidade acentuada da coluna, observada em alguns casos de espinha bífida aberta.

CAPÍTULO 4 ■ DEFEITOS DE FECHAMENTO DO TUBO NEURAL

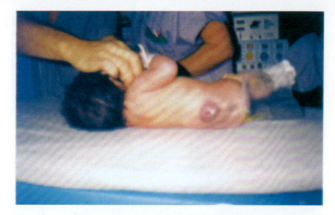

Fig. 4.24 — Aspecto pós-natal e pré-operatório da mielomeningocele lombar.

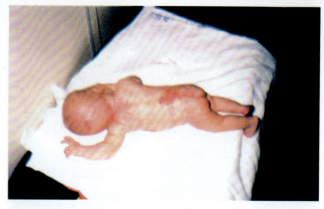

Fig. 4.25 — Aspecto pós-operatório tardio de mielomeningocele lombar. Observar um leve abaulamento linear sob o couro cabeludo (seta), decorrente da instalação da derivação ventrículo-peritoneal.

CAPÍTULO CINCO

Avaliação Ultrassonográfica da Face Fetal

CAPÍTULO CINCO

Avaliação Ultrassonográfica da Face Fetal

As malformações faciais têm muita importância em morfologia fetal por serem relativamente frequentes e por estarem associadas a malformações do sistema nervoso central. Fazem parte também de inúmeras doenças gênicas para as quais servem de sinal inicial (síndrome otopalato digital, por exemplo). O quadro de patologias é dominado pelas fendas labiais ou lábio leporino.

Felizmente, os defeitos faciais, em sua maioria, são isolados e passíveis de correção cirúrgica. Quando associados a outras malformações fazem pensar nos quadros de aneuploidia fetal, em especial a síndrome de Patau (trissomia do cromossomo 13).

Faz parte do exame ultrassonográfico morfológico a avaliação da face fetal, que deve ser realizada de maneira sistemática e repetitiva. A visualização das órbitas é conseguida já no primeiro trimestre, por volta de 10 a 11 semanas, mas os diagnósticos de certeza de microftalmia são mais tardios. Por volta de 13 a 14 semanas já pode ser avaliado o perfil fetal, o nariz, a mandíbula, a maxila e as órbitas.

Os defeitos da face podem ocorrer isoladamente ou associados com outras malformações, sendo então obrigatório um exame detalhado do feto. Na presença de anormalidades faciais, a pesquisa do cariótipo deve ser oferecida para a paciente, assim como uma consulta de aconselhamento genético para eventual rastreio de síndromes gênicas que envolvem anomalias faciais.

Os defeitos mais encontrados na face são a presença de fenda labial uni ou bilateral, associados ou não à fenda palatina; a fenda labial medial é um evento mais raro. Em geral, a fenda labial é isolada (por volta de 70%).

O diagnóstico de fenda labial é facilmente realizado se for rotina do examinador realizar um corte coronal que passa pelas narinas, pelos lábios e tangencial ao mento.

Este corte é obtido da seguinte maneira em nossa rotina: partindo-se do corte transversal do crânio, descemos até o nível das órbitas oculares e giramos o transdutor 90° no sentido caudal (transformando, então, o corte transversal inicial em corte coronal das órbitas". Aí, varremos linearmente em direção anterior do polo cefálico até atingir os lábios. Pequenas correções oblíquas ou anteroposteriores são necessárias uma vez obtidas as narinas. O corte lembra a imagem de uma criança quando brinca de beijar um vidro de janela, com a boca e o nariz comprimidos contra o mesmo.

Neste corte, a integridade do lábio é dada pela ausência de linha negra transversal que corresponderia ao líquido amniótico penetrando na fenda labial, se esta estivesse presente.

Ainda assim, a presença de fenda palatina associada não é corriqueiramente diagnosticada no período pré-natal, apesar de existirem cortes do palato que podem evidenciar a fenda. A análise através da dopplervelocimetria do eventual fluxo transpalatino também contribui para o diagnóstico de fenda palatina fetal.

O corte coronal da face na altura das órbitas verifica a presença da integridade das mesmas (anoftalmias e microftalmias uni ou bilaterais) e, mais exteriormente, evidencia as pálpebras. De grande importância é a medida da distância interorbitária para definir normo, hipo ou hipertelorismo. Nós preferimos a medida da distância

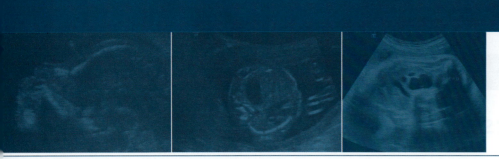

entre os centros das órbitas em relação ao biparietal, que deve ser de 0,47 ± 0,02. Existem curvas de normalidade para as distâncias interorbitárias obtidas nos limites laterais e mediais das mesmas.

Outra avaliação que deve ser realizada na face diz respeito à presença de micrognatia, que é realizada através de um corte sagital medial no da face traçando-se uma linha imaginária entre a fronte, a maxila e a mandíbula. Normalmente, o prolongamento da linha da fronte tangencia o mento. Nesta mesma incidência, devemos examinar o osso próprio do nariz, cujo comprimento pode ser usado como sinal de rastreamento da síndrome de Down fetal.

Através de uma incidência coronal no nível das órbitas, podemos verificar a morfologia destas e medir os diâmetros intraorbitais (para diagnóstico de microftalmias e anoftalmias) e interorbitais (para o diagnóstico de hipotelorismo ou hipertelorismo).

Sempre que possível, deve-se terminar o exame do polo cefálico fetal para obtermos um corte sagital lateral e tangencial ao crânio, evidenciando as orelhas fetais.

Pelo exposto, não devemos negligenciar o exame da face fetal, pois este tem grande importância na avaliação estrutural do concepto.

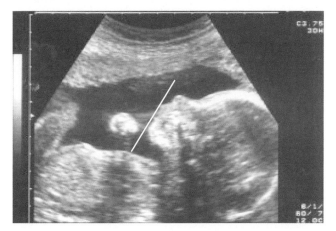

Fig. 5.1 — Corte sagital mediano da face de um feto normal, mostrando a relação entre o maxilar, a mandíbula e a fronte (linha). A definição de retro ou prognatismo é dada quando o mento está muito atrás ou muito à frente desta linha imaginária neste corte.

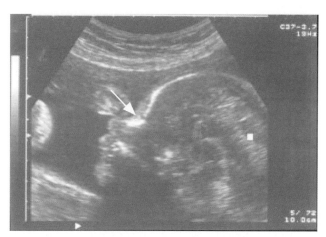

Fig. 5.2.1 — Incidência sagital estritamente mediana da face de um feto normal, destacando-se a medida do osso próprio do nariz normal. Lembramos que cortes sagitais um pouco oblíquos também servem para medir os ossos próprios do nariz, pois estes são piramidais.

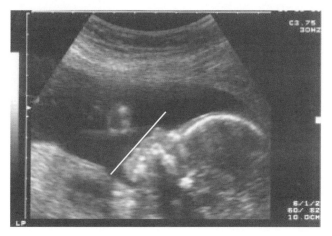

Fig. 5.2.2 — Incidência sagital da face de um feto normal, destacando-se a relação normal entre o maxilar, a mandíbula e o nariz (linha). Fetos com síndrome de Down, por exemplo, podem ter uma protrusão anormal do lábio inferior.

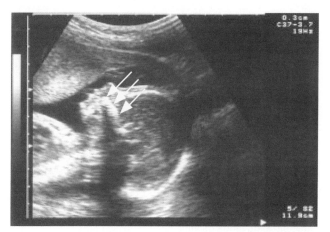

Fig. 5.2.3 — Incidência sagital da face de um feto normal, destacando-se com as setas a ossificação do palato duro.

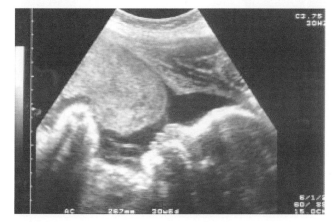

Fig. 5.2.4 — Incidência sagital mediana da face de um feto normal do terceiro trimestre, mostrando a relação normal entre o osso frontal, a maxila e a mandíbula, bem como os tecidos moles.

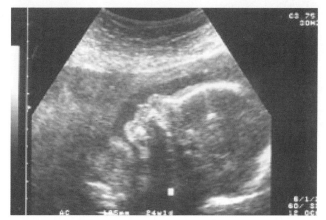

Fig. 5.2.5 — Incidência sagital mediana da face de um feto normal do segundo trimestre.

CAPÍTULO 5 ■ AVALIAÇÃO ULTRASSONOGRÁFICA DA FACE FETAL

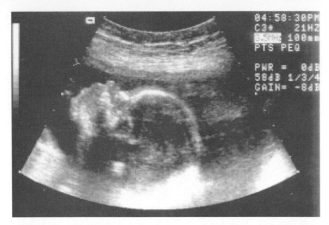

Fig. 5.2.6 — Incidência sagital da face de um feto normal, mostrando que podem haver variações tanto anatômicas, individuais, quanto raciais para os cortes do perfil fetal.

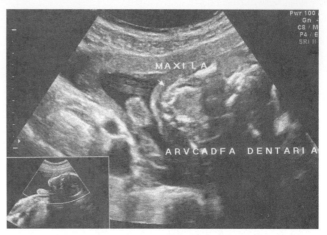

Fig. 5.3.1 — Corte transversal da face fetal no nível da arcada dentária superior (indicada pelas setas) mostrando a integridade da mesma, com o arco formado pelos alvéolos dos incisivos sem interrupção (MS = membro superior presente no corte).

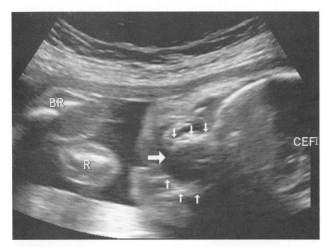

Fig. 5.3.2 — Corte transversal da maxila fetal em casos de fenda labial média onde observa-se interrupção do arco maxilar caracterizando fenda palatina fetal, as setas pequenas mostram os alvéolos dentários e a seta grande o defeito no arco maxilar e palato. CEF= polo cefálico, BR= braço e R = radio.

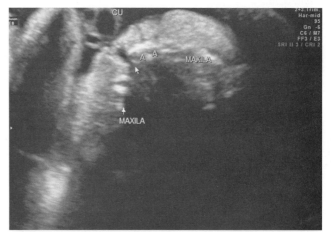

Fig. 5.3.3 — Corte transversal de polo cefálico no nível da arcada maxilar em gestação de 30 semanas 2 dias em outro caso de fenda labial fetal já em maior aumento evidenciando fenda palatina (seta). A = alvéolos dentários, CU = cordão umbilical.

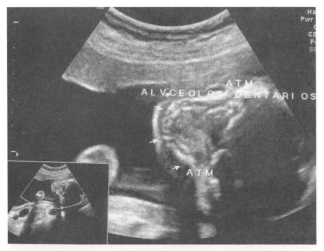

Fig. 5.4 — Incidência transversal da face no nível da mandíbula normal (arco mandibular) (ATM = articulação temporomandibular – setas).

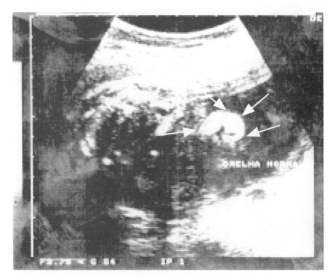

Fig. 5.5.1 — Incidência sagital para mediana tangencial ao crânio no nível do pavilhão auricular normal de um feto do segundo trimestre, mostrando orelha fetal normal, acima da placenta.

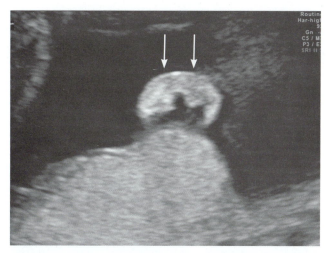

Fig. 5.5.2 — Mesmo aspecto da figura anterior, agora em maior aumento mostrando orelha fetal normal. Algumas situações patológicas apresentam aspectos alterados do pavilhão auditivo, mas este sinal é de difícil uso na prática, salvo em casos de orelha ausente. A implantação baixa de orelhas não encontra, ao nosso ver, uso em medicina fetal diagnóstica.

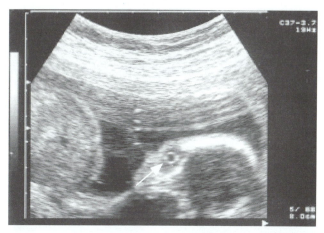

Fig. 5.6 — Incidência coronal através das órbitas de um feto do segundo trimestre, mostrando a lente do olho (cristalino – seta) dentro da órbita óssea.

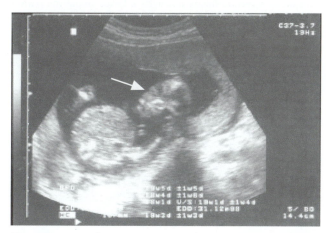

Fig. 5.7 — Incidência coronal através dos tecidos moles da face fetal no segundo trimestre, obtida um pouco mais anteriormente que o da figura anterior, mostrando aspecto normal da pálpebra fechada (setas).

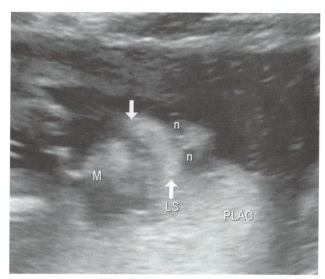

Fig. 5.8.1 — Corte coronal da face no nível do nariz e até o mento fetais mostrando aspecto habitual com lábio superior íntegro (setas) em feto de 21 semanas. n = narina, M = mento.

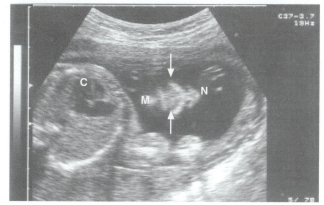

Fig. 5.8.2 — Corte coronal da face fetal passando pelo mento (M) e ponta do nariz (N), evidenciando lábio superior íntegro (setas). Notar que este corte, devido à flexão fetal, pode passar transversalmente pelo tórax e coração fetal (C).

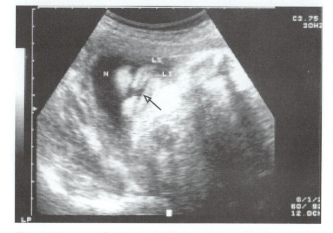

Fig. 5.8.3 — Incidência coronal da face de um feto do segundo trimestre, evidenciando a presença de fenda labial unilateral (seta)(N = nariz; LS = lábio superior; LI = lábio inferior).

CAPÍTULO 5 ■ AVALIAÇÃO ULTRASSONOGRÁFICA DA FACE FETAL

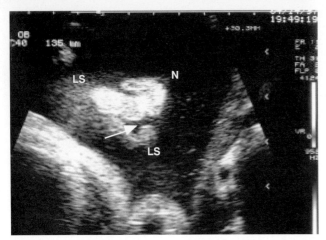

Fig. 5.9.1 — Incidência coronal através das partes moles da face de um feto do terceiro trimestre, evidenciando a presença de fenda labial à esquerda (seta) (N = ponta do nariz; LS = lábio superior).

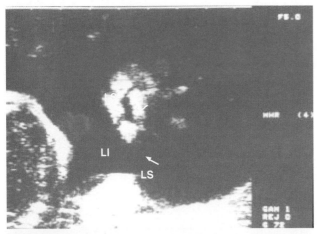

Fig. 5.10.1 — Incidência coronal dos lábios em feto do segundo trimestre, evidenciando a presença de fenda labial bilateral (setas) (LS = lábio superior; LI = lábio inferior).

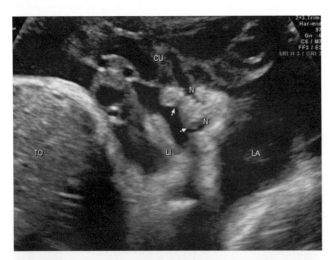

Fig. 5.11 — Incidência coronal da face de um feto do segundo trimestre, evidenciando a presença de fenda labial bilateral (setas) (N = narinas, LS = lábio superior, LI = lábio inferior).

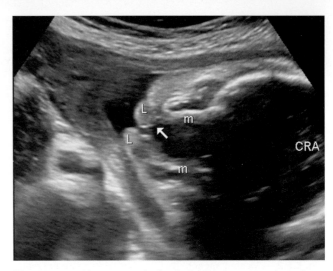

Fig. 5.9.2 — Nos casos de fenda labial devemos proceder o corta transversal da maxila no intento de afirmar ou afastar a presença de fenda palatina, nesta figura identificada pela seta. Notar que o valor preditivo tanto negativo quanto positivo para fenda palatina diante de casos de lábio leporino não é muito satisfatório havendo falsos positivos e falsos negativos para a presença de interrupção do palato e arcada dentária. CRA= crânio, L = lábios, M = maxila.

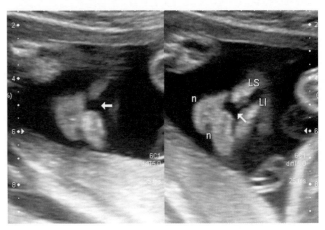

Fig. 5.10.2 — Corte coronal oblíquo em face de feto de gestação de 27 semanas e 6 dias onde observamos fenda labial unilateral (setas). Esse defeito labial é detectado quando a continuidade do lábio superior é interrompida e o líquido amniótico preenchea fenda labial dando aspecto negro de continuidade com a narina que muitas vezes está apagada Naso e narina (n); lábio superior (LS); lábio inferior (LI).

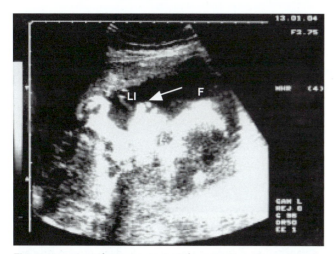

Fig. 5.12 — Incidência coronal oblíqua da face de um feto do segundo trimestre, evidenciando a presença de fenda labial mediana (seta) (F = fronte; LI = lábio inferior).

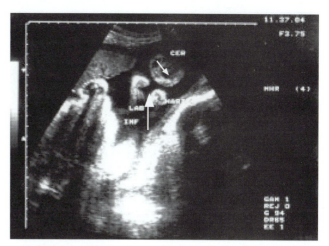

Fig. 5.13 — Incidência coronal tangencial aos lábios de face fetal no segundo trimestre, destacando-se fenda labial mediana (seta longa) associada à presença de encefalocele frontal (seta curta) (CER = cérebro; LAB INF = lábio inferior).

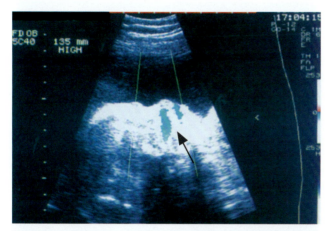

Fig. 5.14 — Corte sagital da face de um feto do terceiro trimestre portador de fenda labial. A figura mostra como, com a janela Doppler color sobre a área da boca e do nariz, em corte sagital, podemos aguardar os movimentos de *gasping* do feto e observar se há passagem transpalatina de líquido. No presente caso, não foi evidenciada passagem através do palato.

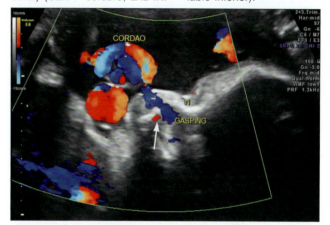

Fig. 5.15.1 — Incidência sagital da face de um feto do terceiro trimestre portador de fenda labial, com a janela Doppler color sobre a área da boca e do nariz, onde se evidencia durante o *gasping* fetal passagem de fluxo transpalatino (setas).

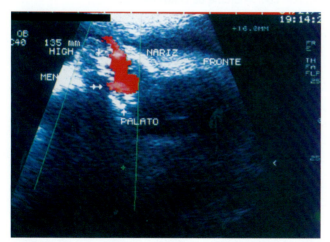

Fig. 5.15.2 — Incidência sagital da face de um feto do terceiro trimestre também portador de fenda labial, com a janela Doppler color sobre a área da boca e do nariz, onde se evidencia, durante o *gasping* fetal, a passagem de fluxo transpalatino (setas), testemunho de fenda palatina associada ao lábio leporino.

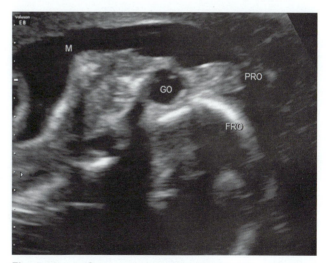

Fig. 5.16.1 — Corte sagital de gestação de polo cefálico em feto de 22 semanas 2 dias onde observamos ciclopia com globo ocular único (GO) e probóscide (PRO). Este aspecto da face é típico dos defeitos de divisão do prosencéfalo fetal com ventrículo cerebral único e fusão totas dos tálamos sendo marcador importante da trissomia do Cr. 13. Fronte (FRO), mento (M).

CAPÍTULO 5 ■ AVALIAÇÃO ULTRASSONOGRÁFICA DA FACE FETAL

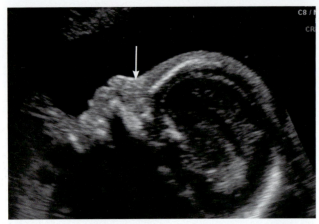

Fig. 5.16.2 — Incidência sagital mediana da face fetal onde se observam ossos próprios do nariz ausentes em feto com síndrome de Down.

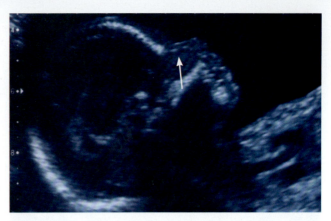

Fig. 5.17 — Incidência sagital da face de um feto do segundo trimestre com trissomia do cromossomo 21 (síndrome de Down), destacando-se o tamanho reduzido do osso próprio do nariz — nariz puntiforme (seta).

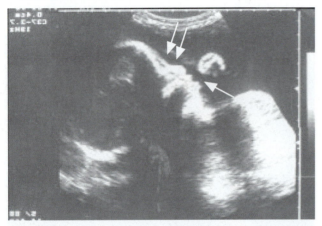

Fig. 5.18 — Incidência sagital da face de um feto do segundo trimestre com síndrome de Down, destacando-se a protrusão anormal do lábio inferior (seta) e também a presença de nariz em sela (setas duplas).

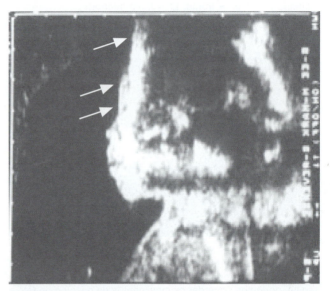

Fig. 5.19.1 — Incidência sagital da face de um feto do segundo trimestre, com presença de fronte plana e anormalmente alta em feto com síndrome de Down (setas).

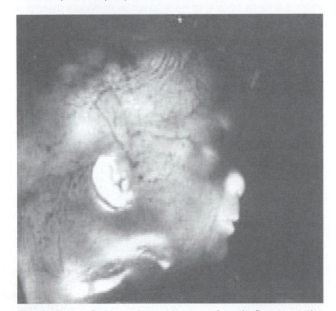

Fig. 5.19.2 — Peça correspondente ao feto da figura anterior (3.19.1), confirmando a presença de fronte plana em caso de síndrome de Down.

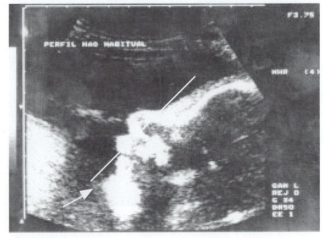

Fig. 5.20 — Incidência sagital do perfil de um feto do segundo trimestre com perfil não habitual, mostrando retrognatismo (seta).

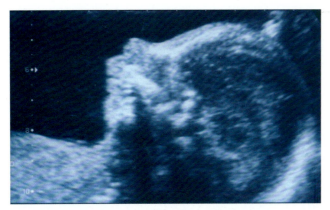

Fig. 5.21 — Incidência sagital do perfil de um feto do segundo trimestre, mostrando micrognatismo acentuado (seta).

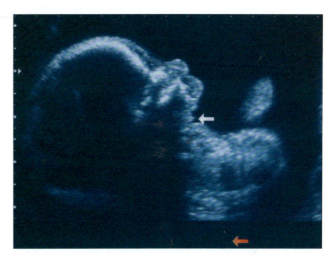

Fig. 5.22 — Corte sagital do polo cefálico mostrando perfil fetal não habitual devido à presença de microretrognatismo (seta branca). Esta condição pode ser isolada ou associada a síndromes gênicas de difícil determinação. Neste caso a lesão era isolada.

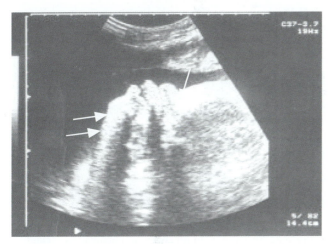

Fig. 5.23 — Incidência sagital do perfil de um feto do segundo trimestre, com presença de micrognatia e depressão da ponte nasal.

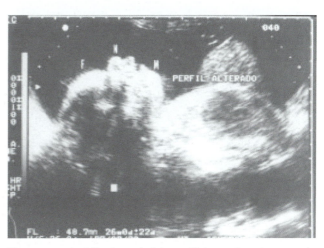

Fig. 5.24 — Incidência sagital do perfil de um feto do segundo trimestre, demonstrando-se perfil alterado com fronte inclinada (tipo dito "em fuga")(F = fronte; N = nariz; M = mento).

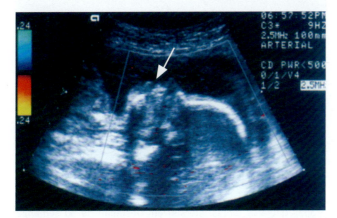

Fig. 5.25 — Corte sagital da face fetal em feto com lábio leporino, onde se evidencia a alteração da parte inferior do perfil fetal com lábio superior anormalmente desalinhado (seta).

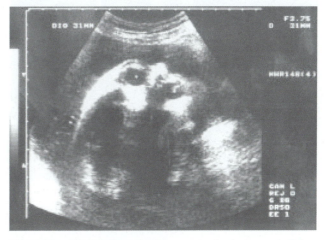

Fig. 5.26 — Hipotelorismo fetal em casos de síndrome de Patau (trissomia do cromossomo 13).

CAPÍTULO 5 ■ AVALIAÇÃO ULTRASSONOGRÁFICA DA FACE FETAL

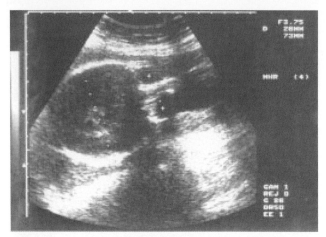

Fig. 5.27 — Incidência transversal através das órbitas fetais (calipers), no segundo trimestre, mostrando distância intraorbital reduzida (hipotelorismo). O biparietal também aparece na figura para comparação.

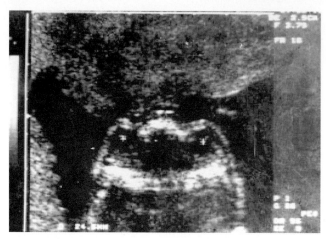

Fig. 5.28 — Incidência transversal através das órbitas fetais (calipers), no segundo trimestre, evidenciando presença de hipertelorismo (calipers) em casos de deleção do braço curto do cromossomo 5 (síndrome do miado de gato).

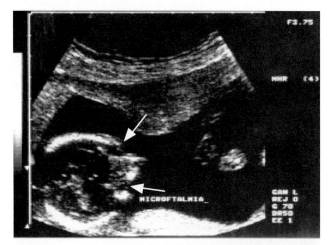

Fig. 5.29 — Incidência transversal através das órbitas fetais, no segundo trimestre, com presença de microftalmia (setas).

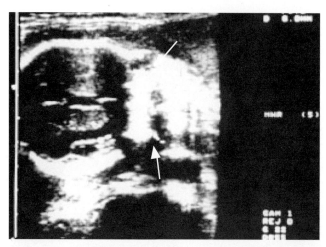

Fig. 5.30 — Incidência transversal através das órbitas fetais, no terceiro trimestre, com presença de microftalmia (setas).

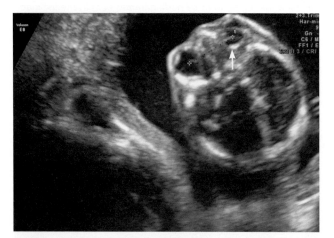

Fig. 5.31 — Corte transversal em polo cefálico no nível das órbitas oculares em gestação de 22 semanas e 5 dias, onde observamos microftalmia unilateral (número 1).

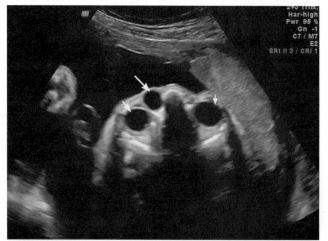

Fig. 5.32 — Corte transversal em polo cefálico no nível das órbitas oculares (setas laterais) em gestação de 30 semanas e 1 dia mostrando cisto de glândula lacrimal (seta do meio). O diagnóstico pré-natal desta eventualidade não é relevante apesar do aspecto interessante da figura, a abordagem é feita no período pós-natal (setas laterais e globos oculares).

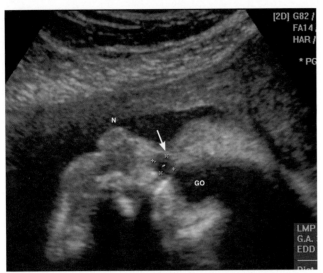

Fig. 5.33 — Corte sagital oblíquo em face de gestação de 30 semanas e 1 dia onde observamos dacriocistocele (seta), uma obstrução do sistema nasolacrimal (N = ponta do nariz, GO = globo ocular).

CAPÍTULO SEIS

Coração Fetal do Ponto de Vista do Ultrassonografista Geral

CAPÍTULO SEIS

Coração Fetal do Ponto de Vista do Ultrassonografista Geral

As cardiopatias fetais são exemplo de como o diagnóstico pré-natal pode ajudar na conduta frente a uma malformação fetal, sendo extremamente benéfico para o casal e o concepto em especial. A frequência das cardiopatias congênitas é bastante considerável (por volta de 0,8%), e muitas delas podem ser diagnosticadas no período pré-natal.

No presente capítulo, mostraremos as imagens que podem ser obtidas pelo ultrassonografista não especializado em ecocardiografia fetal e sem formação mais aprofundada em cardiologia infantil. É de extrema importância que etapas mínimas de análise cardíaca sejam efetuadas no exame ultrassonográfico morfológico de rotina.

O reconhecimento do corte de quatro cavidades cardíacas, obtido através de incidência transversal do tórax fetal, é o início do exame cardíaco durante o estudo morfológico. Observamos se as quatro cavidades estão balanceadas, isto é, se não há dilatação ou diminuição anormal das mesmas e se o septo interventricular está íntegro, Assim como observamos a inserção das válvulas mitral e triscúspide normalmente um pouco desalinhadas, com a válcula mitral inserindo-se em altura mais próxima da base do coração do que a tricúspide (mais apical). A etapa seguinte é a visualização da saída e cruzamento dos vasos da base cardíaca. Devemos assegurar que a aorta sai do ventrículo esquerdo (VE) e que a artéria pulmonar sai do ventrículo direito (VD).

Para a obtenção da saída da aorta do VE basta, partindo do corte de quatro cavidades, girar o transdutor como chave e fechadura, observando o ventrículo esquerdo, que se alonga e dá origem à aorta fetal. Para se obter a saída da artéria pulmonar do VD, basta realizar uma báscula vertical em direção ao polo cefálico do concepto partindo do corte da saída da aorta. Com algum treinamento, esses cortes são facilmente obtidos e podem detectar ou suspeitar de 90% das anomalias cardíacas estruturais detectáveis em pré-natal (sendo que estas últimas constituem 50% do total de anormalidades cardíacas vistas em cardiologia infantil). O arco aórtico só é obtido em cerca de 50% dos exames e deve ser visto em corte longitudinal para mediano à esquerda (o mesmo utilizado para evidenciar a cúpula diafragmática esquerda).

Em corte transversal mais alto obtém-se os três vasos (pulmonar, aorta e cava, transversais) testemunho do cruzamento dos vasos da base e da ausência de transposição dos mesmos.

Algumas patologias principais são também ilustradas neste capítulo. O próximo capítulo (constituído por texto e imagens obtidas por ecocardiografista fetal) contém observações mais especializadas e um maior número de patologias cardíacas fetais. Temos certeza de que conhecer a experiência dos indivíduos que realizam este estudo complementar do coração fetal vai ilustrar o quão é importante que nós, ultrassonografistas gerais ou especializados em medicina fetal, indiquemos um ecocardiograma em todos os casos de suspeita de anormalidade cardíaca fetal no exame morfológico de rotina.

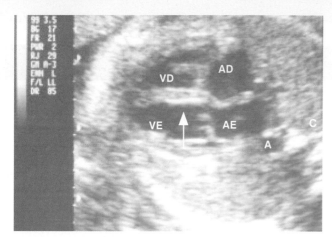

Fig. 6.1.1 — Corte transversal do tórax fetal demonstrando quatro câmaras cardíacas normais. O dorso fetal encontra-se à direita e posterior, e as cavidades direitas encontram-se em posição superior. A seta mostra o septo interventricular íntegro, que deve ser sempre analisado neste corte. Notar a proximidade do átrio esquerdo (AE) com a coluna (C) (VD = ventrículo direito; VE = ventrículo esquerdo; AE = átrio esquerdo; AD = átrio direito. A = aorta descendente em corte transversal, C = coluna em corte transversal).

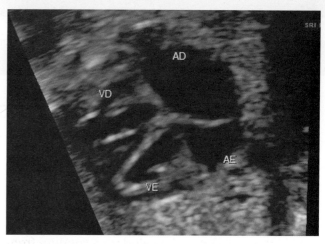

Fig 6.1.2 — Corte transversal dito de quatro camaras cardíacas mostrando desbalanço das mesmas com dilatação do átrio direito (AD).

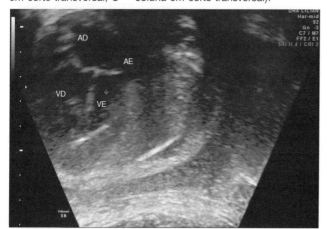

Fig. 6.1.3 — Corte de quatro câmaras cardíacas desbalanceadas evidenciando átrio esquerdo pequeno e ventrículo esquerdo também hipoplástico. Esses exemplos são indicação absoluta de complementação do exame com ecocardiografia fetal com Doppler colorido, realizada por caridologista.

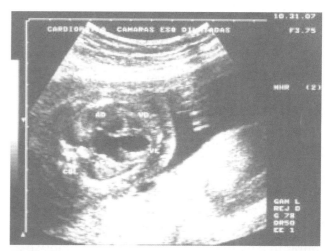

Fig. 6.1.4 — Corte de quatro câmaras cardíacas "desbalanceadas" (assimétricas) com aumento das câmaras esquerdas (VE e AE) em feto com 35 semanas. Notar o septo interventricular íntegro e as posições normais das valvas mitral e tricúspide (AD = átrio direito; VD = ventrículo direito; Col = coluna).

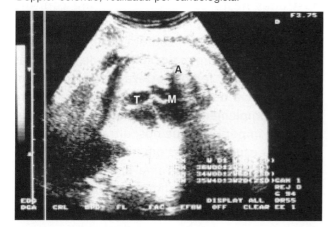

Fig. 6.2 — Corte transversal de tórax fetal incidindo pela base cardíaca; o dorso está à direita e anterior. Notar inserção da valva mitral (M) mais alta em relação à inserção da tricúspide (T). Notar a proximidade do átrio esquerdo à aorta torácica (A) descendente, fato que é fixo e independente da incidência obtida.

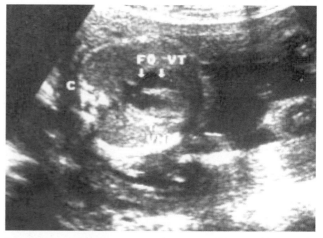

Fig. 6.3.1 — Corte das quatro câmaras cardíacas evidenciando as valvas mitral (VM) e tricúspide (VT) abertas e o forame oval (FO). C= coluna.

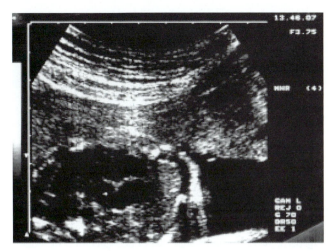

Fig. 6.3.2 — Corte das quatro câmaras cardíacas evidenciando a válvula do forame oval aberta em direção do átrio esquerdo (seta).

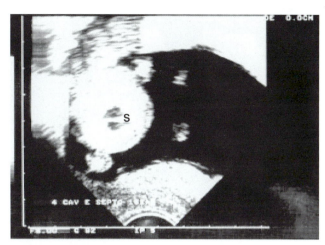

Fig. 6.4 — Coração normal de feto com 15 semanas visualizado por via endovaginal. Notar as quatro câmaras normais e o septo interventricular íntegro (s).

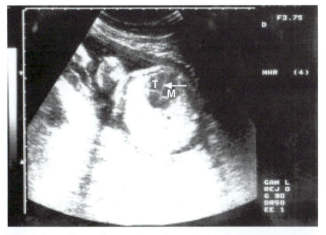

Fig. 6.5 — Corte das quatro câmaras cardíacas de feto com 19 semanas demonstrando septo interventricular íntegro (seta) e as posições normais das valvas mitral (M) e tricúspide (T).

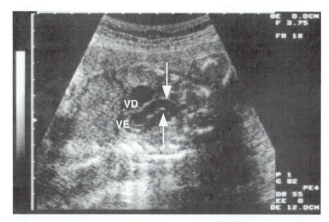

Fig. 6.6.1 — Corte longitudinal do coração demonstrando a saída da artéria aorta (setas) do ventrículo esquerdo (VE) (VD = ventrículo direito).

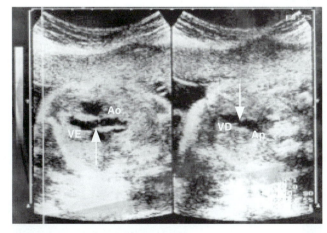

Fig. 6.6.2 — Cruzamento dos vasos da base em feto com 26 semanas. Artéria aorta (Ao) à esquerda em continuidade com o ventrículo esquerdo (VE) e artéria pulmonar (Ap) em continuidade com o ventrículo direito (VD) à direita. Notar imagens das respectivas valvas (setas).

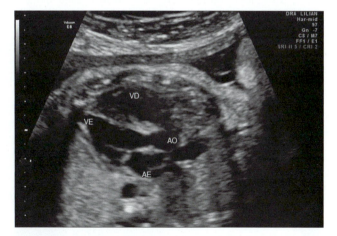

Fig 6.6.3 — Corte de obtenção da saída da aorta do ventrículo esquerdo obtido girando em chave fechadura o transdutor a partir do corte quatro câmaras. Neste corte deve-se checar a continuidade da vávula mitral com a aorta e a continuidade septo aórtica (afasta CIV de via de saída).

CAPÍTULO 6 ■ CORAÇÃO FETAL DO PONTO DE VISTA DO ULTRASSONOGRAFISTA GERAL

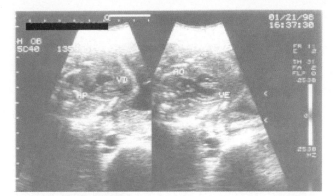

Fig. 6.7.1 — Cruzamento dos vasos da base do coração com a artéria pulmonar (AP) saindo do ventrículo direito (VD) à esquerda, e a artéria aorta (AO) saindo do ventrículo esquerdo (VE) à direita.

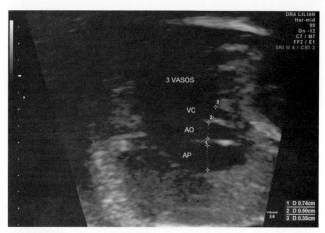

Fig 6.7.2 — Corte transversal um pouco acima do de quatro camaras para evidenciar os três vasos torácicos. Este corte é importante pois em casos de transposição dos grandes vasos ele não é obtido. Os diâmetros dos mesmos também dão boa ideia de normalidadde. VC= veia cava, AO= aorta e AP =artéria pulmonar.

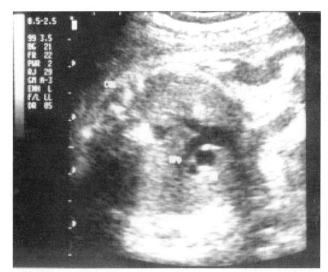

Fig. 6.8 — Tronco da artéria pulmonar. Corte transversal oblíquo da base do coração demonstrando o tronco da artéria pulmonar saindo do VD e a sua bifurcação em artéria pulmonar direita (APD) e esquerda (APE). A artéria aorta (AO) ascendente e descendente próxima à coluna (col) aparece sempre em corte transversal nesta incidência.

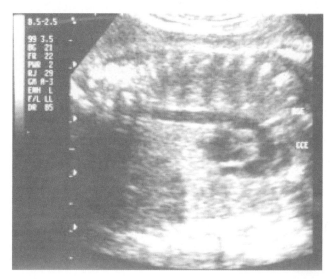

Fig. 6.9.1 — Notar no tronco braquiocefálico (TBC), a artéria carótida comum esquerda (CCE) e a artéria subclávia esquerda (ASE)

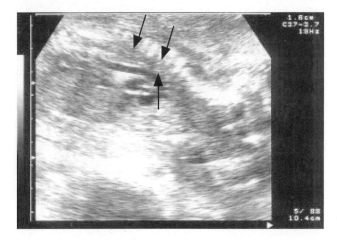
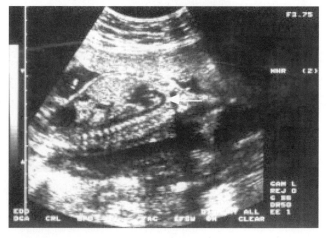

Figs. 6.9.2 e 6.9.3 — Cortes sagitais em regiões torácicas fetais demonstrando o arco aórtico (setas).

92 ATLAS DE ULTRASSOM FETAL ■ NORMAL E MALFORMAÇÕES

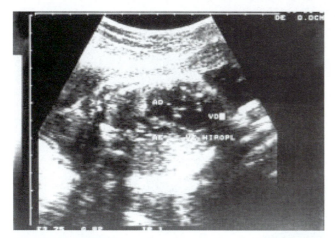

Fig. 6.10 — Corte de quatro câmaras. Notar hipoplasia de ventrículo esquerdo (VE hipop) e câmaras direitas relativamente grandes (AD = átrio direito, AE = átrio esquerdo, VD = ventrículo direito).

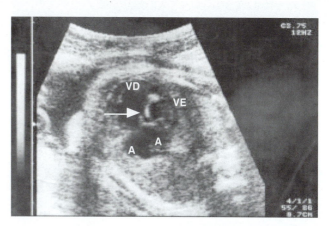

Fig. 6.11 — Corte de quatro câmaras cardíacas demonstrando hipoplasia de ventrículo esquerdo e comunicação interventricular (seta) (VD = ventrículo direito, VE = ventrículo esquerdo; A = átrios).

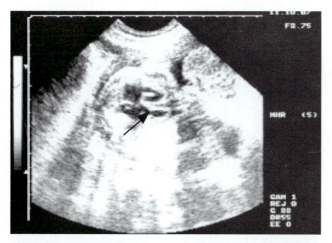

Fig. 6.12 — Cardiomegalia com hipertrofia de septo interventricular (seta). Notar o endocárdio anormalmente hiperecogênico.

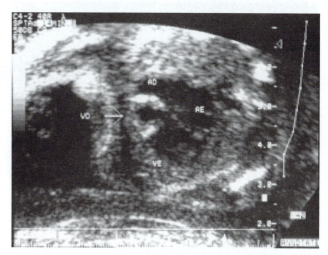

Fig. 6.13 — Corte de quatro câmaras cardíacas evidenciando hipoplasia de ventrículo direito (VD e seta) associada à atresia de valva tricúspide (AD = átrio direito; AE = átrio esquerdo; VD = ventrículo direito; VE = ventrículo esquerdo).

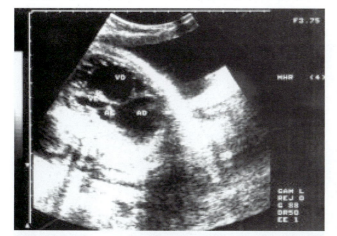

Fig. 6.14 — Corte de quatro câmaras cardíacas em caso de anomalia de Ebstein (folheto septal da valva tricúspide inserido mais abaixo do que o normal no septo interventricular ocasionando insuficiência importante e dilatação do átrio direito – AD). O ventrículo direito (VD) também apresenta-se dilatado neste caso. A associação com atresia pulmonar é comum (AE = átrio esquerdo; VE = ventrículo esquerdo).

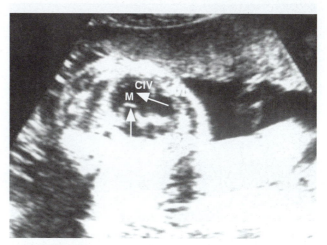

Fig. 6.15 — Estenose de valva mitral (M) associada à comunicação interventricular extensa (CIV). Notar o "afundamento" da valva mitral (M) na cavidade do ventrículo esquerdo (seta).

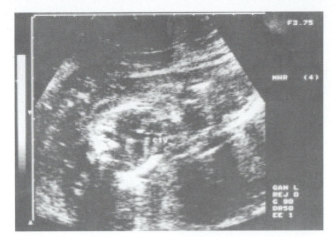

Fig. 6.16 — Comunicação interventricular (CIV) no contexto da tetralogia de Fallot.

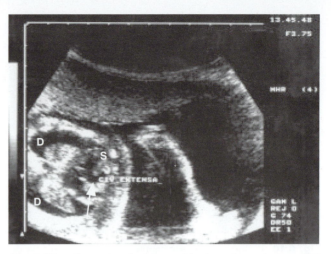

Fig. 6.17 — Comunicação interventricular extensa (seta e CIV) no contexto de defeito de septo atrioventricular. Notar derrame pleural bilateral (D) (S = septo interventricular interrompido).

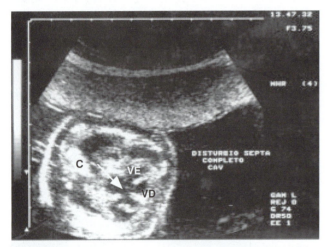

Fig. 6.18.1 — Corte transversal do tórax fetal com incidência para as quatro câmaras cardíacas mostrando defeito de septo atrioventricular (seta) em sua forma completa (CIA tipo ostium primum e grande CIV de via de entrada) (VE = ventrículo esquerdo; C = coluna em transversal; VD = ventrículo direito).

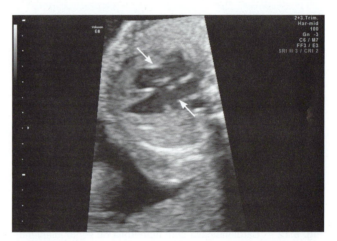

Fig. 6.18.2 — Corte das quatro câmaras cardíacas mostrando defeito do septo átrio ventricular com CIV extensa e CIA também, e aspecto de válvula atrioventricular única, retificada (setas).

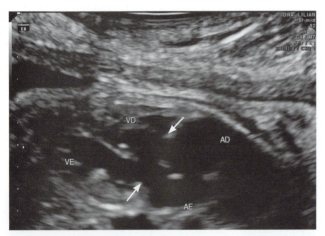

Fig. 6.18.3 — Mesmo corte da figura anterior em maior aumento VE= ventrículo esquerdo, AE= átrio esquerdo, AD= átrio direito e VD= ventrículo direito (setas = defeito do septo AV).

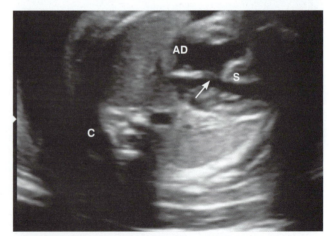

Fig. 6.18.4 — Corte de quatro câmaras cardíacas mostrando CIV extensa (seta) em caso de síndrome de Edwards ou trissomia do cromossomo 18. C = coluna, S = septo interventricular, AD = Átrio Direito.

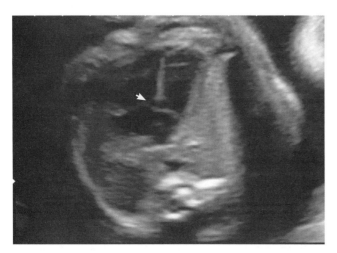

Fig. 6.19.1 — Corte de quatro câmaras cardíacas mostrando aspecto típico de CIV membranosa. Notar posição de válvulas mitral e tricúspide normal (seta).

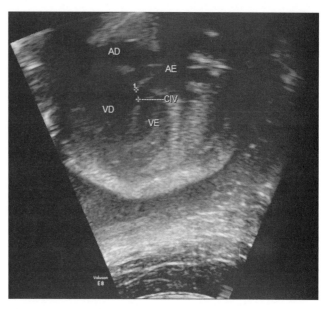

Fig. 6.19.2 — Outros caso de CIV membranossa em maior aumento para mostrar que é possível medir a extensão da CIV (calipers). VE= ventrículo esquerdo, AE= átrio esquerdo, AD= átrio direito e VD= ventrículo direito.

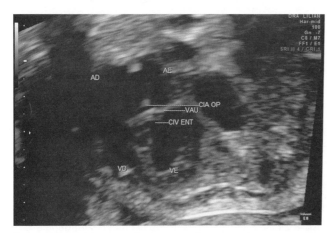

Fig. 6.19.3 — Quatro câmaras cardíacas mostrando aspecto mais raro de CIV de via de entrada (CIV ENT), associada a CIA (CIA OP). VE= ventrículo esquerdo, AE= átrio esquerdo, AD= átrio direito e VD= ventrículo direito

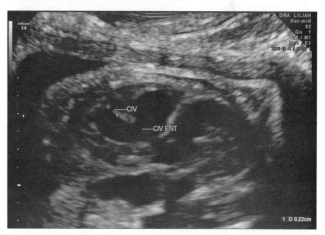

Fig. 6.19.4 — Corte de quatro câmaras em casos de hérnia diafragmática fetal mostrando associação entre CIV membranosa de via de entrada (CIV ENT) com CIV muscular mais apical (CIV).

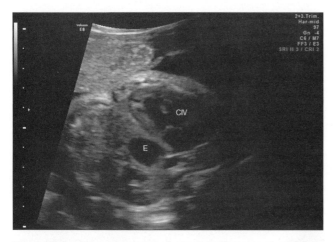

Fig. 6.19.5 — Mesmo caso da figura anterior em maior aumento CIV de entrada mais CIV muscular. Notar estômago (E) no mesmo nível do corte, 4 cavidades cardíacas em caso de hérnia diafragmática fetal.

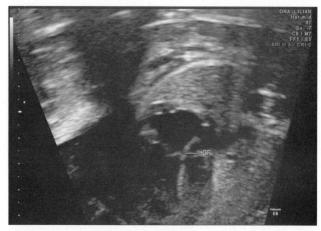

Fig. 6.20 — Corte de quatro câmaras cardíacas evidenciando defeito de septo atrial mínimo (CF). Muitas vezes este diagnóstico só é feito no período pós-natal.

CAPITULO 6 ■ CORAÇÃO FETAL DO PONTO DE VISTA DO ULTRASSONOGRAFISTA GERAL 95

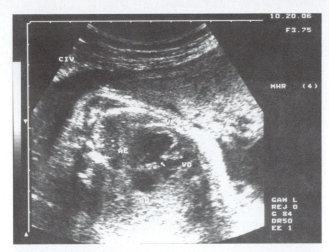

Fig. 6.21 — Corte das quatro cavidades cardíacas em transversal mostrando defeito de septo interventricular (seta) em sua porção muscular (não membranosa).

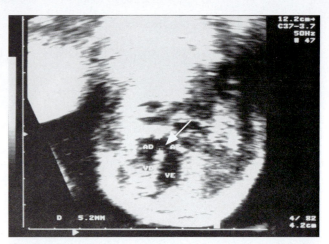

Fig. 6.22 — Comunicação interatrial do tipo *ostium secundum* (seta) observada pelo alargamento do forame oval (5,2 mm).

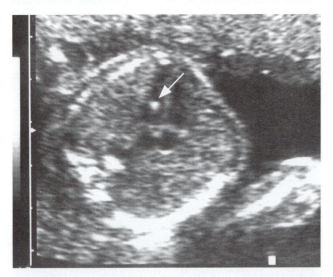

Fig. 6.23 — Sinal da bola de golfe (*golf ball sign*) em ventrículo esquerdo (seta). Este achado é ocasional, e quando isolado não aumenta a porcentagem de aneuploidia fetal em relação ao risco de base pela idade materna.

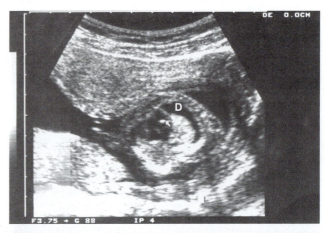

Fig. 6.24 — Sinal da bola de golfe (hiper-refringência em cordoalha da valva mitral — seta). Notar o derrame pleural associado (D).

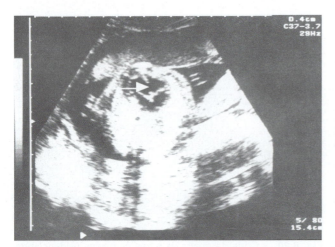

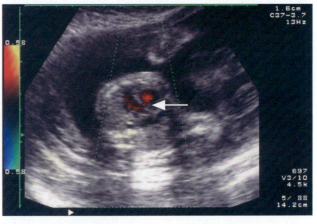

Figs. 6.25.1 e 6.25.2 — Cortes de quatro câmaras cardíacas evidenciando defeitos de septos interventriculares (setas) que, por vezes, podem ser mais facilmente identificados com a utilização do Doppler colorido (6.25.2).

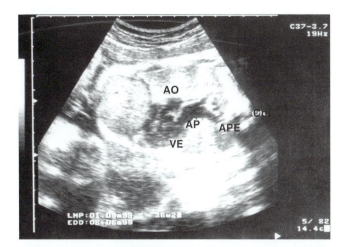

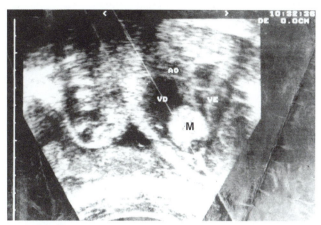

Fig. 6.27.1 — Corte no nível dos ventrículos no qual se observa massa sólida hiperecogênica (M) próxima ao ápice do ventrículo direito (VD), abaulando o septo interventricular em direção ao ventrículo esquerdo (VE), correspondendo a rabdomioma (M) em contexto de esclerose tuberosa de Bourneville fetal.

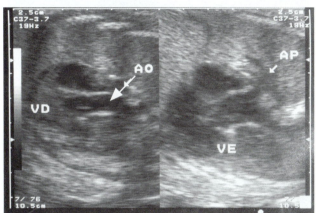

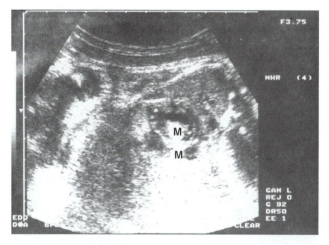

Fig. 6.27.2 — Mesmo caso da figura anterior salientando, em menor aumento, que há outra massa em região interatrial mostrando que as tumorações são múltiplas, o que é típico da patologia (M = rabdomiomas).

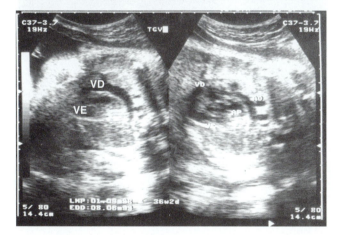

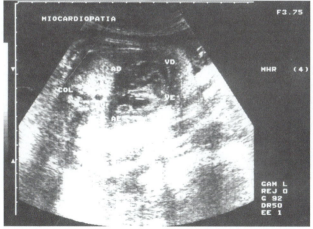

Figs. 6.26.1, 6.26.2 e 6.26.3 — Vias de saída dos ventrículos evidenciando a artéria aorta (AO) saindo do ventrículo direito (VD) e a artéria pulmonar (AP) saindo do ventrículo esquerdo (VE) em caso de transposição dos grandes vasos (TGV). Para estes casos é importante não perder de vista a topografia normal das câmaras cardíacas em relação à coluna, sendo que o átrio esquerdo é sempre a cavidade mais próxima da coluna em corte transversal (VE = ventrículo esquerdo; VD = ventrículo direito; AO = artéria aorta; AP = artéria pulmonar; APD = artéria pulmonar direita; APE = artéria pulmonar esquerda; Col = coluna).

Fig. 6.28 — Corte das quatro câmaras cardíacas em caso de miocardiopatia dilatada. Notar o aspecto mais "granulado" do miocárdio e ainda a hipertrofia do ventrículo direito (VD) (AD = átrio direito; AE = átrio esquerdo; VE = ventrículo esquerdo).

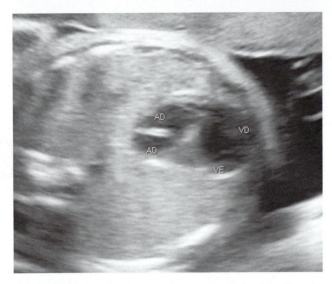

Fig. 6.29 — Corte das quatro câmaras não habitual, mostrando isomerismo atrial direito, presença de dois átrios direitos (AD). Notar cavidades ventriculares normais (VD = ventrículo direito e VE = ventrículo esquerdo).

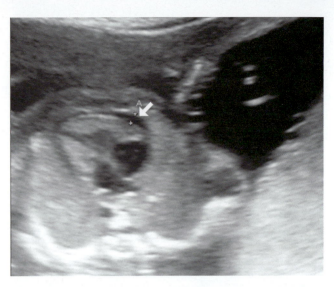

Fig. 6.30.1 — Corte das quatro câmaras cardíacas em caso de derrame pericárdico mínimo dito laminar (seta).

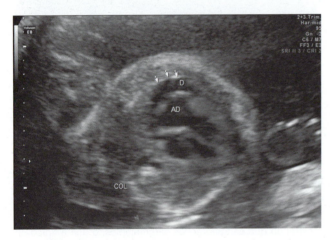

Fig. 6.30.2 — Mesmo corte da figura anterior em maior aumento mostrando derrame pericárdico um pouco mais acentuado dito moderado (setas) AD= átrio direito.

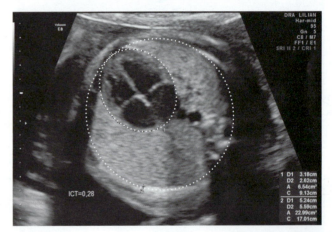

Fig. 6.31 — Corte das quatro cavidades cardíacas normais para ilustrar como deve ser feita a medida do índice carditorácico. Caliper 1 = circunferência cardíaca e calipers 2 = circunferência torácica.

CAPÍTULO SETE

Ecocardiografia Fetal

CAPÍTULO SETE

Ecocardiografia Fetal

ECOCARDIOGRAFIA FETAL

As cardiopatias congênitas são relativamente comuns, ocorrem em 8 a 10 indivíduos de cada 1000 nascidos vivos. Com o avanço da ecocardiografia fetal no Brasil e no mundo, as cardiopatias congênitas estão sendo mais diagnosticadas na vida intrauterina, porém, ainda há muita dificuldade para o ultrassonografista em compreender este pequeno e complexo órgão. O interesse por parte dos ultrassonografistas vem aumentando, bem como o dos obstetras. A presença de cardiopatias insinua inúmeras situações que auxiliam na detecção outras alterações fetais, favorece a escolha de um local com a assistência de parto mais adequada e auxilia na determinação do prognóstico fetal. Na atual era da informação digital, a gestante dos dias de hoje tem bastante conhecimento sobre tudo que ocorre com ela, e exige muito dos seus médicos. É notável como o número deste tipo de exame aumenta a cada ano que passa, tanto em serviços públicos de saúde, como em clínicas privadas, e que o interesse parte não somente dos obstetras e dos ultrassonografistas, mas também das gestantes.

Para uma melhor compreensão e até mesmo divisão de deveres, classificamos a realização da ecocardiografia fetal em dois níveis:

- ▶ ecocardiografia fetal nível 1, onde o rastreamento de anomalias cardíacas é inserido ao ultrassom morfológico por meio de três a quatro cortes básicos, nos quais se reconhecem as câmaras cardíacas e as vias de saída do coração.

- ▶ ecocardiografia fetal nível 2, realizada por profissional especializado que conhece a fundo as cardiopatias congênitas e suas associações, portante estabelece um diagnóstico, determina o prognóstico e planeja o tratamento pré e pós natal.

ECOCARDIOGRAFIA FETAL – NÍVEL I

A ecocardiografia fetal nível 1, ou seja, o rastreamento de anormalidades cardíacas pelo ultrassonografista, compreende a inserção de três a quatro cortes ecocardiográficos na rotina de um ultrassom obstétrico ou morfológico, com o objetivo de identificar a anormalidade no coração, não necessariamente o diagnóstico defenitivo, que deve, então, ser realizado por um profissional especializado (ecocardiografista e cardiologista fetal).

A sensibilidade da posição de quatro câmaras em detectar cardiopatias congênitas é muito baixa, pois há uma variada lista de cardiopatias que podem passar despercebidas, desde uma simples comunicação interventricular perimembranosa, como também doenças mais graves, como a Tetralogia de Fallot, a Transposição das Grandes Artérias e o Truncus Arteriosus Comunis, com forte impacto no prognóstico neonatal se não detectadas, acarretando em recém-nascidos cianóticos, cirurgia cardíaca de emergência ou obito neonatal.

A inclusão dos cortes do eixo longo e do eixo curto dos ventrículos, demonstrando as vias de saída ventriculares, e do corte dos três vasos com a traqueia (3VT) podem aumentar praticamente para 100% a detecção de anormalidade no coração fetal, melhorando a assistência à gestante portadora de um feto cardiopata e assegurando

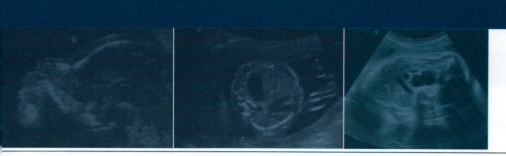

um melhor prognóstico para o bebê, programando o parto em um centro de referência em cirurgia cardíaca infantil.

Levando-se em conta a precária distribuição de recursos no Brasil, o diagnóstico precoce tem um papel ainda mais importante se considerarmos as poucas opções de tratamento, o número reduzido de vagas em hospitais especializados, que não conseguem absorver a demanda, e a distância e dificuldade de transporte a estes centros.

ECOCARDIOGRAFIA FETAL - NÍVEL II

A ecocardiografia fetal nível II é de responsabilidade do ecocardiografista pediátrico com treinamento em ecocardiografia e cardiologia fetal. Cabe a ele não somente realizar o diagnóstico preciso da cardiopatia congênita, mas também realizar o seguimento da gestante portadora de feto com cardiopatia congênita, que compreende o aconselhamento genético-cardiológico para os pais e o planejamento do parto em centro de referência em cardiologia pediátrica e cirurgia cardíaca pediátrica.

É essencial que haja um atendimento multidisciplinar a essa gestante, envonvendo um trabalho em equipe com o cardiologista fetal, o geneticista, o psicólogo, o especialista em medicina fetal, o obstetra, o neonatologista, o cardiologista pediátrico e o cirurgião cardíaco infantil.

Desta maneira surgiu a cardiologia fetal, que atualmente compreende avançadas técnicas de diagnóstico e tratamento de cardiopatias fetais, desde monitorização fetal durante tratamento antiarrítmico, como intervenções intrauterinas nos casos de dilatação de valva estenótica fetal e permeabilização do septo interatrial em cardiopatias específicas.

INDICAÇÕES PARA ECOCARDIOGRAFIA FETAL

A ecocardiografia fetal, de uma maneira geral, deveria ser realizada em todas as gestantes. Porém, existem certas situações em que este exame deve ser realizado de maneira obrigatória, para que o rastreamento das cardiopatias congênitas seja satisfatório.

Fatores maternos

1. Idade materna
2. História familiar de cardiopatia congênita - aumento de risco de 10% se pais afetados
3. Filho anterior cardiopata - aumento de risco de 2% para um afetado, 10% para dois afetados, lembrando que a incidência de cardiopatias na população é de 1%
4. Diabetes mellitus – risco de cardiopatia fetal em torno de 2%; o controle adequados do diabetes no início da gestação provavelmente reduz este risco
5. Exposição a agentes comprovadamente cardioteratogênicos (lítio, isotretinoína) ou com ação em canal arterial (vasoconstritor nasal em grande quantidade, anti-inflamatórios não hormonais, antidepressivos)

Fatores fetais

1. Gestantes rastreadas pelo ultrassonografista – considerado o grupo de mais alto risco

CAPÍTULO SETE

Ecocardiografia Fetal

2. Anomalias extracardíacas e cariótipo fetal alterado

3. Translucência nucal aumentada, independente do resultado do cariótipo

4. Hidropsia fetal não imune

5. Arritmias fetais – foco arrítmico ou com '"pausas"

6. Bradicardia (frequência cardíaca menor que 100 bpm). Lembrar que as bradicardias transitórias costumam ser benignas e que as bradicardias mantidas com frequências abaixo de 80 bpm costumam ser formas de bloqueio atrioventricular e, portanto, devem ser estudadas o mais rápido possível.

7. Taquicardia (frequência acima de 200 bpm). É emergência em cardiologia fetal pelo risco de óbito e hidropsia. Indicar a ecocardiografia fetal de nível II para definição seguida de tratamento imediato.

É interessante notar que muitas formas de cardiopatia congênita vistas em vida intrauterina diferem das formas vistas na infância. As mal formações detectadas em vida fetal tendem a ser formas muitas mais severas da mesma doença e que pela gravidade são rastreadas pelo ultrasso-nografista, como por exemplo, as displasias da valva tricúspide e os tumores cardíacos. Muitos destes fetos não sobrevivem e isto explica as discrepâncias encontradas entre as estatísticas de frequência e mortalidade das cardiopatias em vida fetal e pós-natal. Outro fator que contribui para a alta mortalidade deste grupo é a alta associação de síndromes genéticas ou malformações de múltiplos órgãos.

INDICAÇÕES PARA ECOCARDIOGRAFIA FETAL

Com o avanço da tecnologia dos aparelhos de ultrassom, o período para a realização da ecocardiografia fetal via transabdominal é entre 18 e 28 semanas, onde o feto tem um bom tamanho e a ecogenicidade das estruturas fornecem uma excelente resolução. Antes desse período, em gestantes de muito alto risco, como as com feto com múltiplas malformações, com cariótico alterado e histórico de cardiopatia congênita grave na família, é possível realizar a ecocardiografia fetal via transvaginal ou até mesmo transabdominal, através de uma sonda volumétrica, que permite a visibilização das pequenas estruturas com uma melhor resulução, a partir da 12ª semana.

Após a 28ª semana, o bebê já ocupa um bom espaço na cavidade uterina e muitas estruturas fetais acabam ocasionando sombras acústicas, dificultando a adequada visibilização das estruturas. De modo geral, a época ideal para a realização da ecocardiografia fetal é entre 24 e 28 semanas.

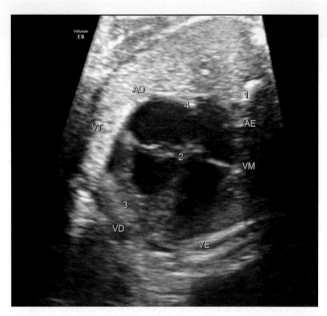

Fig. 7.1 — Corte de 4 câmaras de um coração anatomicamente normal – posição anatômica, demonstrando os átrios acima dos ventrículos, em seus respectivos lados. Nota-se a abertura do forame oval (4) para o átrio esquerdo, que é o mais próximo da imagem circular da aorta descendente superior e à esquerda do coração (1). O ventrículo direito é o portador da banda muscular (3), é mais hipertrófico e o mais anterior em relação ao tórax do feto. A implantação da valva tricúspide é mais baixa que a implantação da valva mitral (*off set*) (2).

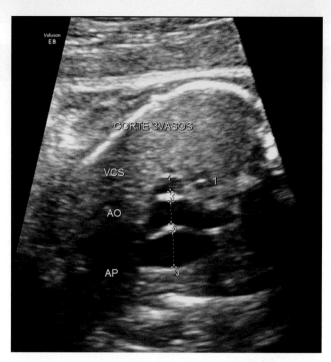

Fig. 7.2 — Corte dos 3 vasos no coração anatomicamente normal – A veia cava superior é menor que a aorta que é menor que a artéria pulmonar no feto com o coração anatomicamente e funcionalmente normal. A traqueia (1) é uma pequena imagem circular entre a veia cava superior e a aorta.

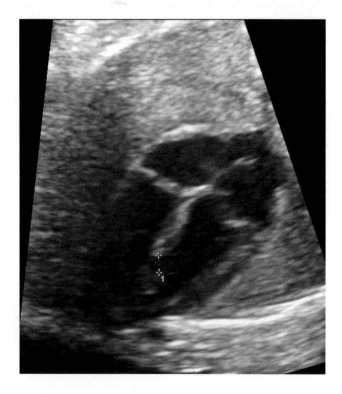

Fig. 7.3 — À esquerda, comunicação interventricular muscular trabecular – solução de continuidade (1) na região trabecular muscular do septo interventricular, posição de 4 câmaras.

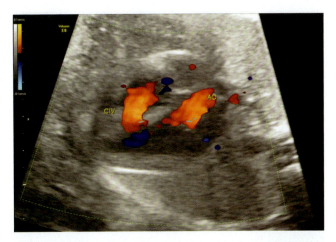
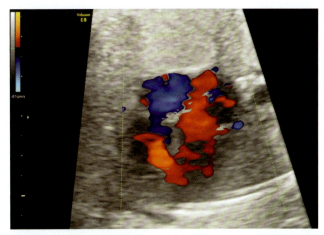

Figs. 7.4 e 7.5 — Comunicação interventricular muscular trabecular – solução de continuidade no septo interventricular, posição de 4 câmaras; Color Doppler demonstrando o *shunt*.

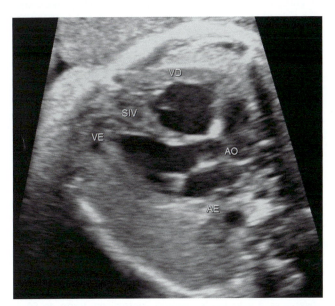
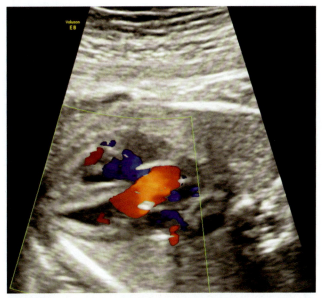

Figs. 7.6 e 7.7 — Comunicação interventricular muscular trabecular – solução de continuidade no septo interventricular, posição de 4 câmaras; Color Doppler demonstrando o *shunt*.

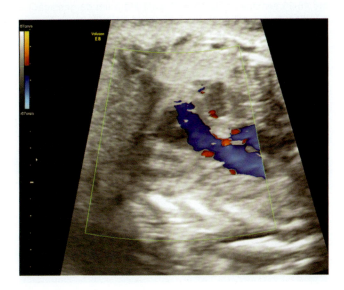

Fig. 7.8 — À esquerda, corte eixo longo – em um plano mais anterior em relação ao tórax do feto, onde mostra a artéria pulmonar emergindo do ventrículo direito e cruzando o septo interventricular, perpendicular à aorta, evidenciando o cruzamento dos grandes vasos.

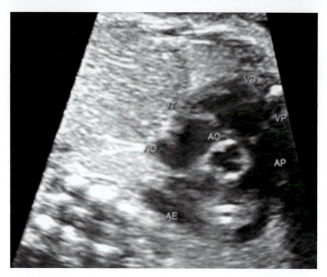
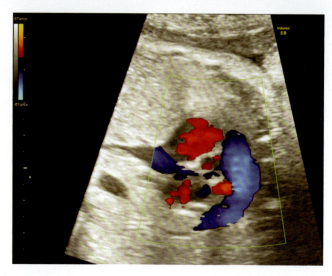

Figs. 7.9 e 7.10 — Corte eixo curto – com a aorta ao centro, normalmente trivalvulada, circundada pelo átrio direito, valva tricúspide, via de entrada, corpo e via de saída do ventrículo direito, a valva pulmonar e a artéria pulmonar com o tronco e os ramos. Ainda é possível visibilizar o átrio esquerdo e o septo interatrial. Abaixo, com o Color Doppler.

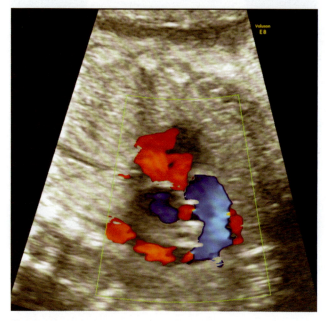

Fig. 7.11 — Arco ductal – no prolongamento da artéria pulmonar esquerda visibiliza-se uma continuidade que termina em ângulo reto com a aorta descendente. Com o Doppler pulsado, observa-se a velocidade sistólica, a diastólica final e o índice de pulsatilidade.

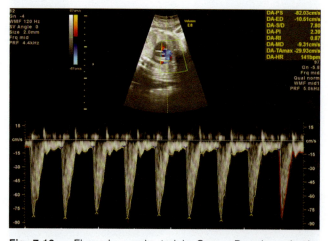

Fig. 7.12 — Fluxo do canal arterial - Com o Doppler pulsado, observa-se a velocidade sistólica (normal em torno de 60 ± 20 cm/s até 18-20 semanas e de 120 ± 30 cm/s até o final da gestação), a diastólica final (normal em torno de 5 ± 3 cm/s até 18-20 semanas e de 18 ± 7 cm/s até o fim da gestação) e o índice de pulsatilidade (normal acima de 1,9).

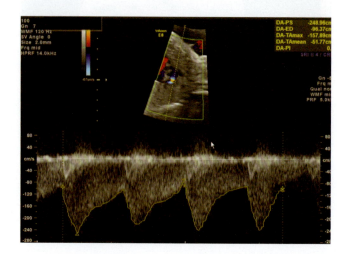

Fig. 7.13 — À direita, canal arterial restritivo – fluxo com velocidade sistólica (248,96 cm/s), diastólica final (96,37 cm/s) e índice de pulsatilidade (0,97) alterados em gestante em uso de diclofenaco.

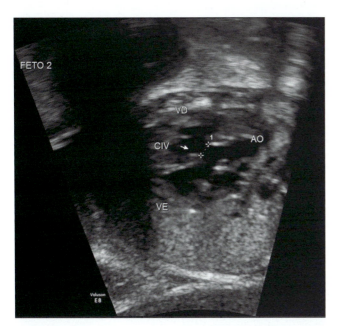
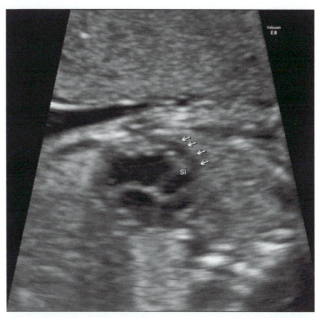

Figs. 7.14 e 7.15 — Tetralogia de Fallot – quatro alterações cardíacas causadas por uma única anormalidade: desvio anterior do septo infundibular. Na figura 1, o eixo longo demonstrando a aorta cavalgando o septo interventricular em menos de 50%, além de hipertrofia do ventrículo direito e uma comunicação interventricular. Na figura 2 (gentilmente cedida por Dra Lilian Lopes), o eixo curto demonstrando a via de saída do ventrículo direito com o desvio anterior do septo infundibular que ocasiona a estenose pulmonar infundíbulovalvar.

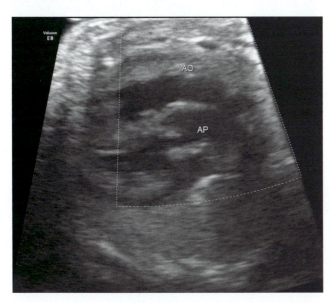
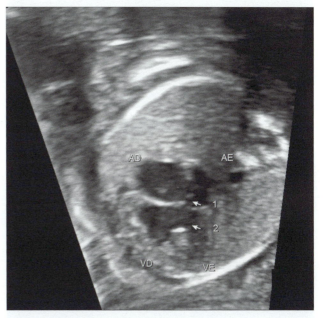

Fig. 7.16 — Transposição das grandes artérias – cardiopatia congênita onde há discordância ventrículo-arterial, ou seja, a artéria pulmonar emergindo do ventrículo esquerdo e a aorta do ventrículo direito. Na figura, a disposição dos vasos em paralelo no eixo longo, demonstrando as vias de saída. Outra chave diagnóstica é não conseguir demonstrar a aorta e a artéria pulmonar em paralelo no corte dos 3 vasos.

Fig. 7.17 — Defeito do septo atrioventricular total – defeito do coxim endocárdico, ou seja, ausência do centro fibroso do coração. Na figura, o número demonstra uma comunicação interatrial tipo Ostium Primum (1) e uma comunicação de via de entrada (2). Note que há uma valva atrioventricular única, separando os planos atriais e ventriculares através de uma linha reta.

CAPÍTULO 7 ■ ECOCARDIOGRAFIA FETAL

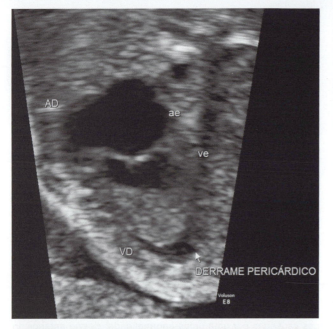
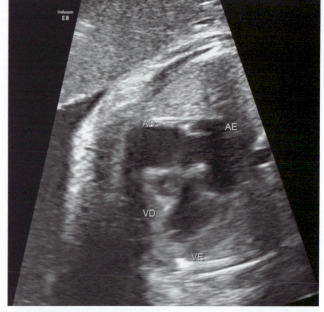
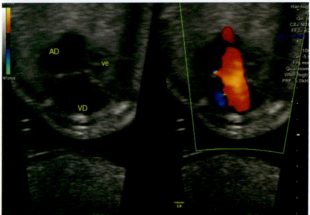
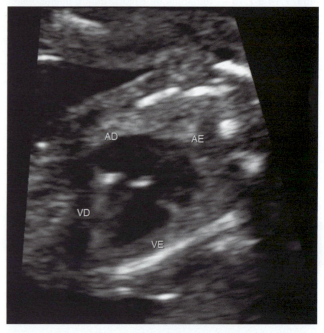
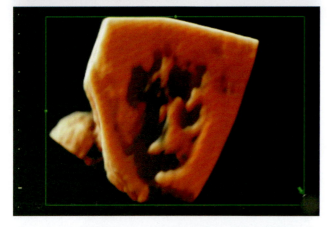

Figs. 7.21 e 7.22 — Síndrome da Hipoplasia do Ventrículo Direito – conexão asnica aórtica do ventrículo esquerdo por atresia pulmonar. As figuras demonstram o corte de quatro câmaras em diferentes pacientes.

Figs. 7.18, 7.19 e 7.20 — Síndrome da Hipoplasia do Ventrículo Esquerdo – conexão atrioventricular com ausência de conexão à esquerda por atresia mitral e via de saída única pulmonar do ventrículo direito por atresia aórtica. Na figura 1, um corte de quatro câmaras demonstrando a hipoplasia das câmaras direitas, além da presença de um derrame pericárdico. Na figura 2 (gentilmente cedida por Dra. Lilian Lopes), um corte das quatro câmaras simultaneamente mostrando o fluxo ao Color Doppler. E na figura 3 (gentilmente cedida por Dra. Lilian Lopes), a visão das quatro câmaras na SHCE com a tecnologia de HD Live 4D.

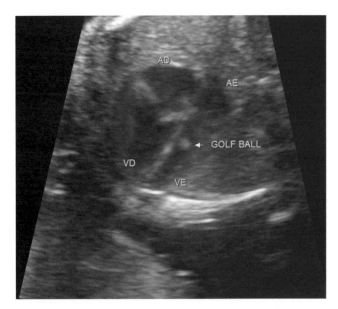

Fig. 7.23 — Golf Ball – foco ecogênico por deposição de cálcio no aparelho subvalvar mitral. Sem associação com cromossomopatias se for um achado isolado.

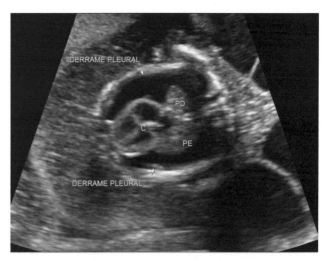

Fig. 7.24 — Derrame pleural em feto com insuficiência cardíaca. Notar a presença dos pulmões justapostos, próximos ao coração e ambas as cavidades pleurais preenchidas.

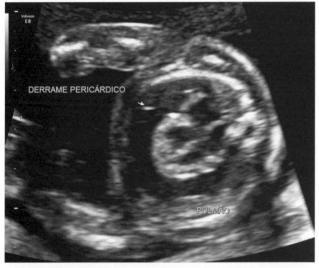

Fig. 7.25 — Derrame pericárdico isolado - notar a presença dos pulmões rechaçados para a parede torácica pela presença de abundante quantidade de líquido na cavidade pericárdica.

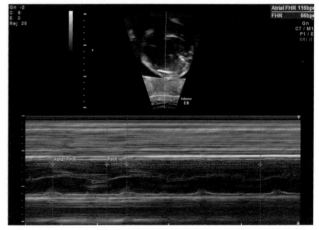

Fig. 7.26 — Bloqueio Atrioventricular Total – Nesta situação, o átrio tem uma frequência mais elevada (116 bpm) que o ventrículo (56 bpm), pois o estímulo ao ventrículo está bloqueado. É melhor analisado com o M-Mode, com o traço passando em uma extremidade no átrio e em outra extremidade no ventrículo.

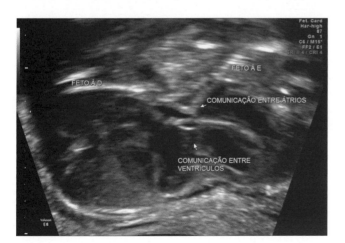

Fig. 7.27 — À esquerda, gêmeos toracópagos – união cardíaca do tipo D, sem possibilidade de separação cirúrgica por haverem comunicações entre os átrios e os ventrículos dos corações dos gêmeos unidos.

CAPÍTULO OITO

Malformações Torácicas Não Cardíacas

CAPÍTULO OITO

Malformações Torácicas Não Cardíacas

A avaliação do tórax fetal através da ultrassonografia é etapa fundamental do exame morfológico. As malformações torácicas extracardíacas (basicamente as pulmonares e defeitos do diafragma) devem ser sempre pesquisadas em decorrência das altas taxas de morbimortalidade perinatais.

O exame do tórax fetal deve incluir cortes longitudinais e também varreduras transversais desde o ápice pulmonar até o diafragma. Devem ser avaliados: pulmões, diafragma, caixa torácica, parede torácica e o coração (para coração, ver Capítulo 6).

Os pulmões são identificados como estruturas perfeitamente homogêneas com ecogenicidade semelhante à do fígado, tornando-se discretamente hiperecogênicos em relação ao mesmo no terceiro trimestre. A integridade do diafragma é mais bem evidenciada em planos longitudinais paramedianos esquerdo e direito, nos quais o diafragma aparece como linha hipoecogênica entre os pulmões e o fígado ou entre o pulmão esquerdo e o estômago.

As malformações torácicas mais importantes são: a hérnia diafragmática, a doença adenomatoide pulmonar cística, o sequestro broncopulmonar, o hidrotórax ou derrame pleural e o cisto brônquico.

A hérnia diafragmática congênita é classificada em hérnia de Bochdalek, resultante da fusão incompleta da membrana pleuroperitoneal, e hérnia de Morgani, resultante da fusão incompleta entre os elementos esternal e costal do diafragma. É mais comum à esquerda (cinco vezes mais que à direita), condição que consiste em verdadeiro desafio terapêutico. Esta malformação deve ser pesquisada através da obtenção dos cortes acima mencionados e deve ser especialmente suspeitada na presença de poliidrâmnio, desvio do coração e do mediastino e não visualização da bolha gástrica no abdome do feto.

O aspecto típico ao ultrassom envolve a visualização simultânea do tórax fetal do coração e da bolha gástrica herniada. O fígado muitas vezes pode se encontrar herniado, e as cúpulas diafragmáticas perdem a continuidade no plano longitudinal.

O diagnóstico pode ser realizado a partir de 15 semanas, mas a hérnia diafragmática fetal consiste classicamente em diagnóstico tardio no segundo trimestre. Geralmente, o prognóstico é péssimo nos casos de diagnóstico anterior a 21 semanas pela presença de hipoplasia pulmonar. Apresenta altas taxas de mortalidade (50% a 100%), estando frequentemente associadas a cromossomopatias e outras malformações.

A doença adenomatoide cística do pulmão é diagnosticada através da presença de massas pulmonares sólidas ou císticas ou através de imagem hiperecogênica em topografia pulmonar após a 18ª semana. São utilizados cortes longitudinais paramedianos onde se visualizam áreas anecóicas circulares em número de três ou quatro, mas podendo ser uma única imagem. Os cortes transversais também são úteis para o diagnóstico e para a determinação dos limites topográficos da lesão em relação ao pulmão são restantes. Estes cistos grandes constituem o tipo 1 de Stocker, sendo as formas mais frequentes. A doença adenomatoide pulmonar cística pode

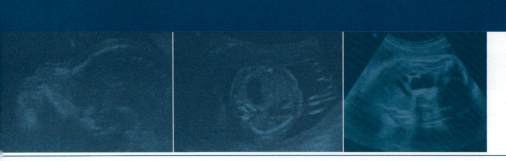

ser bilateral, mas é mais frequente à direita. A presença de massa hiperecogênica de tamanhos variáveis também constitui apresentação típica da doença adenomatoide (tipo 3).

A hérnia diafragmática e o sequestro broncopulmonar são os principais diagnósticos diferenciais. Raramente está associada a outras malformações congênitas ou a cromossomopatias.

O sequestro broncopulmonar pode ser tanto intra como extralobar. Seu diagnóstico é sugerido pela presença de lesões hiperecogênicas circunscritas que podem conter imagens císticas e apresentar ecogenicidade igual à do fígado, que possui suprimento sanguíneo demonstrado pelo exame de Doppler colorido, após a 24ª semana. As formas extralobares estão associadas a malformações e a um pior prognóstico.

O derrame pleural ou hidrotórax fetal pode ser de origem primária (quilotórax) ou secundário à hidropisia, frequentemente identificado após a 17ª semana. A sua característica é a presença de um espaço anecoico localizado ao redor dos pulmões comprimidos, podendo ser observado desvio de mediastino nos casos mais graves.

A imagem ecográfica dos derrames pleurais é típica e de fácil obtenção tanto em cortes axiais quanto em longitudinais. Consiste em áreas anecogênicas circundando o pulmão, que se encontra hiperecogênico devido ao seu colabamento associado. Existem vários graus de derrame, sendo os piores os de comprometimento bilateral e intenso.

A caixa e a parede torácica devem ser cuidadosamente avaliadas quanto ao volume e à proporção entre a área cardíaca e o diâmetro torácico. Além disso, devem ser minuciosamente examinados os ossos que a constituem (costelas, em especial) com o intuito de diagnosticar as displasias esqueléticas (ver Capítulo 12, Esqueleto e membros).

Todas as patologias torácicas fetais devem ser seguidas em centros de referência devido aos desafios da terapia tanto fetal, quando indicada, como em período neonatal, através da cirurgia pediátrica.

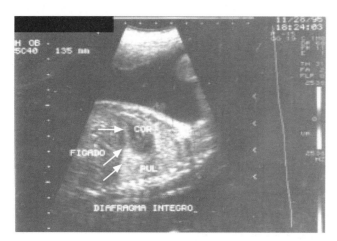

Fig. 8.1 — Corte sagital paramediano à direita de tórax e abdome fetais mostrando a integridade da cúpula diafragmática direita (setas) em feto de 22 semanas (COR = coração; PUL = pulmão direito). Notar pulmão mais ecogênico que o fígado nesta idade gestacional.

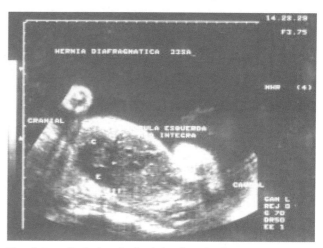

Fig. 8.4 — Corte longitudinal de tórax fetal mostrando rutura da cúpula diafragmática esquerda (setas verticais) em feto de 33 semanas com estômago herniado no tórax (C = coração; E = estômago).

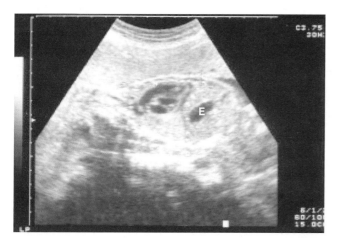

Fig. 8.2 — Corte sagital paramediano à esquerda de tórax e abome do feto mostrando a cúpula diafragmática esquerda íntegra (setas) (D = diafragma; H = coração; E = estômago).

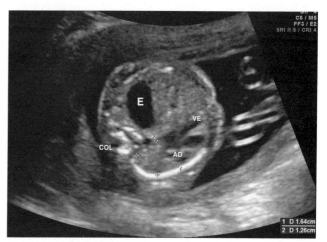

Fig. 8.5 — Corte transversal do tórax mostrando presença de estômago na cavidade torácica em caso de hérnia diafragmática fetal (E = estômago; AD = átrio direito; VE = ventrículo esquerdo; COL = coluna).

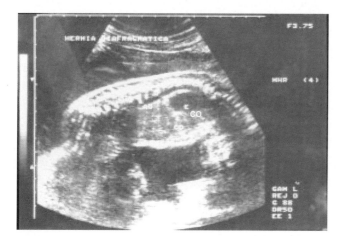

Fig. 8.3 — Corte longitudinal fetal mostrando estômago anormalmente herniado no tórax (E) em contexto de hérnia diafragmática fetal à esquerda (CD = cúpula diafragmática restante; AO = aorta descendente, CO = coração).

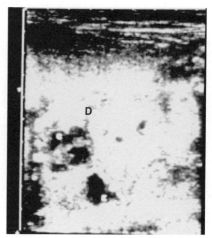

Fig. 8.6 — Corte longitudinal de tórax e abdome de feto com 25 semanas mostrando estômago (E) herniado no tórax ao lado do coração (C) (D = diafragma restante). Clichet cedido por Dra. MC Aubry.

CAPITULO 8 ■ MALFORMAÇÕES TORÁCIAS NÃO CARDÍACAS 115

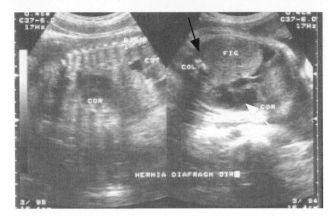

Fig. 8.7.1 — Hérnia diafragmática à direita, em feto de 29 semanas. Esquerda: notar estômago tópico no abdome (EST) e cúpula esquerda íntegra (DIAF) (COR = coração). Direita: corte transversal do tórax mostrando coração desviado à esquerda (COR) e presença de fígado ocupando todo o hemitórax direito (FIG). Notar ainda a presença de ascite (seta preta).

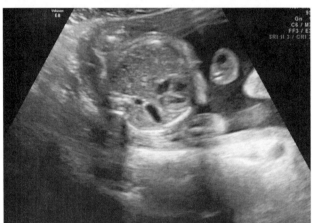

Fig. 8.7.2 — Hérnia diafragmática congênita bilateral. Em corte transverso, notar a presença de estômago ao mesmo nível do coração e ao mesmo tempo na porção superior a presença de fígado herniado no tórax com isso o mediastino acaba centrado poia hérnia de cúpula esquerda desvaria o coração para a direita mas a hérnia direita associada faz com que o mediastino fique relativamente centrado. Este é um sinal de alerta nas hérnias unilaterais para checar se não são bialterais.

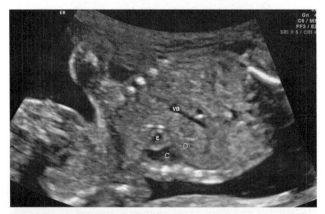

Fig. 8.7.3 — Corte longitudinal paramediano do caso da figura anterior evidenciando hérnia diafragmática fetal bilateral, onde vemos a herniação do estômago (ES), fígado e vesícula biliar (VB). C = Coração, VB = vesícula biliar.

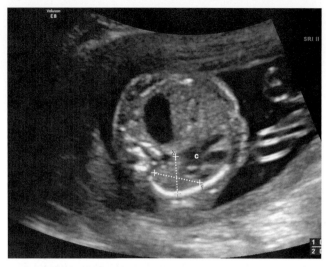

Fig. 8.7.4 — Corte transverso de tórax fetal em casos de hérnia diafragmática esquerda com coração rechaçado para a direita (c) mostrando como deve ser feita a medida de dois eixos do pulmão direito restante (calipers) para a obtenção da relação pulmão/cabeça, sendo que esta é feita pela multiplicação dos dois diâmetros pulmonares (calipers) dividido pelo valor da circunferência cefálica.

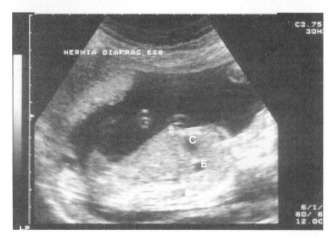

Fig. 8.8 — Mesmo corte da figura anterior, porém em feto com 18 semanas, mostrando bolha gástrica herniada no tórax (E) (C = coração; D = diafragma restante).

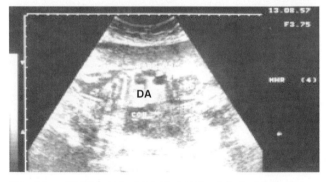

Fig. 8.9 — Corte longitudinal paramediano à direita de tórax e abdome fetal mostrando doença adenomatoide pulmonar cística (DA) na base do pulmão direito em feto com 29 semanas (RD = rim direito fetal; COR = coração).

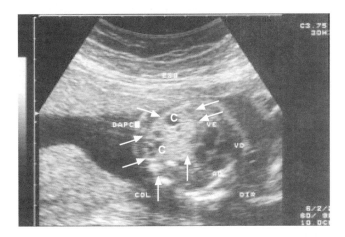

Fig. 8.10.1 — Corte transversal de tórax fetal em feto com 26 semanas mostrando doença adenomatoide em pulmão esquerdo (setas – DAPC) com desvio do mediastino para a direita. Notar aspecto hiperecogênico da doença permeada de imagens circulares anecoicas (C) (VE = ventrículo esquerdo; VD = ventrículo direito; AD = átrio direito; COL = coluna em transversal).

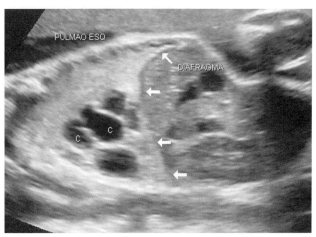

Fig. 8.11.1 — Corte longitudinal paramediano à esquerda mostrando doença adenomatoide (C) em base do pulmão esquerdo. Notar diafragma íntegro (setas), para diferenciar da hérnia diafragmática.

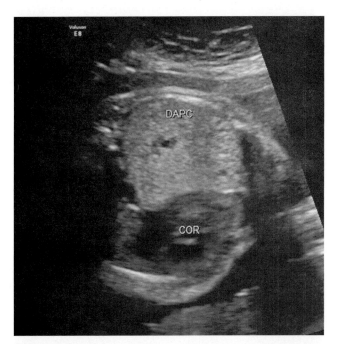

Fig. 8.10.2 — Corte transversal em tórax fetal mostrando doença adenomatoide cística, do tipo microcística, em gestação de 31 semanas e 4 dias. Notar hiperecogenicidade do pulmão, desvio do mediastino, mas sem presença de cistos grandes e anecoico de permeio. Cor = coração, DAPC = doença adenomatoide de pulmão.

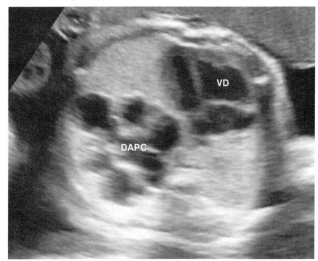

Fig. 8.11.2 — Mesmo caso anterior em corte transverso observando múltiplas imagens adenomatoides císticas (DAPC) em pulmão esquerdo, do tipo macrocístico com desvio de mediastino para a direita. Notar o ventrículo direito cardíaco (VD) encostado na costela na porção anterior da figura.

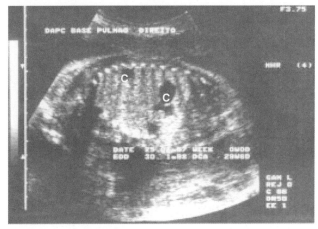

Fig. 8.12 — Corte longitudinal parmediano à direita em feto com 29 semanas mostrando extensa doença adenomatoide ocupando todo o pulmão direito. Notar aspecto hiperecogênico da doença com áreas císticas permeadas (C).

CAPITULO 8 ■ MALFORMAÇÕES TORÁCICAS NÃO CARDÍACAS

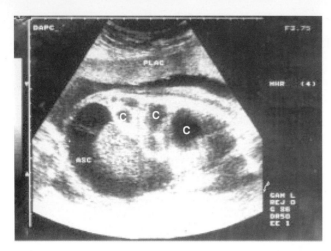

Fig. 8.13 — Doença adenomatoide pulmonar cística em feto de 24 semanas. Corte sagital paramediano à direita. Notar a doença com vários cistos de permeio (C) e a presença de ascite fetal já intensa.

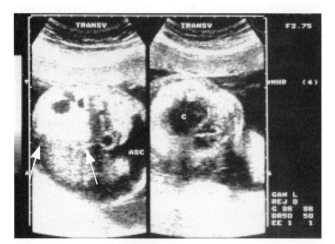

Fig. 8.14 — Corte transversal da base do tórax mostrando, à esquerda, hiperecogenicidade do pulmão direito (setas) com área cística e presença de ascite; e, à direita, coração rechaçado à esquerda com grande cisto de doença adenomatoide justaposto ao coração (C).

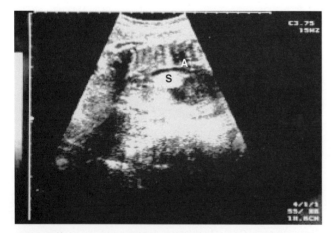

Fig. 8.15.1 — Corte sagital paramediano à esquerda em feto de 22 semanas mostrando área circunscrita hiperecogênica justaposta à aorta (A), que constitui sequestro pulmonar (S).

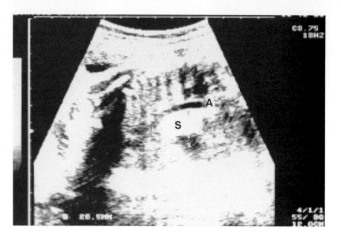

Fig. 8.15.2 — Mesmo caso da figura anterior, em maior aumento, mostrando aspecto de sequestro pulmonar extralobar (entre os calipers). A = aorta.

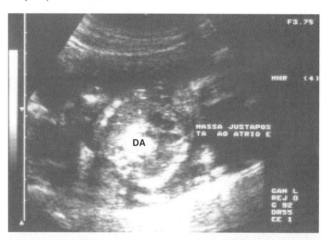

Fig. 8.15.3 — Corte transversal de tórax mostrando caso de doença pulmonar adenomatoide cística justaposta ao coração (DA). O diferencial com sequestro lobar é possível pela não identificação de fluxo ao Doppler neste caso e pela evolução em ultrassom seriado com diminuição relativa da lesão de doença adenomatoide.

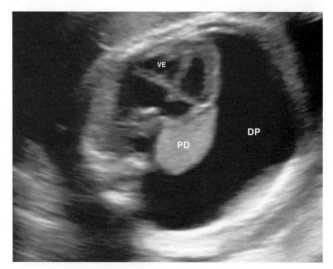

Fig. 8.16.1 — Corte transverso em tórax fetal ao nível cardíaco observando derrame pleural unilateral (DP), ventrículo direito (vd) ventrículo esquerdo (ve), pulmão direito (pd), pulmão.

118 ATLAS DE ULTRASSOM FETAL ■ NORMAL E MALFORMAÇÕES

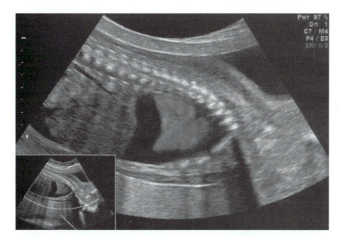

Fig. 8.16.2 — Corte longitudinal paramediano em gestação de 21 semanss evidenciando moderado derrame pleural unilateral em lado esquerdo.

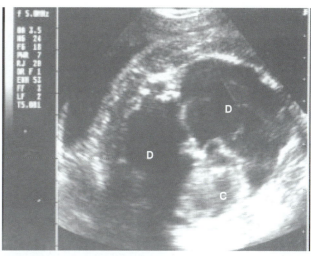

Fig. 8.17.1 — Hidrotórax fetal importante e bilateral (D) com imagem cardíaca centrada (C).

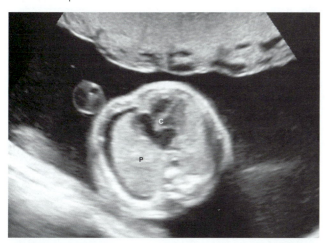

Fig. 8.16.3 — Corte transverso em tórax fetal observando derrame pleural unilateral leve ou laminar (seta). Observar discreto desvio do mediastino para a esquerda. P = pulmão direito, c = coração.

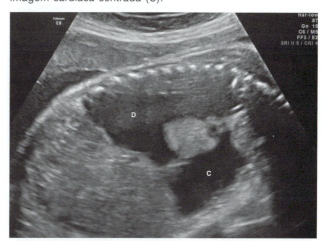

Fig. 8.17.2 — Corte transverso de tórax fetal demonstrando acentuado derrame pleural bilateral em gestação de terceiro trimestre. Notar coração (C) centrado em meio ao derrame bilateral (D). Idade gestacional 31 semanas e quatro dias, pois estes derrames às vezes são de aparecimento tardio.

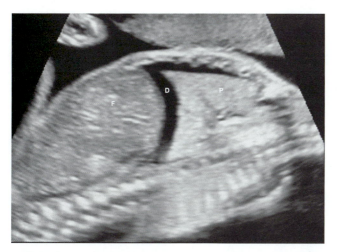

Fig. 8.16.4 — Corte longitudinal paramediano à direita em tórax fetal, observando derrame pleural leve. F= fígado, D = derrame, P= pulmão.

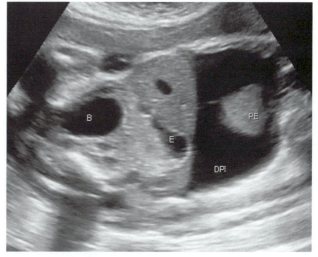

Fig. 8.17.3 — Corte longitudinal paramediano à esquerda demonstrando extenso derrame pleural bilateral (dp), pulmão esquerdo (pe), estômago (es) e bexiga (b), em gestação de 29 semanas e 1 dia.

CAPÍTULO 8 ■ MALFORMAÇÕES TORÁCIAS NÃO CARDÍACAS

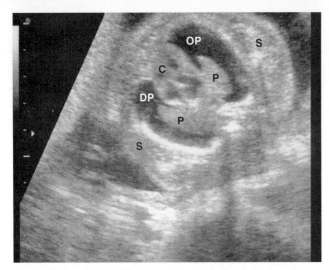

Fig. 8.17.4 — Derrame pleural bilateral moderado com abaulamento médio dos pulmões que se encontram totalemnte colabados como em caso da figura anterior. Testemunho de derrame moderado.

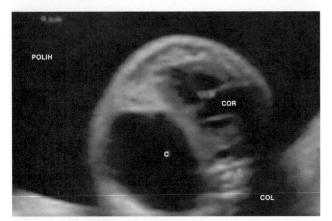

Fig. 8.18.1 — Grande cisto pulmonar à direita (C) rechaçando o coração (COR) para a esquerda em corte transversal do tórax fetal com 26 semanas. COL = coluna fetal, notar associação com poliidramnio (POLIH).

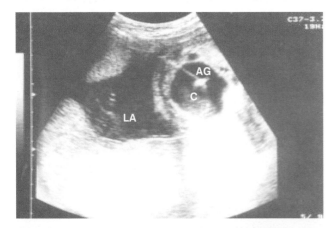

Fig. 8.18.2 — Corte transversal do tórax fetal mostrando cisto grande intratorácico (C) e agulha introduzida para esvaziamento do mesmo (AG), devido à descompensação com ascite e poliidrâmnio (LA).

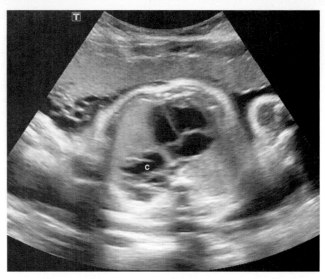

Fig. 8.18.3 — Mesmo caso da figura anterior mostrando o aspecto esvaziado do cisto (c) após punção.

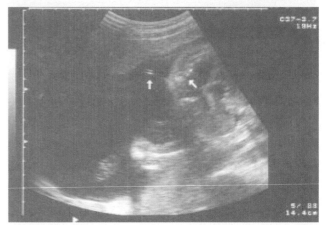

Fig. 8.18.4 — Corte transversal do tórax fetal do caso da figura anterior, mostrando aspecto pós-colocação de cateter. A seta oblíqua à direita mostra ponta do cateter no cisto torácico esvaziado e a seta vertical, à esquerda, mostra a outra ponta do cateter livre no líquido.

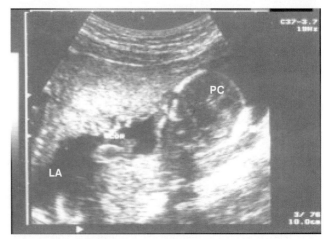

Fig. 8.19.1 — Corte sagital do tórax fetal mostrando coração fora do tórax e anterior ao mesmo (COR) (PC = perímetro cefálico; LA = líquido amniótico).

120 ATLAS DE ULTRASSOM FETAL ■ NORMAL E MALFORMAÇÕES

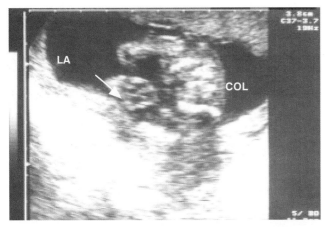

Fig. 8.19.2 — Corte transversal do tórax fetal com 20 semanas, com coração extrofiado no líquido amniótico (setas). Notar quatro câmaras cardíacas (C = clavícula; COL = coluna; LA = líquido amniótico).

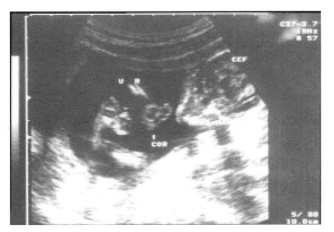

Fig. 8.19.3 — Corte coronal do feto da figura anterior (CEF = polo cefálico; arco mand = arco mandibular; U = ulna; R = rádio; COR = coração livre no líquido).

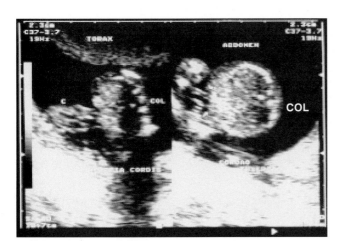

Fig. 8.19.4 — O mesmo caso da figura anterior, que mostra corte transversal do tórax à esquerda com a extrofia cordis (C) e corte transversal do abdome à direita, evidenciando inserção anômala do cordão (setas) (COL = coluna).

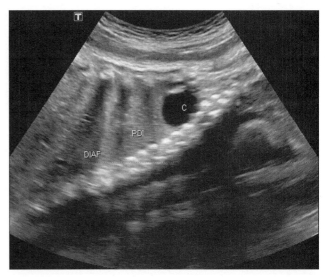

Fig. 8.20.1 — Corte longitudinal paramediano onde observamos cisto em ápice pulmonar direito (c), pulmão direito (pd), diafragma (diaf).

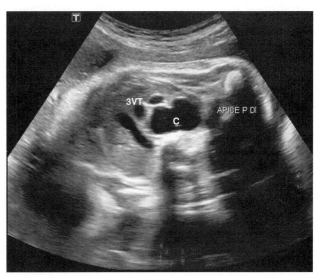

Fig. 8.20.2 — Corte transverso em tórax de fetal terceiro trimestre onde observamos cisto pulmonar único (c), e sua posição justaposto ao corte de três vãos torácicos (3VT).

CAPÍTULO 8 ■ MALFORMAÇÕES TORÁCIAS NÃO CARDÍACAS

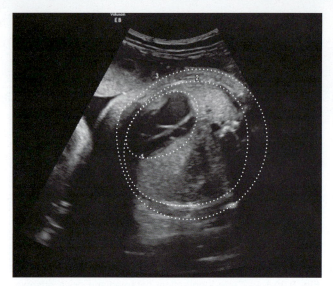

Fig. 8.21 — Corte transversal em tórax fetal observando correta medida do índice cardiotorácico. (caliper 1/2 e correspondente circunferência tracejadas, 1 = circunferência cardíaca e 2 = circunferência torácica tomada pelo lado interno das costelas).

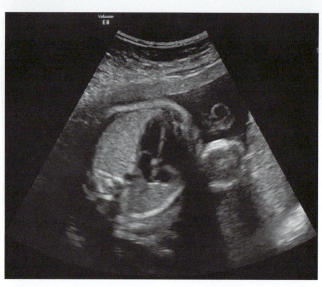

Fig. 8.22 — Corte transversal em tórax de feto do terceiro trimestre, onde observamos imagem normal, entretanto, simula imagem de doença pulmonar adenomatoide cística do tipo microcística.

CAPÍTULO NOVE

Abdome Fetal

CAPÍTULO NOVE

Abdome Fetal

O reconhecimento da anatomia abdominal fetal normal é de fundamental importância para o diagnóstico das patologias fetais.

O exame do abdome fetal é de fácil realização; no entanto, algumas alterações são de difícil caracterização. O exame é constituído da avaliação da parede abdominal e dos órgãos intra-abdominais

A parede abdominal é examinada no corte transversal observando-se a inserção abdominal do cordão umbilical. Esta inserção, quando normal, afasta os defeitos da parede abdominal anterior, do tipo onfalocele e gastrosquise. A integridade da parede abdominal também pode ser observada em corte sagital do feto, visibilizando a inserção abdominal do cordão umbilical. É importante a visualização da bexiga na região pélvica para afastar a possibilidade de extrofia vesical. A integridade da parede abdominal pode ser examinada a partir do final da 12ª semana de gravidez, quando a hérnia umbilical fisiológica já se resolveu.

O trato gastrintestinal é formado por esôfago, estômago, intestino delgado e grosso. O esôfago fetal não é visto normalmente por meio da ultrassonografia. O estômago deve ser visto a partir da 13ª semana de gestação, como uma imagem anecoide cística localizada à esquerda do abdome (bolha gástrica) em corte transversal do abdome. Quando o estômago não é visibilizado, o exame deve ser repetido em 30 minutos para confirmar esvaziamento gástrico fisiológico recente ou ausência patológica. O intestino fetal apresenta-se uniformemente ecogênico até o início do terceiro trimestre, quando começam a ser observadas dilatações fisiológicas intestinais secundárias à formação de mecônio, principalmente no intestino grosso. O diâmetro intraluminal do intestino delgado e grosso, em geral, não excedem 7 e 20 mm, respectivamente. A partir do terceiro trimestre, o intestino grosso pode ser visibilizado como estrutura tubular na periferia do abdome, que apresenta haustrações.

Os principais órgãos intra-abdominais examinados são o fígado, a vesícula biliar e o baço. O fígado é facilmente visualizado entre o diafragma e o intestino delgado, principalmente seu lobo direito. A vesícula biliar é vista lateralmente, à direita da porção intra-abdominal da veia umbilical, num corte transversal do abdome, e tem formato de um cone, diferenciando-se assim da veia umbilical, que tem um formato mais cilíndrico e está mais centralizada no abdome, continuando-se com o cordão umbilical. O baço é identificado como uma estrutura com ecogenicidade semelhante à do rim, localizada posterolateralmente ao estômago num corte transversal do abdome.

PATOLOGIAS

Os principais defeitos da parede abdominal fetal são onfalocele, gastrosquise, extrofia vesical e cloacal.

A onfalocele é uma herniação do conteúdo abdominal (intestino, estômago, fígado) envolvido pelo peritônio parietal. O defeito é localizado na inserção abdominal do cordão umbilical, observando-se a inserção do cordão umbilical na parte superior do saco herniário. Em aproximadamente 30% dos casos existe associação com trissomia fetal, principalmente quando associada a outras malformações fetais. As principais trissomias relacionadas à onfalocele são do 13 e 18. O prognóstico da onfalocele isolada é muito bom, com sobrevida de aproximadamente 90%.

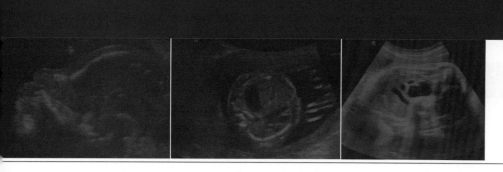

A gastrosquise é um defeito paraumbilical, geralmente à direita da parede abdominal anterior, com herniação de vísceras abdominais, mais frequentemente das alças intestinais. A inserção abdominal do cordão umbilical é normal e o conteúdo herniado está em contato direto com o líquido amniótico. Ao contrário da onfalocele, não é muito associada a outras malformações e raramente com cromossomopatias. O diagnóstico é feito pela visualização das alças intestinais flutuando no líquido amniótico. Sinais de sofrimento de alças, tipo, espessamento da parede das alças, dilatações e mecônio intra-alças devem ser sempre pesquisados no exame. O prognóstico é bom; no entanto, frequentemente ocorre oligoâmnio associado, havendo necessidade de antecipação do parto, levando à prematuridade, o que piora a sobrevida neonatal.

A extrofia vesical e de cloaca são anomalias extremamente raras. Na extrofia vesical, a parede anterior da bexiga está ausente e sua porção posterior é exposta. Deve ser suspeitada a ultrassonografia sempre que a bexiga não for visibilizada e o líquido amniótico estiver normal. Observa-se ainda uma massa hiperecogênica exteriorizada da parede abdominal baixa. A extrofia de cloaca é um defeito mais complexo, com malformação do trato urinário e gastrintestinal. O diagnóstico ultrassonográfico é difícil. Os achados são semelhantes aos da extrofia vesical; no entanto, observa-se meningomielocele associada.

No trato gastrintestinal, quando o estômago não é visibilizado após repetição do exame e na presença de polidrâmnio, pode-se suspeitar de atresia esofágica. Ocasionalmente, a porção proximal do esôfago pode ser vista como uma estrutura alongada anecoide e posterior ao coração. Na maioria dos casos, a atresia esofágica é associada à fístula traqueoesofágica distal, o que pode dificultar o diagnóstico, pois o estômago pode estar normal. Malformações cardíacas, gastrintestinais, geniturinárias e cromossomopatias são frequentes em associação com a estenose de esôfago. O prognóstico depende das malformações associadas.

A atresia duodenal é a malformação mais comum do intestino delgado. O diagnóstico é feito através do clássico sinal da dupla bolha, secundária à dilatação simultânea do estômago e da porção proximal do duodeno. Em geral, o diagnóstico só é possível após a 24ª semana de gestação. A continuidade entre as duas bolhas deve ser demonstrada para diferenciá-las de outros cistos abdominais. É frequente a associação com poliidrâmnio, outras malformações e 1/3 dos casos com síndrome de Down. O prognóstico da atresia duodenal isolada é muito bom, com sobrevida de aproximadamente 95%.

Dilatações anormais do intestino fetal também podem ser diagnosticadas através da ultrassonografia. Estas dilatações podem ser secundárias a obstruções do intestino delgado ou grosso. As obstruções podem ser intrínsecas ou extrínsecas. As obstruções intrínsecas são completas (atresias) ou parciais (estenoses). As extrínsecas são secundárias a vólvulos intestinais, ileomeconial e bandas peritoneais. Metade dos casos das obstruções intestinais é do intestino delgado, seguido em frequência pela atresia anorretal. O diagnóstico é feito no terceiro trimestre de gestação pela presença de múltiplas alças intestinais dilatadas, podendo apresentar partículas flutuantes em seu

CAPÍTULO NOVE

Abdome Fetal

interior e peristaltismo. O abdome é distendido e associa-se frequentemente a poliidrâmnio. Esses achados ajudam na diferenciação de outras anomalias que cursam com imagens císticas intra-abdominais, tipo, hidronefrose, atresia duodenal, cistos ovariano e mesentérico. Quando é observado aumento da ecogenicidade intestinal, associado à ascite, deve-se suspeitar de complicações, tipo ileomeconial e perfuração. O prognóstico depende da extensão do intestino comprometido, da presença de outras anomalias associadas e da idade gestacional do parto. Quando o segmento comprometido é pequeno e isolado, a sobrevida pós-operatória é superior a 95%.

As imperfurações anais não podem ser diagnosticadas com certeza pela ultrassonografia. A visibilizacão do esfíncter muscular do ânus, que é visto como estrutura circular hipoecoica no períneo fetal no terceiro trimestre, se houver imperfuração, garante a presença do esfíncter.

Outra complicação intestinal é a peritonite meconial secundária à perfuração intestinal. Há suspeita quando se observa massa hiperecogênica que provoca sombra acústica posterior, estando, em geral, associada à ascite e dilatação intestinal. O poliidrâmnio é incomum. É uma complicação frequente em pacientes com fibrose cística. A peritonite meconial é complicação séria e mais da metade dos casos evoluem para óbito no período neonatal.

Outro grupo de patologias intra-abdominais fetais frequentemente observadas por meio da ultrassonografia é constituído pelos cistos. Podem ser de origem biliar, hepático, ovariano, mesentérico ou cistos de duplicação intestinal.

O cisto de colédoco é um achado raro e representa a dilatação do ducto biliar comum. O diagnóstico é suspeitado quando visibilizamos uma estrutura cística não pulsátil no lado direito do abdome superior próximo à veia porta. A ausência de poliidrâmnio ajuda a diferenciar da atresia duodenal. No período neonatal, requer cirurgia e a mortalidade cirúrgica é de aproximadamente 10%.

Os cistos ovarianos, em geral, são pequenos, unilaterais, assintomáticos e benignos. Devem ser suspeitados quando o sexo fetal é feminino e observa-se massa cística intra-abdominal separada dos órgãos urinários e do trato intestinal. Podem ser observados ecos no interior do cisto.

Os cistos mesentéricos podem estar localizados no mesentério do intestino delgado, intestino grosso ou no omento. São bastante raros. O diagnóstico pré-natal deve ser sempre lembrado na presença de cisto na linha média, unilocular ou multisseptado, de tamanho variado. A conduta pós-natal é expectante, sendo a cirurgia reservada para os casos de sintomas de obstrução intestinal, torção ou hemorragia. O diagnóstico diferencial é feito com cisto de uraco.

Os cistos hepáticos estão localizados no lobo direito do fígado. São assintomáticos e aparecem como imagem cística uniloculada intra-hepática. Em 30% dos casos existe associação com rins policísticos do tipo adulto.

Outra patologia bastante rara, que cursa com imagens císticas ou tubulares intra-abdominais de tamanhos variados são os cistos de duplicação intestinal. O diagnóstico diferencial é feito com outros cistos abdominais, mas também com cisto

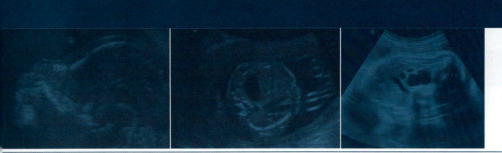

broncogênico, malformação adenomatoide cística de pulmão. A observação de espessamento da parede do cisto e peristalse facilita o diagnóstico.

Alterações no baço e no fígado também podem ser diagnosticadas intraútero por meio da ultrassonografia. A hepatomegalia fetal é um achado raro, podendo ser causada por hidropisia imune ou não imune, infecções congênitas, doenças metabólicas, tumores e síndromes genéticas, tipo, síndrome de Beckwith-Wiedermann e síndrome de Zellweger. O principal tumor hepático em vida fetal é o hepatoblastoma. O tamanho do fígado deve ser medido num corte paramediano passando pelo lobo direito. A medida é feita da cúpula diafragmática até a ponta distal do lobo direito hepático. O mais frequente é inferir de maneira indireta a hepatomegalia, diante da medida da circunferência abdominal bastante superior ao perímetro cefálico e ao fêmur.

As calcificações hepáticas são vistas como pontos hiperecogênicos no parênquima ou na cápsula do fígado. Quando isoladas, não têm repercussão patológica. Pode estar associada a infecções congênitas e raramente a cromossomopatias. O hepatoblastoma também pode cursar com áreas de calcificações.

A esplenomegalia é suspeitada quando o tamanho do baço está acima do 95º percentil para a idade gestacional. Em geral, está associada à hepatomegalia, sendo suas causas semelhantes às da hepatomegalia.

A ascite fetal é de fácil diagnóstico através do ultrassom e se apresenta como halo hipoecoico em corte transversal do abdome, com alças intestinais geralmente agrupadas e visibilização do ligamento falciforme. Nestes casos, o lobo esquerdo do fígado fica evidente com seus contornos em contato com a ascite.

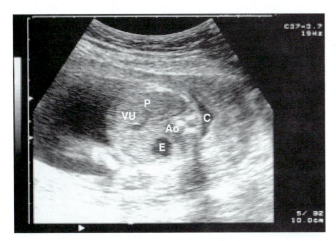

Fig. 9.1 — Corte transversal do abdome fetal mostrando estômago (E) e veia umbilical (VU) continuando-se com a veia porta (P). Observa-se aorta (Ao) em corte transversal anterior à coluna (C). É o corte ideal para medir a circunferência abdominal.

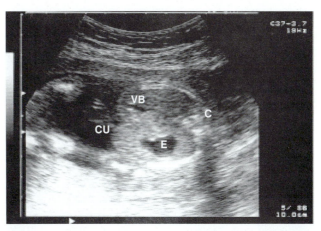

Fig. 9.2 — Corte transversal do abdome fetal mostrando estômago (E) e inserção abdominal do cordão umbilical (CU) (VB = vesícula biliar; C = coluna).

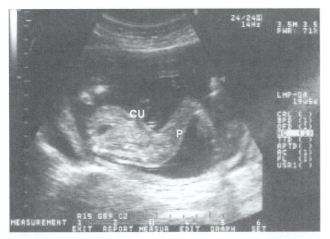

Fig. 9.3 — Corte longitudinal do abdome fetal e perna (P) demonstrando inserção normal do cordão umbilical (CU).

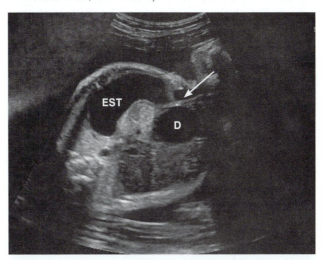

Fig. 9.4 — Corte transversal abdominal em gestação de 31 semanas e 1 dia, demonstrando imagem típica de dupla bolha abdominal, que corresponde à estenose duodenal do feto. Imagem do estômago à esquerda típica com sua pequena e grande curvaturas e imagem mais arredondada à direita (segunda bolha) que corresponde à porção inicial do duodeno (D)..

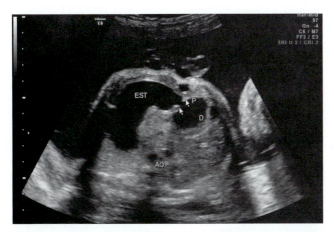

Fig. 9.5 — Mesmo caso anterior em corte transversal abdominal em gestação de terceiro trimestre, notando imagem típica de dupla bolha mostrando a transição estômago duodeno com piloro anormalmente visível (p= piloro, setas). Estômago (EST), Duodeno (D), Aorta (AO), Coluna (COL).

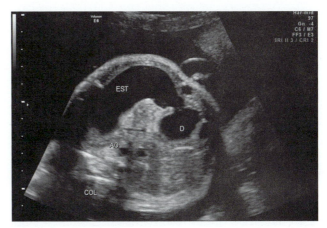

Fig. 9.6 — Corte transversal ao nível do abdome fetal em gestação de terceiro trimestre, demonstrando imagem de dupla bolha, correspondente à estenose duodenal do feto. Estômago (EST), Duodeno (D), Aorta (AO), Coluna (COL).

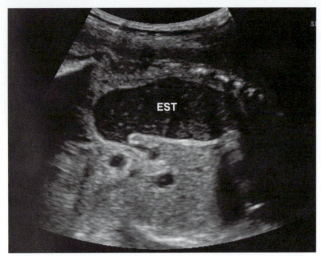

Fig. 9.7.1 — Corte transversal oblíquo do abdome fetal em gestação de 28 semanas e 2 dias evidenciando dilatação anormal do estômago (EST) em caso de estenose do piloro.

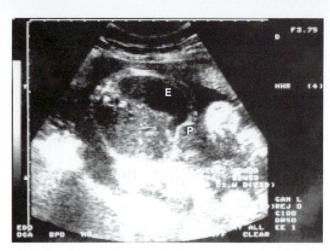

Fig. 9.7.2 — Mesma imagem da figura anterior em corte transversal, mostrando dilatação da região pilórica (P) em estômago muito dilatado. Diante de tal imagem, sugerimos repetir exame em duas semanas.

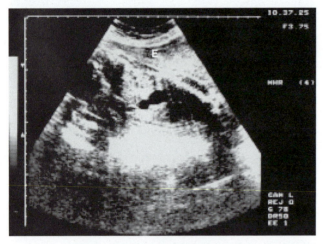

Fig. 9.8 — Aspecto não habitual da bolha gástrica. Estômago (E) apresentando peristalse, que mimetiza imagem de dupla bolha (estenose duodenal não confirmada).

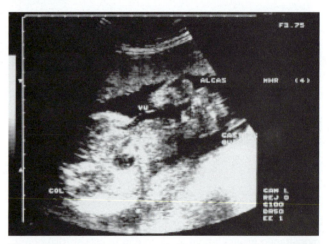

Fig. 9.9.1 — Corte transversal do abdome fetal mostrando gastrosquise com 31 semanas. Notar inserção normal da veia umbilical justaposta ao defeito da parede (VU), e presença de alças livres em contato com o líquido amniótico. COL = coluna.

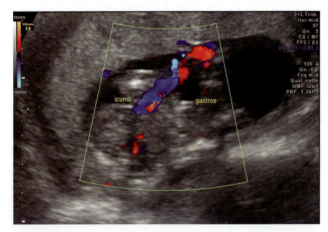

Fig. 9.9.2 — Corte transversal de abdome em gestação de 18 semanas evidenciando gastrosquise (gastros). Notar a correta inserção do cordão umbilical (icumb) ao estudo Doppler, característica dessa patologia.

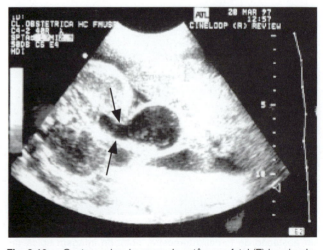

Fig. 9.10 — Gastrosquise: imagem do estômago fetal (E) herniando-se pelo defeito da parede em contexto de gastrosquise fetal (setas).

130 ATLAS DE ULTRASSOM FETAL ■ NORMAL E MALFORMAÇÕES

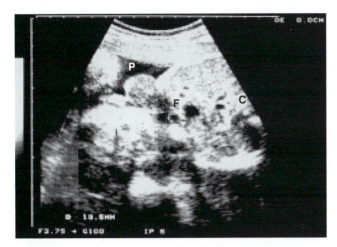

Fig. 9.11.1 — Corte transversal do abdome fetal mostrando pertuito (F) paramediano à direita, por onde extrofiam-se as alças em gastrosquise fetal (P). C = coluna.

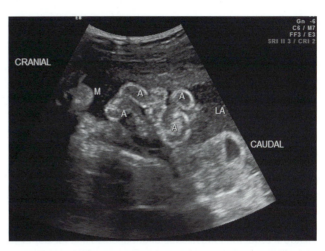

Fig. 9.11.2 — Corte transversal de abdome fetal mostrando alças intestinais (A) livres no líquido amniótico (LA), caracterizando gastrosquise. M = membro fetal.

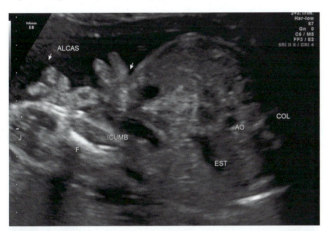

Fig. 9.12.1 — Corte longitudinal oblíquo em gestação de terceiro trimestre onde observamos gastrosquise, com alças livres no líquido amniótico (seta, alças) que é traduzida por defeito paraumbilical da parede abdominal. Alças intestinais (setas) em contato diretamente com líquido amniótico, sem revestimento do peritônio parietal. Notar a inserção do cordão umbilical (ICUMB) normal. Coluna (COL), Aorta (AO), Estômago (EST),Fêmur (F), Joelho (J).

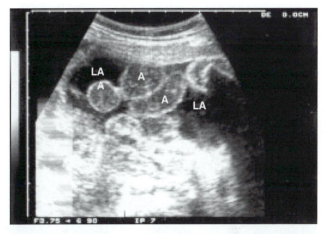

Fig. 9.12.2 — Gastrosquise: alças intestinais (A) livres no líquido amniótico (LA). Notar conteúdo amorfo espesso no lúmen e paredes ecogênicas das alças, diferente da figura anterior.

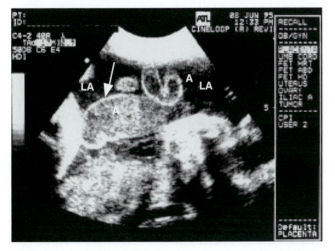

Fig. 9.12.3 — Gastrosquise: aspecto de alças intestinais livres (A) no líquido amniótico (LA), apresentando sinais de sofrimento (dilatação e paredes ecogênicas — setas).

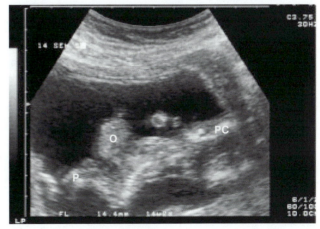

Fig. 9.13.1 — Corte sagital de feto com 14 semanas, demonstrando onfalocele (O). Observe que o conteúdo herniado está envolto pelo peritônio. PC = polo cefálico; P = pernas.

CAPITULO 9 ■ ABDOME FETAL 131

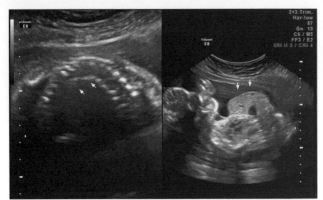

Fig. 9.13.2 — Cortes sagitais de feto com idade gestacional de 24 semanas e 4 dias e anomalia de *body stalk* (cordão curto) evidenciando à esquerda tortuosidade anormal da coluna (setas) Essa rara anomalia caracteriza-se por cordão umbilical rudimentar ou ausente associada a defeito de fechamento da parede abdominal (imagem à direita - setas) e cifo-escoliose acentuada (imagem à esquerda). Podem estar associadas a defeitos de membros. Via de regra, essa patologia é letal devido à hipoplasia pulmonar.

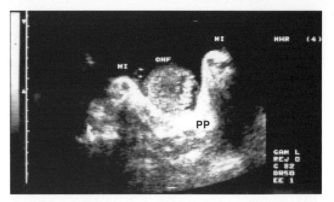

Fig. 9.14 — Onfalocele: corte oblíquo no nível dos membros inferiores fetais. Neste caso, o diagnóstico diferencial de extrofia vesical é plausível (MI = membros inferiores; ONF = onfalocele; PP = polo pélvico).

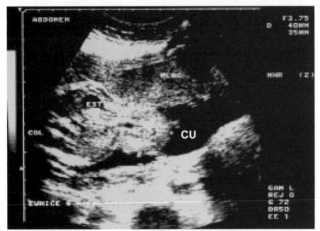

Fig. 9.15 — Corte transversal do abdome fetal mostrando onfalocele em feto de 24 semanas. Notar a inserção do cordão (CU) na extremidade da onfalocele e a presença do estômago ainda intra-abdominal (EST) (COL = coluna; PLAC = placenta).

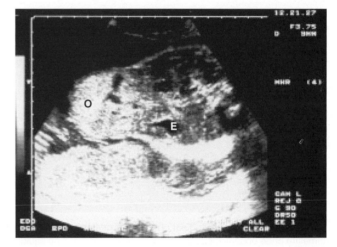

Fig. 9.16 — Corte transversal do abdome fetal mostrando onfalocele (O) em feto com 30 semanas. Notar presença do estômago intra-abdominal (E).

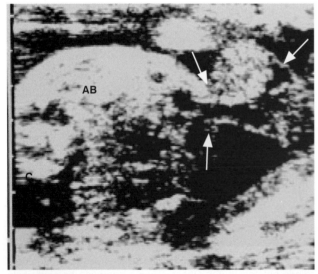

Fig. 9.17 — Corte transversal do abdome com IG = 28s, mostrando aspecto de onfalocele pequena, num contexto de síndrome de Edwards - Tri 18. AB - abdome; C = coluna; Onfalocele = setas)

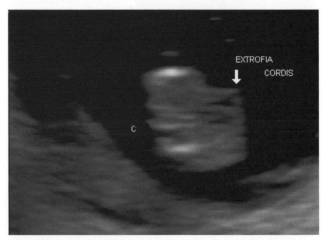

Fig. 9.18.1 — Corte transversal do tórax fetal demonstrando precocemente extrofia cordis (seta) (C à esquerda = coluna).

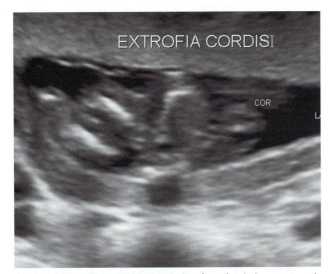

Fig. 9.18.2 — Corte transversal do tórax fetal demonstrando extrofia cordis em gestação de 14 semanas e 5 dias. (COR = coração; LA: líquido amniótico).

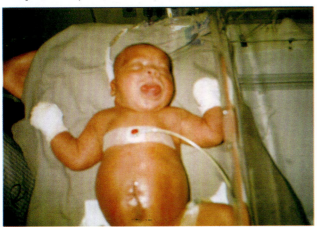

Fig. 9.19.2 — Imagem de recém nascido portador da síndrome de Beckwith-Weidmann no período pós operatório de correção de onfalocele. Essa síndrome pode cursar com a tríade macrossomia, macroglossia (vide língua protusa do RN na figura) e defeitos de fechamento da parede abdominal..

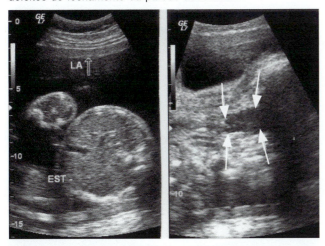

Fig. 9.20.1 — Mesmo caso da figura anterior com corte transversal do abdome (esquerdo, estômago negativo = EST −) mostrando ausência de bolha gástrica e, à direita, a imagem da bolsa anecogênica no esôfago proximal (setas). Esta associação fala fortemente a favor de estenose de esôfago.

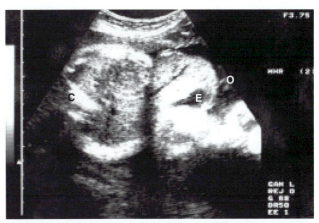

Fig. 9.19.1 — Corte transversal do abdome mostrando onfalocele de tamanho moderado (O) contendo estômago (E) em feto com idade gestacional de 33 semanas. C = coluna.

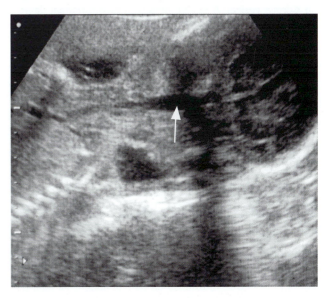

Fig. 9.20 — Corte coronal do polo cefálico e pescoço fetal mostrando imagem anecogênica alongada e mais larga, com dilatação na porção superior (seta) que corresponde à imagem do esôfago com "pouch" ou bolsa na porção proximal do esôfago e que é marcador de estenose esofágica.

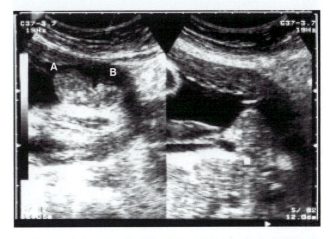

Fig. 9.20.2— Celiosomia baixa com extrofia de alças intestinais (A) e bexiga (B).

CAPITULO 9 ■ ABDOME FETAL   133

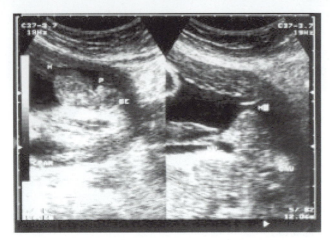

Fig. 9.20.3 — Mesmo caso anterior, demonstrando massa herniária (M) contendo bexiga (BE), pênis (P) e alças em caso de extrofia vesical. À direita, nota-se inserção normal da veia umbilical, o que leva ao diagnóstico de extrofia vesical.

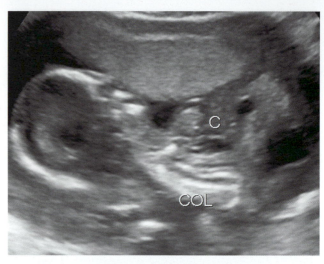

Fig. 9.21 — Corte sagital de gestação de 14 semanas e 5 dias onde evidenciamos precocemente extrofia cordis. Coração (c), coluna (col).

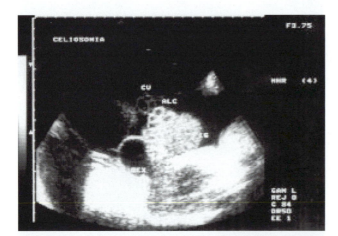

Fig. 9.21.1 — Defeito extenso da parede abdominal fetal (celiosomia) em caso de brida amniótica, identificando-se fígado (FIG), bexiga (BEX) e alças intestinais (ALC) eventrados em contato direto com o líquido amniótico, diferente da verdadeira extrofia vesical onde a bexiga não é bem visibilizada.

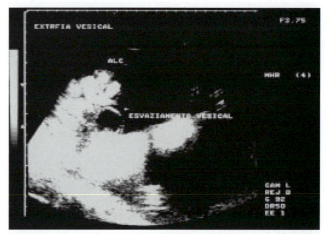

Fig. 9.21.2 — Mesmo caso da figura anterior, mostrando a bexiga individualizada com volume menor (seta), demonstrando o esvaziamento vesical (ALC = alças intestinais).

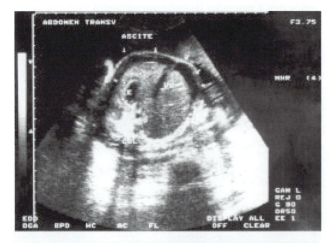

Fig. 9.22 — Corte transversal do abdome com IG=32s, mostrando lâmina de ascite (setas) em caso de ascite fetal leve (COL = coluna; AO = aorta; E = estômago; VU = veia umbilical).

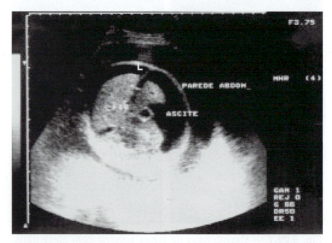

Fig. 9.23 — Corte transversal do abdome mostrando ascite fetal moderada (FIG = fígado; PAREDE ABDOM = parede abdominal). L = ligamento falciforme.

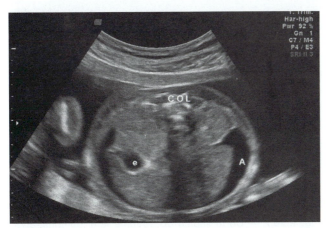

Fig. 9.24.1 — Corte transversal do abdome fetal em gestação de segundo trimestre evidenciando ascite leve ou laminar(A). e = estômago.

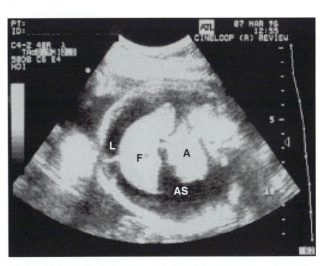

Fig. 9.24.2 — Corte transversal do abdome mostrando ascite fetal intensa. Notar fígado (F) e alças intestinais (A) totalmente envolvidos pela ascite (AS). L = ligamento.

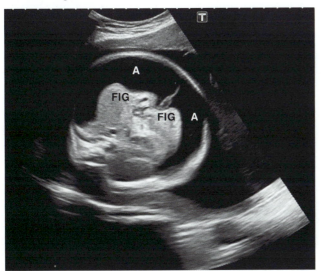

Fig. 9.24.3 — Corte transversal no nível do abdome fetal evidenciando ascite fetal moderada (A), notar retração dos lobos esquerdo e direito do fígado (FIG).

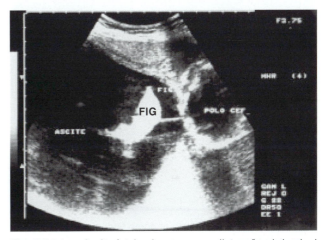

Fig. 9.24.4 — Ascite fetal volumosa com distensão abdominal e compressão torácica. Observa-se polo cefálico (POLO CEF) à direita e fígado (FIG) retraído dentro da ascite.

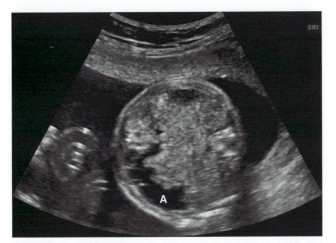

Fig. 9.25.1 — Corte transverso do abdome em gestação de 20 semanas e 5 dias onde observamos ascite incistada (A), correspondendo a imagem anecoica adjacente ao baço e fígado.

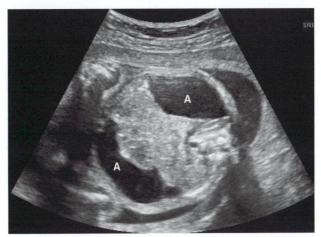

Fig. 9.25.2 — Mesmo caso anterior em corte transverso do abdome onde observamos ascite incistada (A), correspondendo a imagem anecoica adjacente ao baço e fígado em maior aumento.

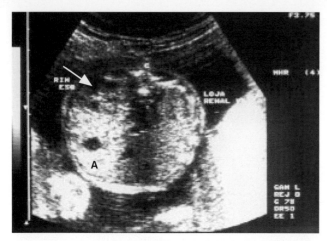

Fig. 9.26.1 — Corte transversal do abdome fetal mostrando alças hiperecogênicas. Notar presença de rim esquerdo lateral à coluna e loja renal direita vazia (A = alças intestinais hiperecogênicas).

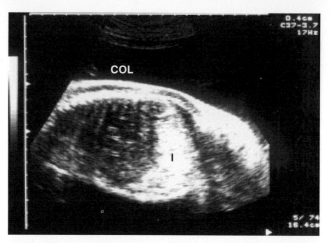

Fig. 9.26.2 — Corte sagital do abdome fetal demonstrando intestino hiperecogênico (I). Notar mesma ecogenicidade do intestino (I) e coluna (COL).

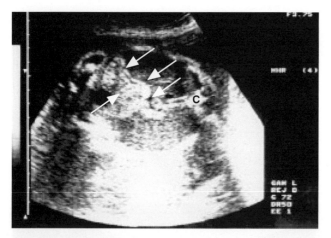

Fig. 9.27 — Corte oblíquo do abdome fetal mostrando hiperecogenicidade anormal de alças intestinais (setas). C = coluna.

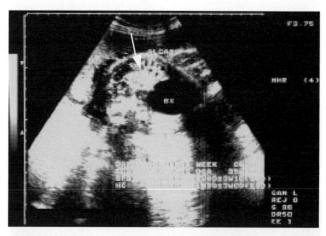

Fig. 9.28 — Corte transversal do abdome fetal mostrando alças intestinais hiperecogênicas (seta) (BX = bexiga).

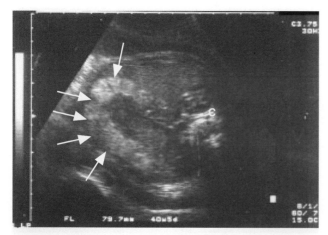

Fig. 9.29 — Corte transversal do abdome fetal mostrando conteúdo hiperecogênico fisiológico (setas) de intestino grosso em feto de 40 semanas. C = coluna.

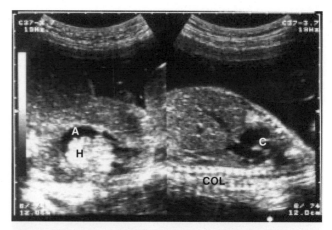

Fig. 9.30 — Peritonite meconial: corte transversal do abdome fetal, observando-se hiperecogenicidade intra-abdominal (H) e pequena lâmina de ascite (A) (COL = coluna; C = coração).

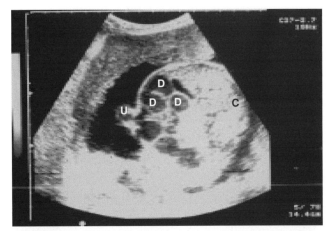

Fig. 9.31 — Corte transversal do abdome fetal mostrando intestino delgado (D) distendido. C = coluna; U = inserção umbilical do cordão.

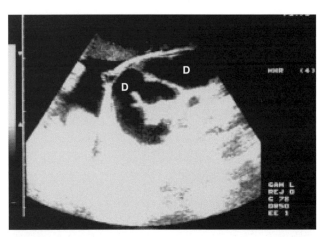

Fig. 9.32 — Corte transversal do abdome fetal demonstrando obstrução de intestino delgado. Notar dilatação anormal do intestino (D).

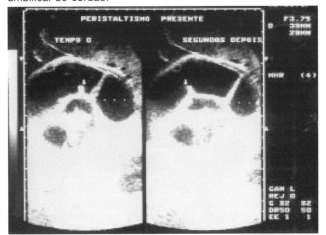

Fig. 9.33 — Mesmo feto da figura anterior, com obstrução intestinal evidenciando peristaltismo intestinal. Notar modificação da posição da plica intestinal em exame segundos depois (seta pequena).

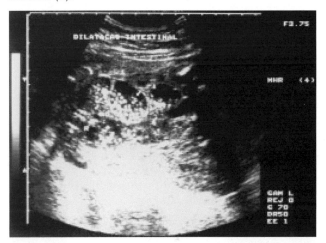

Fig. 9.34 — Intestino grosso dilatado com conteúdo intraluminal hiperecogênico sugestivo de mecônio (AO = aorta; R = rim).

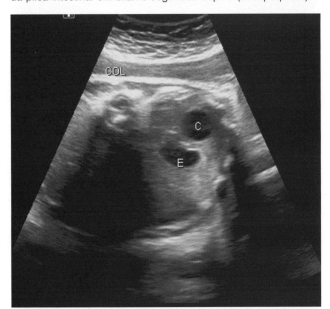

Fig. 9.35.1 — Corte transversal do abdome fetal em gestação de 39 semanas onde observamos cisto de baço (C), estômago (E) e coluna (COL).

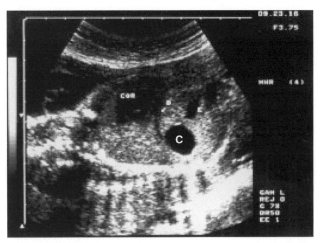

Fig. 9.35.2 — Corte longitudinal do feto. Notar presença de imagem cística (C) em baço posterior ao estômago (E) (COR = coração; D = diafragma).

CAPÍTULO 9 ■ ABDOME FETAL

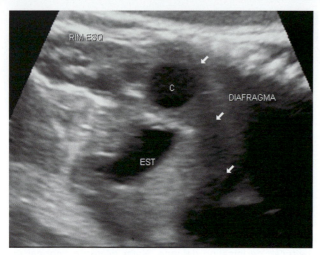

Fig. 9.35.3 — Corte sagital paramediano em feto de 39 semanas de idade gestacional onde observamos cisto de baço fetal (c), estômago (est), rim esquerdo e diafragma íntegro (setas).

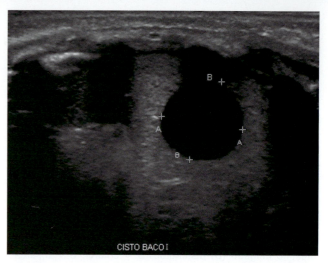

Fig. 9.35.4 — Aspecto característico de cisto de baço no período pós-natal, imagem hipoecogênica delimitada pelos calipers, o qual foi evidenciado em corte transversal do abdome fetal.

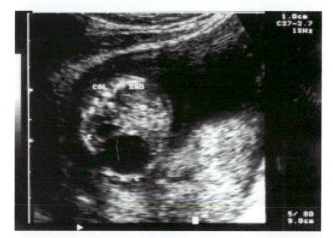

Fig. 9.36.1 — Corte transversal do abdome fetal mostrando cisto intra-abdominal (C) sugestivo de cisto mesentérico (COL = coluna; E = estômago; SRD = suprarrenal direita).

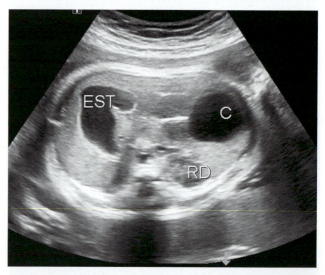

Fig. 9.36.2 — Corte transversal ao nível do abdome e flanco direito em gestação de 37 semanas e 5 dias onde evidenciamos cisto hepático fetal, diferenciais possíveis mas mais raros seriam cisto mesentérico e atresia biliar forma cística (C). Rim direito (RD), estômago (EST).

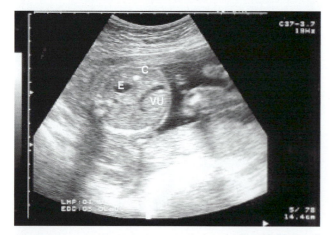

Fig. 9.37.1 — Corte longitudinal do abdome fetal demonstrando calcificação isolada em lobo esquerdo hepático (VU = veia umbilical) C = calcificação; E = estômago.

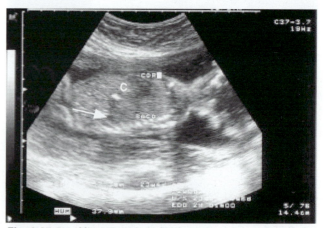

Fig. 9.37.2 — Mesmo caso da figura anterior em corte paramediano esquerdo, mostrando calcificação (C) em lobo esquerdo de fígado (COR = coração; Seta = baço).

138 ATLAS DE ULTRASSOM FETAL ■ NORMAL E MALFORMAÇÕES

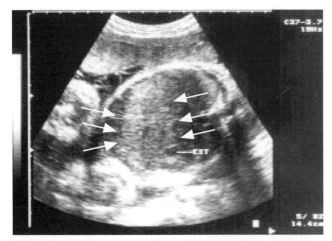

Fig. 9.38 — Corte transversal do abdome fetal mostrando hepatomegalia fetal (setas). EST = estômago.

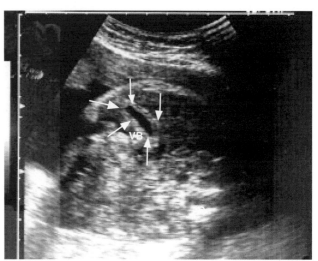

Fig. 9.39.1 — Corte transversal do abdome fetal demonstrando espessamento anormal da parede da vesícula biliar (setas) (VB = vesícula biliar). C = coluna.

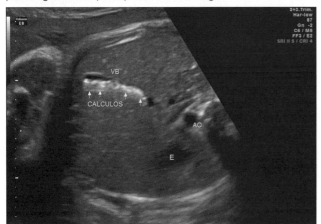

Fig. 9.39.2 — Corte transversal do abdome fetal onde evidenciamos calculose biliar (setas - calculose), aorta (ao), estômago (e), vesícula biliar (vb).

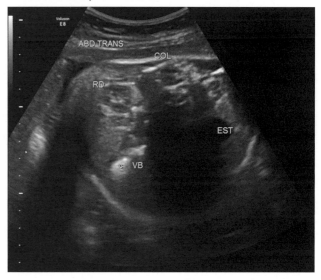

Fig. 9.39.3 — Corte transversal no nível do abdome em feto de 36 semanas e 6 dias evidenciando cálculo em vesícula biliar (c), vesícula biliar (VB), estômago (EST), coluna (COL), rim direito (RD).

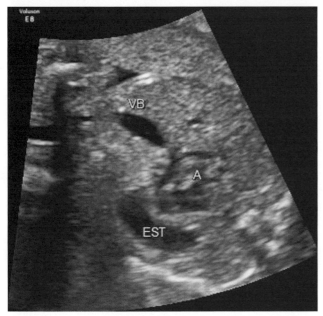

Fig. 9.40.1 — Corte transversal do abdome fetal demonstrando angioma hepático em gestação de terceiro trimestre, tumores benignos do fígado causados pelo enovelamento de vasos sanguíneos (VB = vesícula biliar, EST: estômago, A: angioma).

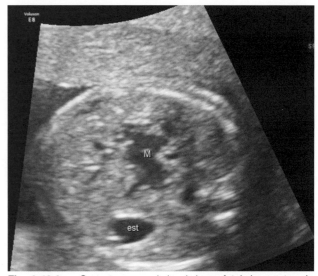

Fig. 9.40.2 — Corte transversal do abdome fetal demonstrando angioma hepático (EST: estômago, M: hemangioma?)

CAPITULO 9 ■ ABDOME FETAL 139

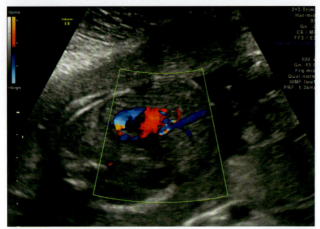

Fig. 9.40.3 — Corte transversal do abdome fetal no mesmo caso anterior, porém com o uso do Doppler colorido demonstrando angioma hepático, traduzida por intensa vascularização intra-hepática. A vascularização dos angiomas nem sempre é evidente e diferencial com anomalias vasculares outras devem ser aventadas.

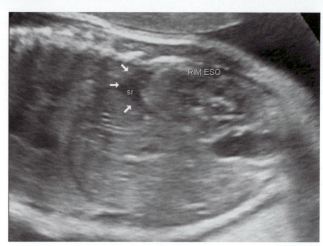

Fig. 9.41.1 — Corte sagital de abdome em feto de 29 semanas e 3 dias onde observamos rim esquerdo normal (rim esq) e glândula suprarenal (setas) normal. A glândula suprarenal apresenta-se mais hipoecogênica que o rim e o cobre como um acento circunflexo..

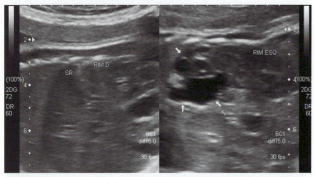

Fig. 9.41.2 — Caso de adrenoneuroblastoma onde observamos na imagem à esquerda, rim direito (rim d) e suprarenal (SR) normais. Na parte à direita, evidenciamos, em topografia de suprarrenal esquerda, imagem compatível com neuroadrenoblastoma (setas).

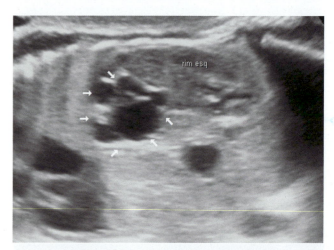

Fig. 9.41.3 — Corte longitudinal do mesmo caso anterior, em maior aumento, onde observamos rim esquerdo (rim esq) e em topografia de suprarrenal esquerda imagem compatível com neuroadrenoblastoma (setas). O diferencial deve ser pensado com teratoma de suprarrenal que só pode ser afirmado após o nascimento.

CAPÍTULO DEZ

Trato Urinário

CAPÍTULO DEZ

Trato Urinário

As malformações dos rins e do trato urinário constituem o segundo grupo de patologias mais comumente diagnosticadas no período pré-natal, com incidência de 0,28% a 0,48%.

A maior parte dos casos de malformação do trato urinário fetal é diagnosticada durante exame de rotina. No entanto, a indicação mais importante para pesquisa de malformação do trato urinário é a constatação de líquido amniótico diminuído ou a observação de altura uterina pequena para a idade gestacional.

A sensibilidade do ultrassom em detectar essas anomalias aumenta com a idade gestacional, chegando a 80% com 28 semanas de gestação. Embora a detecção dessas anormalidades durante o período pré-natal seja frequente, muitas vezes um diagnóstico preciso da lesão, bem como seu valor prognóstico, são de difícil avaliação.

Uma avaliação adequada do trato urinário deve incluir pelo menos um corte transversal do abdome fetal em nível imediatamente acima dos hilos renais, um corte longitudinal paramediano passando por cada loja renal, a visualização da bexiga fetal e a avaliação da quantidade de líquido amniótico.

No corte transversal se identificam as lojas renais de cada lado da coluna. É neste corte que se mede o diâmetro anteroposterior da pelve renal e onde pode ser obtida a medida da pelve renal quando esta for visível. Esta padronização da medida é importante para o acompanhamento do caso e por ser o corte universalmente proposto para diagnóstico de hidronefrose.

A medida da pelve renal anteriormente descrita varia de acordo com a idade gestacional,

e para acompanhar seu crescimento existem tabelas adequadas. Em termos práticos, podemos considerar uma pelve renal aumentada quando esta se encontra acima de 5 mm com 24 semanas, ou acima de 10 mm com 32 semanas. Deve-se observar se a dilatação acomete tão-somente a pelve renal, o que chamamos de pieloectasia, ou se há acometimento (dilatação) dos cálices renais, o que chamamos de dilatação pielocalicial, que representa estágio mais avançado de dilatação.

No corte longitudinal, podemos obter as medidas lateromedial e longitudinal renal. Ao realizar esta última medida, deve-se atentar para não incluir a glândula suprarrenal, que aparece como estrutura levemente hipoecogênica junto ao polo superior do rim. É neste corte, ainda, que se obtém a medida da espessura renal.

O sistema calicepiramidal também pode ser observado nesta incidência e ainda pode ser avaliado, geralmente em imagem ampliada, o parênquima renal. O parênquima normal apresenta ecogenicidade discretamente maior no córtex em relação à medula, a chamada diferenciação corticomedular, que se perde nos casos de displasia renal, em que o parênquima pode aparecer globalmente hiperecogênico e por vezes apresentando cistos corticais indicativos de comprometimento funcional terminal.

Os ureteres normalmente não são visualizados no ultrassom por apresentarem luz virtual, não preenchida por líquido, mas, quando se encontram dilatados, podem ser identificados como estruturas císticas, geralmente em forma de "moedas empilhadas" que se estendem da pelve renal até a bexiga fetal.

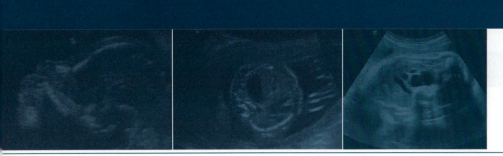

A bexiga fetal normalmente pode ser identificada na pelve fetal junto aos ossos ilíacos. O enchimento e esvaziamento normal da bexiga fetal é um fenômeno facilmente demonstrável na ultrassonografia. Quando a bexiga se torna dilatada (megabexiga), pode chegar a ocupar todo o abdome fetal.

A avaliação da quantidade de líquido amniótico é fundamental na avaliação das malformações do trato urinário. As anomalias bilaterais ou infravesicais do trato urinário podem levar à ausência de produção ou de eliminação de urina para o líquido amniótico, fazendo com que este diminua acentuadamente.

MALFORMAÇÕES DO TRATO URINÁRIO

As malformações do trato urinário podem ser divididas quanto ao aspecto ultrassonográfico em: dilatações do trato urinário, anomalias de número, de fusão, de posição, anormalidades císticas e outros.

Anomalias de número

As anomalias de número são a agenesia renal e a duplicação renal.

A agenesia renal unilateral é relativamente frequente (1:500), não levando em geral à repercussão clínica importante. O rim remanescente pode ser hipertrófico e pode haver associação com artéria umbilical única e malformação genital, que é comum especialmente no sexo masculino. A agenesia renal bilateral é rara (0,8:1.000) e incompatível com a vida devido à hipoplasia pulmonar secundária à falta de líquido amniótico (sequência de Potter). O quadro ultrassonográfico é o de anâmnio (ausência de líquido amniótico), não se identificando as lojas renais e a bexiga. Devemos atentar para a possibilidade de confundir as imagens das glândulas suprarrenais (que são frequentemente vistas nesta patologia) com a presença dos rins. Por vezes, é necessário recorrer à amnioinfusão para melhor caracterizar o quadro, especialmente quando a conduta proposta for a interrupção judicial da gestação.

A duplicação renal é comum, sendo mais frequentemente vista no corte longitudinal. Podem ser vistos dois rins homolaterais, múltiplos cálices aglomerados ou somente uma duplicação piélica e ureteral. A ureterocele, por vezes identificada na bexiga, é bastante frequente nesta eventualidade. Rim supranumerário com seu próprio ureter é raro. Seu reconhecimento é importante para a profilaxia infecciosa.

Anomalias de fusão

O rim em ferradura é comum (1:600), sendo identificado pela fusão dos dois rins por ponte parenquimatosa. Às vezes são necessários cortes ultrassonográficos mais baixos, pois há frequente ectopia em direção caudal. Há predisposição à infecção urinária e à nefrolitíase.

Anomalias de posição

A ectopia renal pode ser uni ou bilateral, com o rim se apresentando em posição mais baixa e com seu hilo voltado mais anteriormente. Em alguns casos o rim pode se encontrar na pelve fetal, sua posição primitiva. Quando ambos os

CAPÍTULO DEZ

Trato Urinário

rins se situam na pelve, a sua fusão é comum (rim em panqueca). Em casos raros, essas massas podem ascender no trajeto normal de um dos rins carregando o outro consigo e formando massa unilateral fundida denominada ectopia renal cruzada. O rim pélvico unilateral deve ser pesquisado quando se encontra uma loja renal vazia. Ao contrário da agenesia renal, não há hipertrofia compensatória do rim contralateral. Malformações genitais podem estar associadas.

ANORMALIDADES CÍSTICAS

Rins multicísticos

Podem ser unilaterais ou bilaterais, sendo que em urologia praticamente só se observam as formas unilaterais. Os rins multicísticos apresentam-se ao ultrassom como múltiplas imagens circulares que não se comunicam entre si, tomando toda a extensão renal, sem parênquima normal restante (sem diferenciação corticomedular) e sem imagem do bacinete, fazendo diferencial com a hidronefrose nas formas associadas com dilatação (rara).

A dopplervelocimetria de artéria renal apresenta fluxo ausente nestes casos. A obtenção de cariótipo fetal deve ser indicada porém é rara a associação aneuploidia fetal rim multicístico isolado. A ausência de líquido amniótico e a bilateralidade da lesão indicam prognóstico letal.

Rins policísticos tipo infantil

O quadro típico é de presença de grandes rins hiperecogênicos com perda da diferenciação corticomedular, geralmente na ausência de líquido amniótico e sem a visualização da bexiga. O prognóstico é invariavelmente mau, sendo letal quando o líquido amniótico está ausente já em idades gestacionais precoces. Os que apresentam alguma quantidade de líquido amniótico podem sobreviver no período neonatal e evoluem com insuficiência renal progressiva. O diagnóstico é dirigido pela existência de antecedentes na familia, pois se trata de doença autossômica recessiva. Em 90% dos casos, o diagnóstico pré-natal é possível.

Rins policísticos de forma adulta

A policistose renal tipo adulto é raramente relatada no período pré-natal, tendo aspecto polimorfo. Geralmente observamos a presença de grandes cistos e, através do exame dos rins maternos, podemos encontrar a policistose renal típica, pois se trata de doença de herança autossômica dominante. A manifestação intrauterina, rara, é sinal de mau prognóstico em relação à evolução para insuficiência renal terminal.

OUTRAS MALFORMAÇÕES DO TRATO URINÁRIO

"Displasias" renais ao ultrassom — termo presuntivo e consagrado que não reflete necessariamente a displasia histológica, mas sim a disparidade da diferenciação corticomedular e a perda da espessura do parênquima vistos através do ultrassom.

Tumores renais — citamos o nefroma mesoblástico, que é benigno e cursa com aumento de líquido amniótico. No nefroblastoma encontramos massa renal hiperecogênica, às vezes com necrose e calcificações, fazendo diagnóstico diferencial com

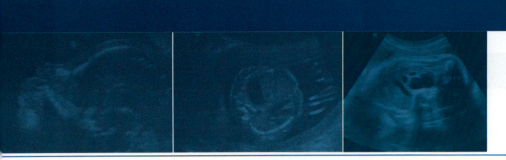

os tumores de suprarrenal, sendo característica a presença de nódulos hepáticos nestes últimos.

Síndromes com várias malformações — síndrome de Meckel-Gruber: polidactilia, encefalocele e displasia renal; síndrome de Zellweger: rins multicísticos, retração torácica, anomalias biliares de membros e dedos curtos; síndrome de Lawrence-Moon: obesidade, retardo mental acentuado, retinite pigmentar, hipoplasia renal com cistos na medular; e a esclerose tuberosa de Bourneville, com epilepsia, retardo mental, anomalias cutâneas (manchas acrômicas, adenoma sebáceo) e cistos renais.

Dilatações do trato urinário

As dilatações do trato urinário podem ser de causa obstrutiva ou não obstrutiva, e são as malformações nefrourológicas mais frequentes.

As causas não obstrutivas incluem a hipotonia pielocalicial (ou hidronefrose fisiológica), o refluxo vesicoureteral e ainda a síndrome *prune belly*. Esta última é caracterizada pela tríade: hipoplasia da musculatura medial abdominal (com frouxidão de parede abdominal), criptorquidia e dilatação do trato urinário (hidronefrose, megadolicoureter e megabexiga com paredes laxas).

As malformações obstrutivas do trato urinário podem ser classificadas segundo a topografia da obstrução em altas, médias ou baixas.

A) **Obstruções altas**: as obstruções altas se caracterizam pelo aumento do bacinete e dos cálices, sem aumento subjacente dos ureteres e bexiga de aspecto normal. O contorno renal é geralmente preservado. É necessário colocar em evidência a presença da estrutura geral do rim, com bacinetes, cálices e parênquima, o que diferencia as hidronefroses dos rins císticos. O oligoâmnio é infrequente, assim como as malformações associadas. O diagnóstico diferencial com causas não obstrutivas, como a hipotonia pielocalicial e o refluxo, deve ser lembrado. Dilatações da pelve renal menores que 15 mm com parênquima normal raramente apresentam repercussão pós-natal significativa, embora um seguimento pré-natal ultrassonográfico mensal e uma investigação pós-natal sejam indispensáveis.

B) **Obstruções médias**: as obstruções médias podem representar estenose da junção ureterovesical e devem ser diferenciadas do refluxo vesicoureteral (não obstrutivo). Seu diagnóstico é baseado na presença de uma bexiga de aspecto normal com dilatação dos ureteres, que geralmente se apresentam como uma série de imagens císticas em degrau entre os rins e a bexiga, e esta imagem é às vezes tão importante que pode dar o aspecto de falso trabeculamento em razão do caráter contornado e sinuoso do ureter. O bacinete do rim correspondente não está necessariamente dilatado. Algumas destas imagens podem, quando mais discretas, não ser encontradas ao nascimento, e fazem pensar em fenômenos às vezes transitórios. O comprometimento uni ou bilateral tem frequência igual. Muitos casos são descobertos tardiamente, às vezes após 28 semanas. Não se deve negligenciar a possibilidade de malformações associadas. O oligoâmnio é encontrado em algumas formas bilaterais severas.

CAPÍTULO DEZ

Trato Urinário

C) **Obstruções baixas**: as obstruções baixas são caracterizadas pela presença de megabexiga com volume globalmente aumentado por vezes tão importante, que ocupa todo o abdome fetal empurrando o seu conteúdo. Por vezes o orifício uretral pode ser reconhecido como estrutura alongada, permeável e dilatada, em prolongamento com o colo vesical, constituindo o sinal da "fechadura". No entanto, a causa exata da obstrução é raramente reconhecida através do ultrassom, preferindo-se evitar diagnósticos específicos tais como "válvula de uretra posterior", já que várias entidades podem ser confundidas, como as estenoses parciais ou totais de uretra, as malformações cloacais, as malformações complexas de genitália ou mesmo a síndrome *prune belly*. A megabexiga pode ter diagnóstico bastante precoce e o aspecto inicial de uma dilatação simples da bexiga fetal pode evoluir após um período de observação com dilatações suprajacentes, hidronefrose ou uretero-hidronefrose, e em muitos casos vemos o aparecimento da bexiga chamada "de luta", com paredes espessadas e volume urinário reduzido. Nesta eventualidade, o oligoâmnio é a regra. Em alguns casos, pode-se ainda constatar o aparecimento de ascite urinária. O prognóstico na uropatia obstrutiva baixa é em geral grave, devido à hipoplasia pulmonar que se associa ao oligoâmnio, levando a uma elevada taxa de mortalidade. Intervenções pré-natais para aliviar a obstrução foram propostas, mas devem permanecer restritas ao ambiente de pesquisa porque os resultados ainda são desanimadores.

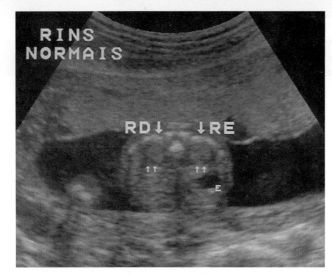

Fig. 10.1 — Corte transversal do abdome fetal no nível dos rins (setas) mostrando rim direito RD e rim esquerdo RE normais E = estômago fetal.

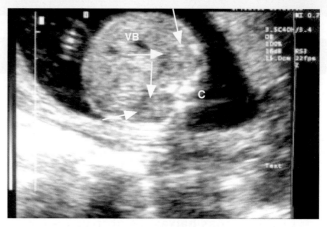

Fig. 10.2.1 — Corte transversal do abdome fetal evidenciando aspecto normal dos rins (setas) anterolateralmente à coluna vertebral (c), observando-se o parênquima com diferenciação corticomedular habitual e as pelves renais (vb = vesícula biliar).

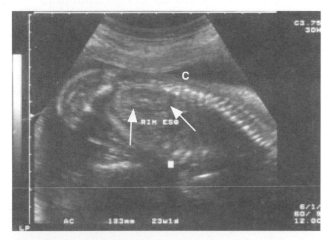

Fig. 10.2.2 — Aspecto longitudinal da loja renal esquerda (setas) em sua relação com a coluna vertebral (c).

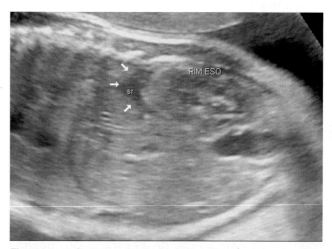

Fig. 10.3 — Corte longitudinal paramediano à esquerda onde observa-se rim esquerdo nromal (RIM ESQ) e onde se visibiliza a glândula suprarrenal normal (setas).

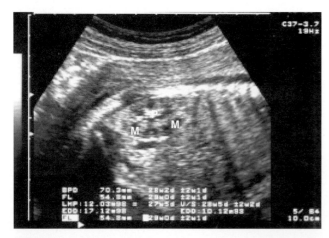

Fig. 10.4 — Corte longitudinal renal no nível mais lateral à figura anterior, onde se evidenciam nitidamente imagens circulares anecoicas correspondendo às pirâmides da camada medular (m) e à pelve renal (p).

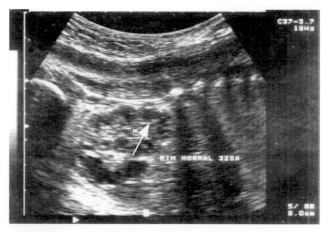

Fig. 10.5 — Corte longitudinal renal onde se nota nitidamente a diferenciação entre a cortical (c) e a medular (m, seta).

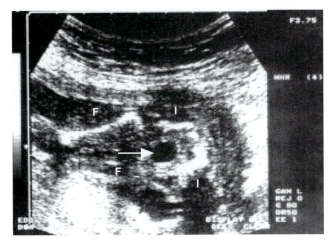

Fig. 10.6.1 — Corte transversal da pelve fetal mostrando a bexiga (seta) de aspecto normal delimitada pelos ossos ilíacos (i) e ossos femorais (f).

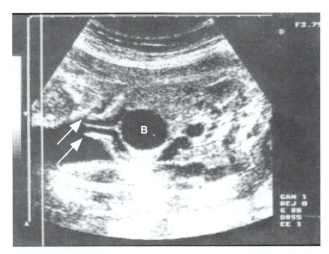

Fig. 10.6.2 — Corte transversal da pelve fetal evidenciando-se a bexiga(b) fetal de aspecto normal, com a bifurcação das duas artérias umbilicais (setas).

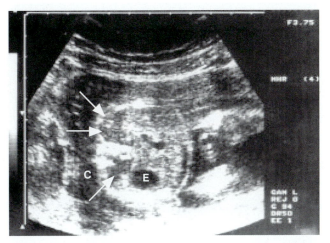

Fig. 10.7 — Corte transversal do abdome fetal no nível das suprarrenais (setas). Note-se sua relação com a coluna vertebral (c). A presença do estômago (e) ao mesmo nível de corte, mostra que o corte das suprarrenais é mais alto que o dos rins.

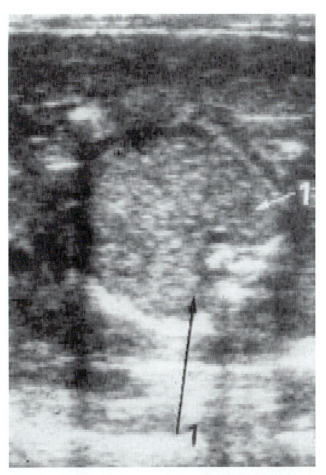

Fig. 10.8 — Corte transversal do abdome fetal mostrando lojas renais vazias em um caso de agenesia renal bilateral (Clichê cedido por M.C. Aubry).

CAPITULO 10 ■ TRATO URINÁRIO 149

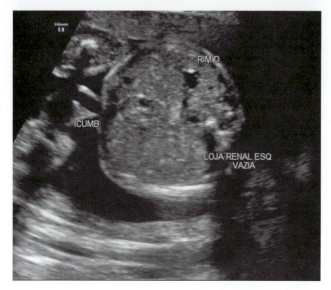

Fig. 10.9.1 — Corte transversal do abdome fetal no nivel das lojas renais mostrando loja renal esquerda vazia em casos de agenesia renal unilateral. Notar discreta hidronefrose em rim direito (rim d) mostrando uma certa vicariância do rim contralateral. CUMB = cordão umbilical.

Fig. 10.9.2 — À esquerda: corte coronal de lojas renais mostrando rim direito (rd) de aspecto normal (setas). À direita: loja renal esquerda vazia.

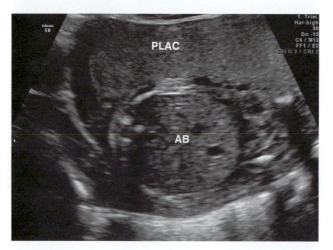

Fig. 10.10.1 — Corte transversal do abdome fetal no nivel das lojas renais em casos de agenesia renal bilateral, notar presença de anâmnio (PLAC = placenta, AB = Abdome).

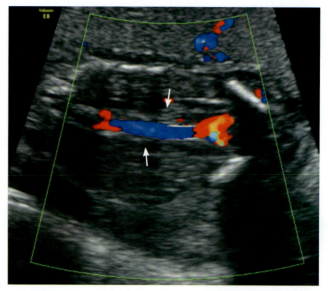

Fig. 10.10.2 — Mesmo caso da figura anterior de agenesia renal agora em corte longitudinal mostrando por meio do colo-doppler o trajeto da aorta e a ausência das artérias renais, em caso de agenesia renal bilateral.

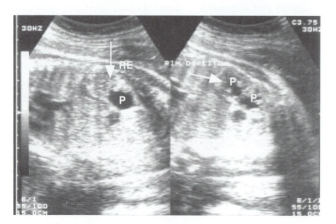

Fig. 10.11 — Corte longitudinal de lojas renais mostrando rim esquerdo (re) com discreta dilatação da pelve (p) e rim direito duplicado, em que se nota à direita presença de duas pelves (p).

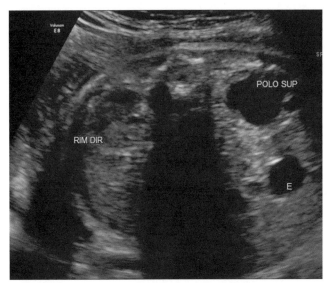

Fig. 10.12.1 — Em caso de duplicidade renal à esquerda notar dilatação do polo superior renal que abre-se em ureterocele na bexiga, rim direito normal RIM DIR, E = estômago.

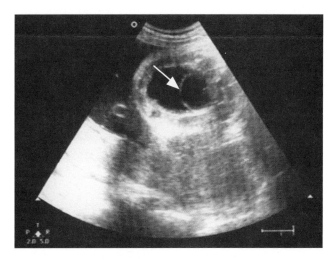

Fig. 10.12.2 — Corte transversal da pelve fetal no nível da bexiga que encontra-se cheia mostrando aspecto tipico de ureterocele (seta) em caso de duplicidade renal.

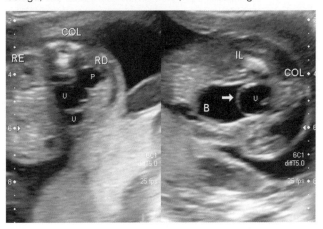

Fig. 10.12.3 — À esquerda em corte transversal nota-se em caso de duplicidade renal direita (RD) a dilatação da pelve do polo superior e a presença de dilatação ureteral (U). À direita corte transversal da bexiga fetal mostrando aspecto típico de ureterocele (seta, U)RE= rim esquerdo, B = bexiga fetal, IL osso ilíaco, COL = coluna fetal.

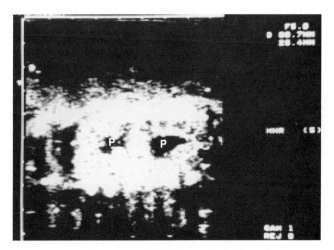

Fig. 10.13 — Aspecto longitudinal de rim fetal duplicado notando-se presença de duas pelves (P). Tal achado nos leva a procurar ureterocele vesical oriunda do polo superior.

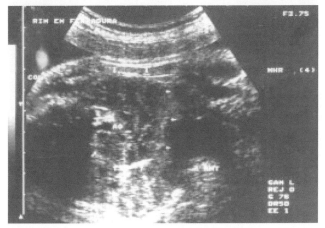

Fig. 10.14 — Corte transversal de abdome fetal mostrando rim em ferradura (setas) ao redor da aorta (AO) (COL = coluna; ANT = face anterior do abdome fetal).

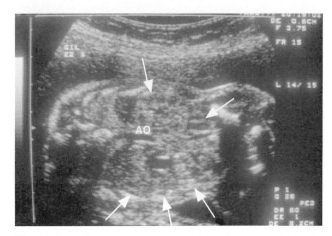

Fig. 10.15 — Corte transversal de abdome fetal de caso de rim em ferradura (setas). Notar que, para configurar a ferradura renal anterior, devemos obliquar o transdutor em direção caudal (AO = aorta em corte oblíquo).

CAPITULO 10 ■ TRATO URINÁRIO 151

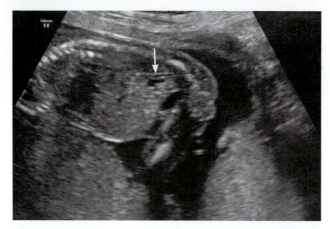

Fig. 10.16.1 — Corte longitudinal paramediano à esquerda onde se observa rim esquerdo anormalmente baixo (seta) em casos de ectopia renal à esquerda. Esquerda da figura= porção cranial do feto e coluna torácica e à direita da figura porção caudal do feto.

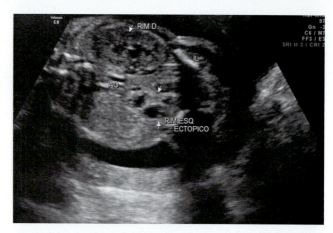

Fig. 10.16.2 — Corte coronal oblíquo de abdome fetal da figura anterior confirmando ectopia renal esquerda (rim esq estopico), mais caudal que o rim direito (seta, RIM D). Esq região cranial do feto com coluna e à direita região caudal com osso ilíaco.

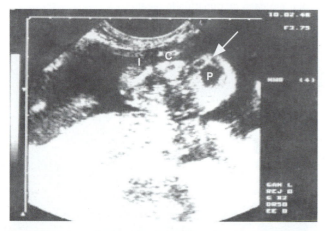

Fig. 10.16.3 — Corte transversal da pelve fetal notando-se presença de rim pélvico (seta). Note-se a pelve renal (p) na altura do osso ilíaco (I) (C = coluna).

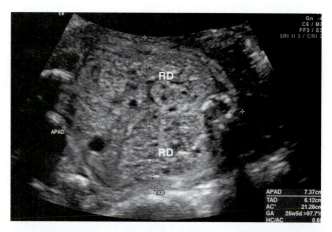

Fig. 10.17 — Corte transversal de rins displásticos (RD) em casos de síndrome de Meckel Gruber que se caracteriza por encefalocele, polidactilia e displasia renal. Notar volume renal aumentado e ausência de diferenciação cortical-medular.

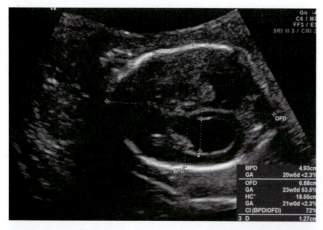

Fig. 10.18 — Diante da presença de rins hiperecogênicos e grandes deve-se procurar se há encefalocele aqui presente (OFD), por vezes acompanhada de dilatação ventricular cerebral (calipers).

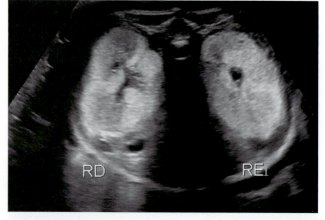

Fig. 10.19 — Corte transversal de abdome fetal no nível das lojas renais mostrando rins aumentados de volume hiperecogenicos mas mantendo um pouco de diurese observada pela presença de urina nas pelves renais que pode corresponder a rins policísticos forma infantil (autossômica recessiva, com caso índice às vezes presente ou consanguinidade) RD = rim direito, RE = rim esquerdo, pode ainda ser marcador de síndrome de Meckel Gruber, como na figura anterior.

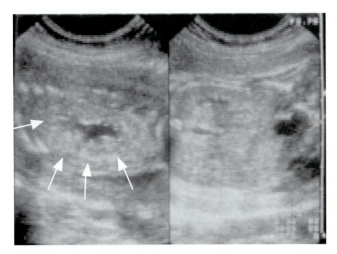

Fig. 10.20 — À esquerda: corte longitudinal de rim displásico (setas) com hiperecogenicidade do parênquima e perda da diferenciação corticomedular (setas). À direita: corte transversal mostrando rins aumentados ecogênicos sem diferencial corticomedular.

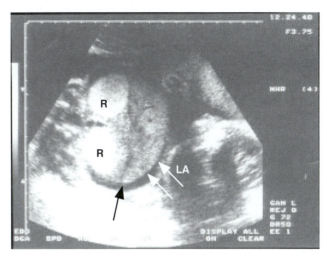

Fig. 10.21 — Corte transversal do abdome fetal mostrando rins hiperecogênicos (R), displásticos com presença de ascite (setas) e líquido normal (LA).

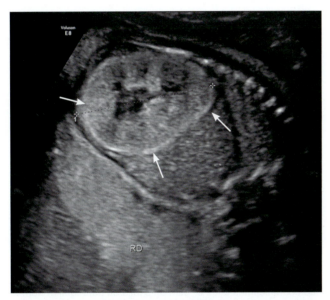

Fig. 10.22.1 — Corte longitudinal de abdome fetal que mostra a presença de rim aumentado de volume com perda da diferenciação cortical medular e presença de microcistos em caso de rim policístico forma infantil (setas).

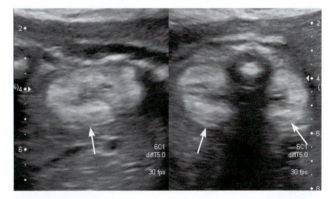

Fig. 10.22.2 — Cortes longitudinal (dir) e transversal (a esq) do mesmo caso da figura anterior onde pode-se ver melhor o aspecto hipercecogênico do parênquima renal bilateralmente (setas).

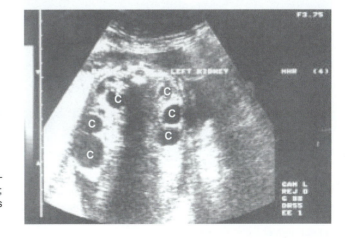

Fig. 10.23.1 — Corte transversal do abdome fetal evidenciando-se rins com displasia multicística bilateral (right = rim direito; left = rim esquerdo; r = coluna vertebral, c = cistos grandes não comunicantes típicos da patologia).

CAPITULO 10 ■ TRATO URINÁRIO 153

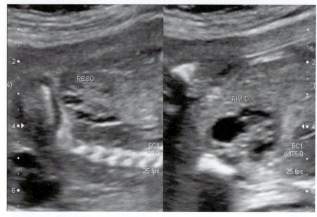

Fig. 10.23.2 — Feto de 21 semanas portador de rins multicísticos bilaterais em corte longitudinal oblíquo, notar a presença de anâmnio já que esta patologia ocorre em etapa pré-metanefons e não há parênquima renal normal funcionante, comportando-se como caso de agenesia renal bilateral o sequência de Potter. RESQ = rim esquerdo e RIMD = rim direito.

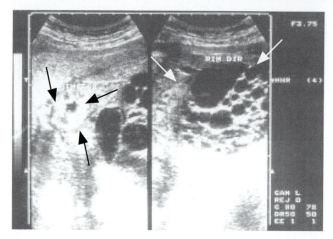

Fig. 10.24.1 — Corte transversal do abdome fetal que mostra rim esquerdo (à esquerda) de aspecto displásico (parênquima hiperecogênico e sem diferencial corticomedular) com dimensões reduzidas (setas pretas), enquanto o rim direito (à direita), de dimensões aumentadas, apresenta displasia renal multicística (setas brancas).

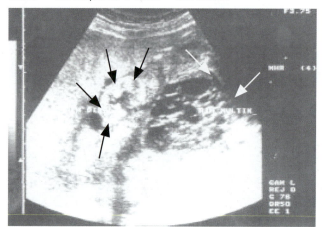

Fig. 10.24.2 — Corte longitudinal do mesmo caso da figura anterior. Note-se a diferença de tamanho e ecotextura entre o rim esquerdo, de aspecto displásico (rim disp – setas pretas), e o rim direito multicístico (rim multik – setas brancas).

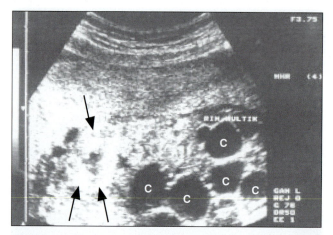

Fig. 10.24.3 — Corte transversal do mesmo caso anterior em maior aumento, evidenciando o aspecto do rim multicístico (rim multik), que se caracteriza por presença de massa polilobulada (C = cistos) com os lóbulos distribuídos de maneira anárquica, não comunicantes entre si, sem presença de parênquima normal restante. À esquerda, rim displásico (rim disp – setas pretas) onde os múltiplos cistos microscópicos conferem aspecto hiperecogênico ao ultrassom.

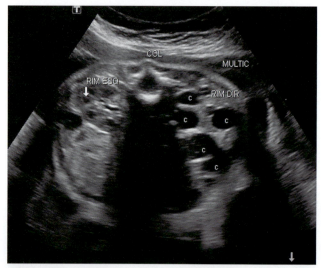

Fig. 10.24.4 — Corte transversal do abdome fetal em caos de rim multicístico unilateral (rim direito, MULIC) notar presença de cistos grandes não comunicantes entre si e sem parenquima renal normal entre eles, notar tambem presença de rim contralateral normal (seta, rim esquerdo).

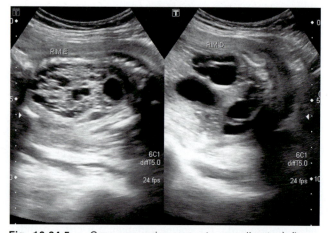

Fig. 10.24.5 — Caso em maior aumento semelhante à figura 10.23.2 mostrando rins multicísticos bilaterais com anâmnio.

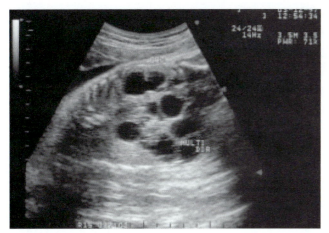

Fig. 10.26 — Corte transversal de abdome fetal evidenciando rim multicístico à direita.

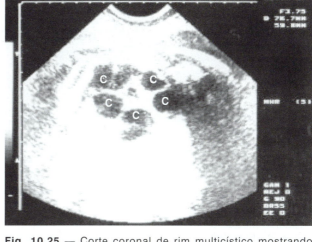

Fig. 10.25 — Corte coronal de rim multicístico mostrando múltiplos cistos macroscópicos (C), sem imagem do bacinete, que não se comunicam entre si, o que o faz diferencial com a hidronefrose nas formas associadas com dilatação.

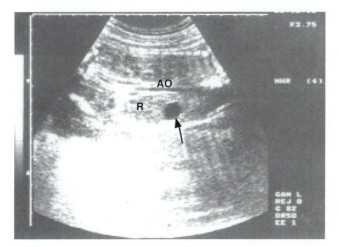

Fig. 10.27 — Corte longitudinal das lojas renais mostrando o rim esquerdo (RE), apresentando imagem cística no polo superior (cisto renal simples). R = rim esquerdo; AO = aorta.

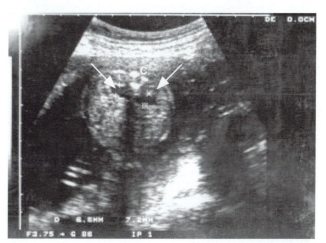

Fig. 10.28 — Corte transversal do abdome fetal mostrando hipotonia pielocalicial em feto de 20 semanas (setas). A medida da pelve renal deve ser feita sempre em corte transversal e no sentido anteroposterior (ver calipers – setas). Pelve renal esquerda = 6,6 mm. Pelve renal direita = 7,2 mm. C = coluna.

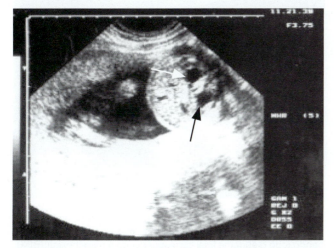

Fig. 10.29 — Dilatação piélica bilateral (setas). Corte transversal de abdome fetal em nível de lojas renais em feto de 21 semanas.

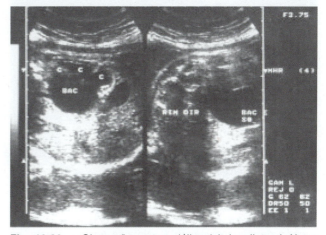

Fig. 10.30 — Obstrução ureteropiélica (alta) unilateral. Notar aspecto do bacinete e de cálices já evidentes à esquerda (C). Rim direito normal (BAC = bacinetes; C = cálices).

CAPITULO 10 ■ TRATO URINÁRIO   155

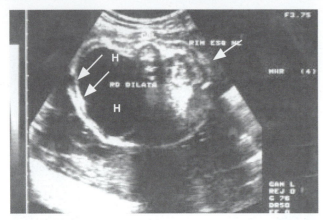

Fig. 10.31 — Corte transversal de caso de uropatia obstrutiva unilateral em que o rim esquerdo encontra-se normal, (rim esquerdo RE) e o rim direito (rd dilata) apresenta hidronefrose acentuada (H), ocupando praticamente todo o hemiabdome fetal direito com parênquima fino e linear (setas) (COL = coluna).

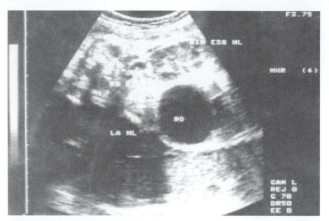

Fig. 10.32 — Corte longitudinal do mesmo caso da figura anterior apresentando dilatação unilateral direita. Apesar da marcada dilatação pielocalicial direita (RD) com afinamento de parênquima, o rim esquerdo normal (RIM ESQ NORM) e funcionante explica o líquido amniótico de volume normal (LA NL).

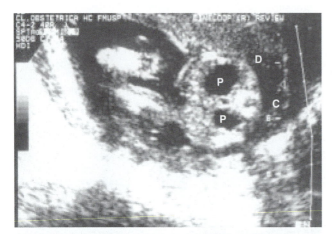

Fig. 10.33 — Corte transversal de abdome fetal mostrando pelves renais dilatadas (P) com líquido amniótico de volume normal. Note-se que a dilatação, neste caso, é mais importante à direita (C = coluna; E = esquerda; D = direita).

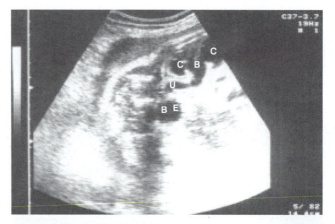

Fig. 10.34 — Corte longitudinal paramediano de abdome fetal evidenciando bexiga (BE) de aspecto normal e rim hidronefrótico onde se visualiza ureter (U) dilatado em todo o seu trajeto (C = cálices; B = bacinete).

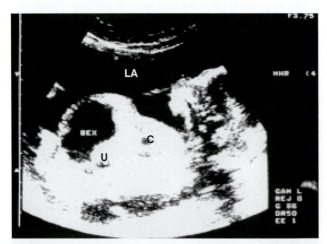

Fig. 10.35.1 — Corte sagital mediano fetal mostrando acentuada distensão abdominal em relação ao tórax (C = coração) à custa de megabexiga (BEX). Note-se posteriormente, na bexiga, imagens saculares anecogênicas correspondendo a megadolicoureter (U). Notar líquido amniótico (LA) normal. Prune-Belly síndrome.

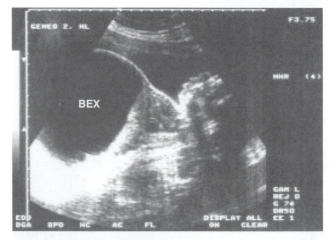

Fig. 10.35.2 — Em outro caso com corte semelhante ao da figura anterior, nota-se novamente volumosa massa anecogênica ocupando todo o abdome fetal correspondendo à megabexiga (BEX).

156 ATLAS DE ULTRASSOM FETAL ■ NORMAL E MALFORMAÇÕES

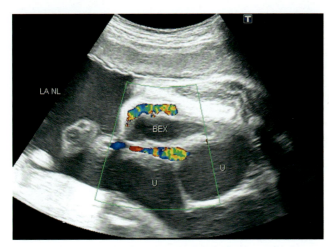

Fig. 10.35.3 — Por vezes, nos casos de refluxo vesicoureteral bilateral com megadolicoureter pode-se lançar mão do Doppler colorido para diferenciar casos de Prune Belly fetal, nota-se nesta figura a bexiga pequena e normal assim como a quantidade de líquido falando a favor de JUV.

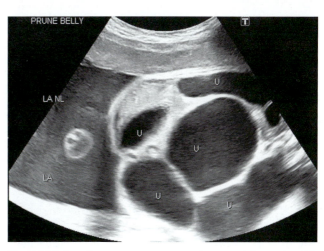

Fig. 10.35.4 — Por vezes a presença de megadolicoureter (U) no seio de líquido normal ou mesmo aumentado e megabexiga nos leva ao diagnóstico de Prune Belly fetal.

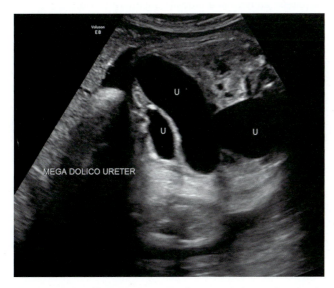

Fig. 10.35.5 — Mesmo caso da figura anterior evidenciando ureteres dilatados. É possível ver que a imagem anecoica do ureter por vezes se alonga ou pode dar aspecto de empilhamento. U = ureter.

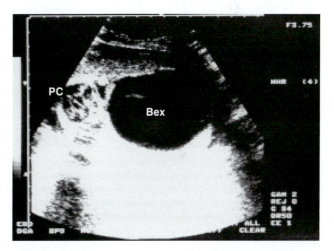

Fig. 10.36 — Corte transversal de abdome fetal em caso de válvula de uretra posterior. Notar megabexiga que chega a atingir 3 a 4 vezes o tamanho do polo cefálico (pc) e ausência de líquido amniótico.

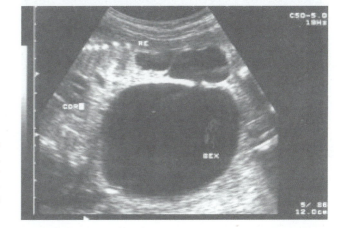

Fig. 10.37.1 — Corte longitudinal de abdome fetal em caso de uropatia obstrutiva baixa, evidenciando-se megabexiga (bex), rim esquerdo (re) com dilatação pielocalicial importante e parênquima afinado (setas). Esta massa estende-se até o diafragma. Devido à ausência de líquido amniótico, é comum a ocorrência de hipoplasia pulmonar associada (cor = coração).

CAPITULO 10 ■ TRATO URINÁRIO 157

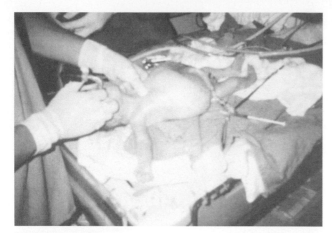

Fig. 10.37.2 — Aspecto de recém-nascido com válvula de uretra posterior apresentando abdome distendido com aspecto de ameixa (*prune-belly like*).

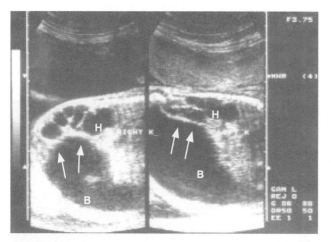

Fig. 10.38.2 — Corte longitudinal das lojas renais direita (right k) e esquerda (left k), mostrando parênquima afilado e hiperecogênico com perda do diferencial corticomedular, chamado de displasia renal ao ultrassom (setas). Novamente, nota-se presença de megabexiga (B) (H = hidronefrose).

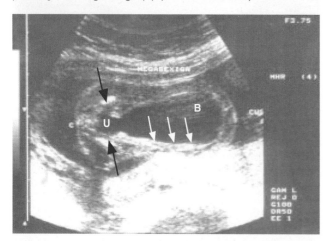

Fig. 10.39 — Corte transversal oblíquo de pelve fetal mostrando megabexiga (B) com formato alongado e paredes espessadas (setas brancas), notando-se dilatação de uretra (U) proximal (sinal da fechadura), o que sugere obstrução no nível uretral. Notem-se os ossos ilíacos (setas azuis), a coluna vertebral (C) e a inserção abdominal do cordão umbilical (CU).

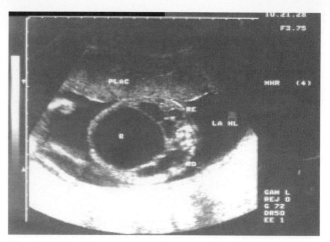

Fig. 10.38.1 — Corte transversal de pelve fetal em caso de uropatia obstrutiva baixa mostrando bexiga de aspecto dilatado (B), hidronefrose bilateral com afilamento do parênquima (RE = rim esquerdo; rd-rim direito) e líquido amniótico dentro dos limites da normalidade (LA NL). Este caso corresponde ao verdadeiro *prune belly*, ou seja, feto masculino com ectopia *testis*, flacidez da parede abdominal e uropatia obstrutiva símile.

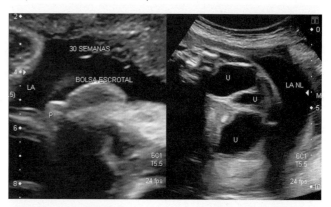

Fig. 10.38.3 — Caso semelhante ao da figura anterior onde observa-se à esquerda bolsa testicular vazia, ou seja sem os testículos tópicos (bolsa testicular), nota-se a direita presença de dilatação ureteral e líquido normal em caso então de Prune Belly fetal. U = ureter, LA = líquido amniótico.

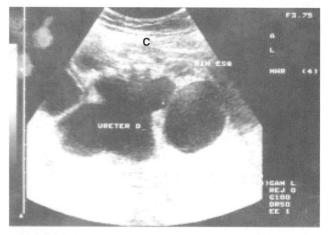

Fig. 10.40 — Corte transversal de abdome fetal mostrando uretero-hidronefrose bilateral com acentuado megadolicoureter (ureter D) (C = coluna vertebral).

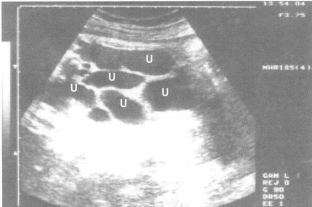

Fig. 10.41 — Aspecto de moedas empilhadas em caso de megadolicoureter bilateral (U).

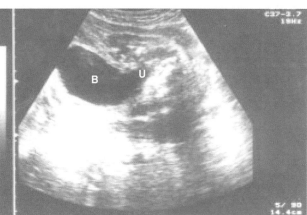

Fig. 10.42 — Corte longitudinal mediano de pelve fetal em caso semelhante ao da Fig. 6.39 mostrando megabexiga com colo vesical dilatado (U).

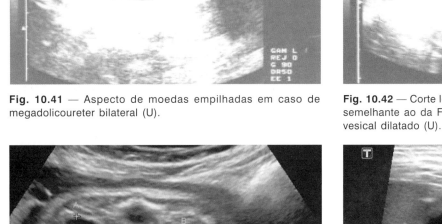

Fig. 10.43.1 — Corte transversal de lojas renais fetais mostrando hidronefrose bilateral e a técnica de medida da pelve renal correta (calipers).

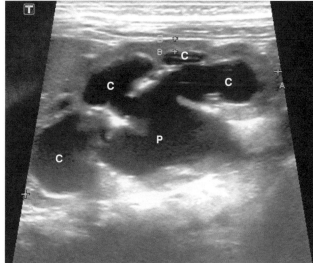

Fig. 10.43.2 — Corte longitudinal para mediano mostrando um dos rins do caso da figura anterior onde observa-se dilatação dos grupamentos caliciais principais e secundários (C) caracterizando hidronefrose grau III, (P = peve renal).

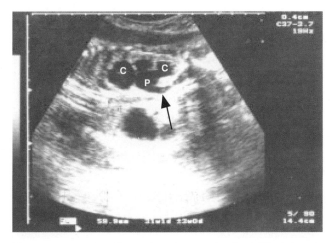

Fig. 10.43.3 — A individualização da pelve fetal (P) já é mais difícil juntando-se aos cálices (C) e apresentando dilatação evidente do trajeto inicial do ureter (seta).

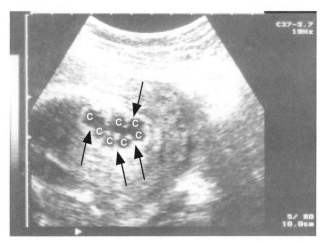

Fig. 10.43.4 — Hidronefrose mais acentuada onde todo o conjunto de cálices (C) já se encontra dilatado e o parênquima hiperecogênico sem diferencial corticomedular (seta).

CAPITULO 10 ■ TRATO URINÁRIO

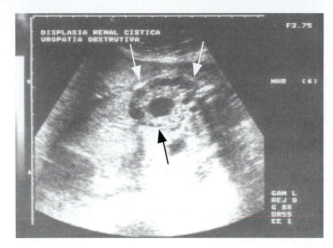

Fig. 10.43.5 — Rim de aspecto displásico (sem diferenciação corticomedular) e presença de cistos no parênquima (setas).

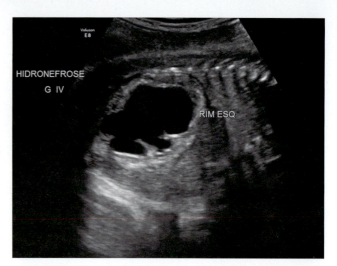

Fig. 10.43.6 — Corte longitudinal paramediano a esquerda mostrando rim esq (RIM ESQ) com hidronefrose grau IV, notar parênquima renal afilado e cálices bem dilatados a praticamente apagados.

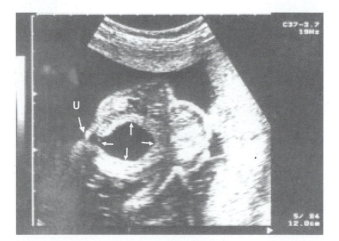

Fig. 10.44.1 — Corte transversal da pelve fetal mostrando bexiga pouco dilatada, porém já com paredes espessadas caracterizando a bexiga de luta (setas brancas). Note-se, ainda, o prolongamento da bexiga em direção à uretra dilatada (U).

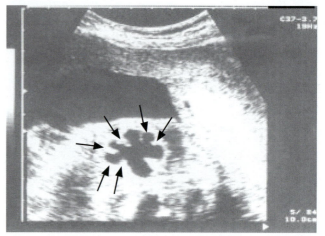

Fig. 10.44.2 — Ainda no mesmo caso das figuras anteriores, nota-se em corte coronal de loja renal importante dilatação pielocalicial, porém com perda da diferenciação corticomedular (rim displásico).

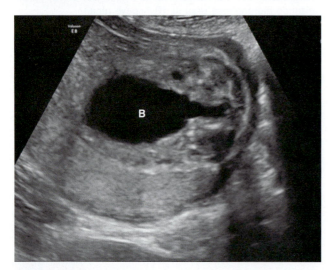

Fig. 10.45.1 — Aspecto típico de bexiga fetal em forma de raquete (B), em casos de válvula de uretra posterior ou obstrução urinária baixa.

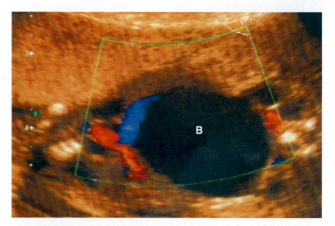

Fig. 10.45.2 — Outro caso de válvula de uretra posterior mostrando anâmnio e a bexiga fetal dilatada (B), com o auxílio do Doppler percebe-se as artérias umbilicais circundando a megabexiga.

160   ATLAS DE ULTRASSOM FETAL ■ NORMAL E MALFORMAÇÕES

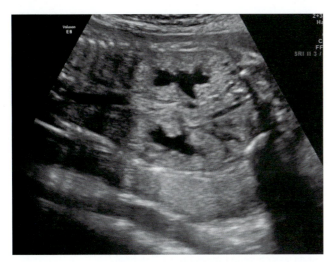

Fig. 10.45.3 — Mesmo caso da figura 10.45.1 de válvula de uretra mostrando aspecto dos rins já hiperecognicos e com hidronefrose moderada, pois tardiamente nestes casos já não há mais produção de urina. Oberva-se anamnio que é um dos pilares do diagnóstico diferencial do Prune Belly fetal.

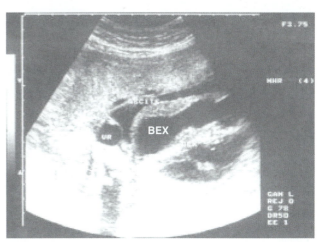

Fig. 10.46.1 — Corte transversal de pelve fetal onde se verifica a presença de bexiga (BEX) de paredes espessadas associada à ascite urinária (ascite). Nota-se, ainda, existência de ureter dilatado (UR).

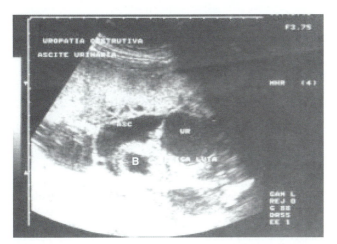

Fig. 10.46.2 — Válvula de uretra posterior com ascite urinária. Notar bexiga pequena com paredes espessadas (bexiga de luta) e líquido amniótico ausente (ASC = ascite; UR = ureter; B = bexiga).

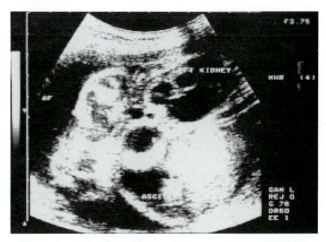

Fig. 10.46.3 — Corte longitudinal baixo do abdome demonstrando a bexiga de luta (*bladder*), rim esquerdo hidronefrótico (*left kidney*) com ascite urinária (*ascitis*). Notar líquido amniótico ainda presente, mostrando a complexidade da patologia urinária obstrutiva no feto.

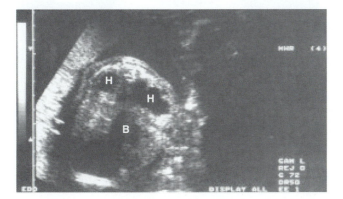

Fig. 10.47.1 — Malformação complexa em feto feminino com seio urogenital e fístula vesicouterina que se apresentou como uropatia obstrutiva baixa. Corte transversal oblíquo de abdome fetal evidenciando hidronefrose bilateral (h) com megabexiga (b) em feto do sexo feminino.

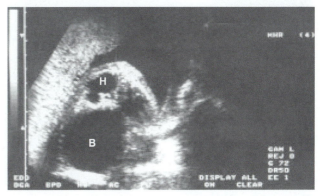

Fig. 10.47.2 — Malformação complexa em feto feminino com seio urogenital e fístula vesicouterina que se apresentou como uropatia obstrutiva baixa. Corte no nível inferior ao anterior, mostrando novamente os rins com dilatação pielocalicial importante (H) e evidenciando melhor a megabexiga (B).

CAPITULO 10 ■ TRATO URINÁRIO

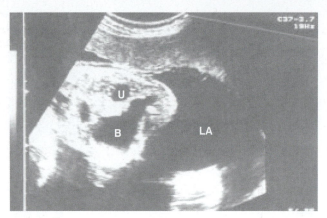

Fig. 10.47.3 — Malformação complexa em feto feminino com seio urogenital e fístula vesicouterina que se apresentou como uropatia obstrutiva baixa. Corte longitudinal baixo de abdome fetal apresentando bexiga dilatada (B) e ureter visível (U). Há presença de líquido amniótico normal (LA). No contexto de sexo feminino com esta apresentação, deve-se pensar em malformação urogenital.

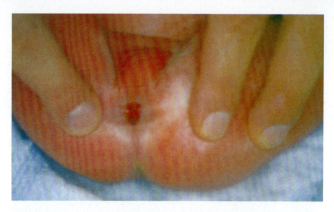

Fig. 10.47.4 — Aspecto pós-natal do caso das figuras anteriores no qual foi identificada malformação de genitália com presença de seio urogenital, explicando a obstrução urinária baixa. A fístula vesicouterina explicou o LA normal.

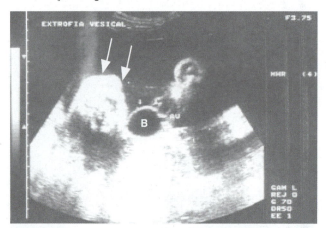

Fig. 10.48.1 — Corte transversal de pelve fetal no qual se caracteriza defeito extenso da parede abdominal baixa, com eventração das vísceras (setas brancas) e exposição da bexiga fetal (B) ao líquido amniótico. Notar a artéria uterina (AU) justaposta à bexiga.

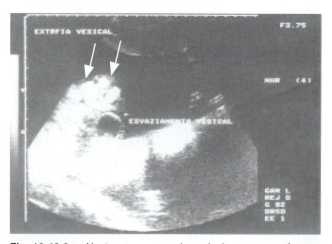

Fig. 10.48.2 — Neste caso, a parede vesical se encontra íntegra e a bexiga pode ser identificada (seta branca), ao contrário da extrofia vesical, na qual o defeito afeta a parede vesical e a bexiga não é identificável ao ultrassom. Este achado leva a se pensar em causa mecânica para a malformação; a espera do esvaziamento vesical (seta branca) confirma tratar-se da bexiga eventrada no líquido amniótico.

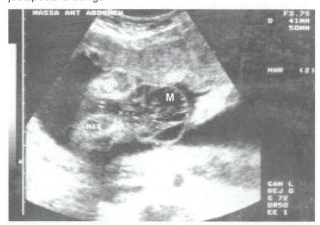

Fig. 10.49.1 — Corte transversal da pelve fetal identificando-se massa heterogênea (calipers) em topografia anterior no nível da bexiga. Trata-se de extrofia vesical. O diagnóstico diferencial com onfalocele pura foi afastado pela ausência de identificação da imagem vesical (M = massa) (MID e MIE = membros inferiores direito e esquerdo).

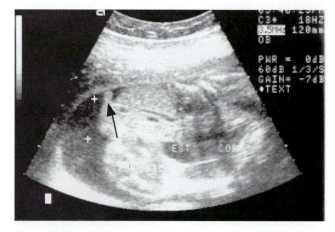

Fig. 10.49.2 — Mesmo caso de extrofia vesical da figura anterior em corte longitudinal obliquo onde se identifica pênis rudimentar (seta preta) e massa extrofiada do abdome (setas brancas). Ainda neste corte, não se evidencia bexiga fetal. (EST = estômago; COR = coração).

162 ATLAS DE ULTRASSOM FETAL ■ NORMAL E MALFORMAÇÕES

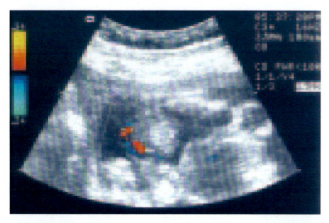

Fig. 10.49.3 — A pesquisa com Doppler colorido confirma o caminho das duas artérias umbilicais volteando a massa que contém a bexiga extrofiada.

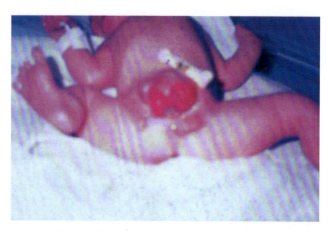

Fig. 10.49.4 — Recém-nascido do caso da figura anterior mostrando extrofia vesical.

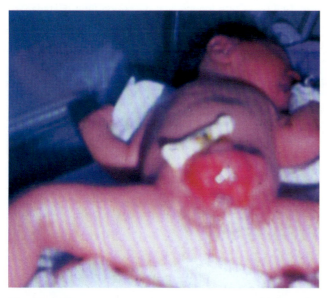

Fig. 10.49.5 — Mesmo recém-nascido da figura anterior em tomada mais próxima onde pode ser evidenciado o cordão umbilical em topografia normal, o que afasta a hipótese de onfalocele associada.

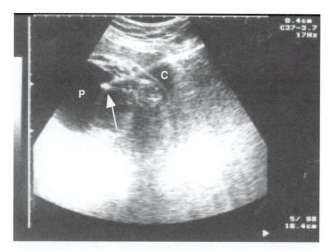

Fig. 10.50 — Corte transversal de abdome fetal mostrando agulha (setas pretas) dentro de pelve renal dilatada (P) em exemplo de coleta urinaria fetal (C = coluna em transversal).

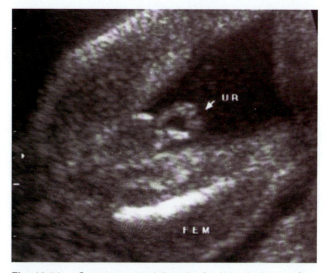

Fig. 10.51 — Corte transvesal da pelve fetal no nivel do períneo onde se observa pênis com uretra peniana dilatada em caso de megalouretra. Esses casos podem cursar com obstrução urinária e por vezes reversíveis.

CAPITULO 10 ■ TRATO URINÁRIO   163

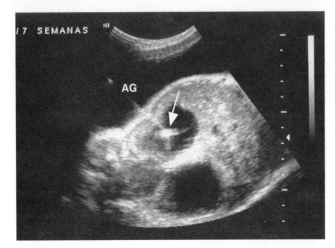

Fig. 10.52 — Corte longitudinal de abdome fetal em caso de hidronefrose bilateral onde observa-se a agulha na pelve superior da figura para coleta de urina fetal. Essa deve ser feita na pelve menos dilatada e preconiza-se punções seriadas (cada dois dias para melhor avaliação da bioquímica urinária).

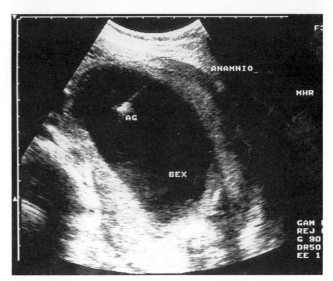

Fig. 10.53 — Corte longitudinal de bexiga fetal dilatada, em caso de válvula de uretra mostrando agulha inserida na bexiga para a coleta de urina fetal. Observar a presença de anâmnio.

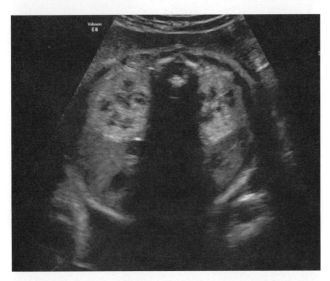

Fig. 10.54.1 — Corte transversal das lojas renais fetais mostrando o aspecto anormalmente ecogênico do parênquima renal mas com medular anormalmente bem visível dando aspecto cístico.

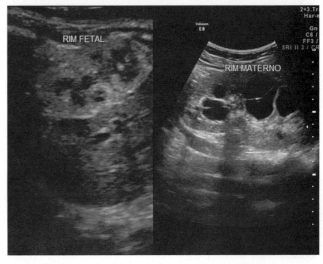

Fig. 10.54.2 — Mesmo caso da figura anterior onde a mãe é portadora de rins policísticos forma adulta mostrando à esquerda rim fetal e à direita os rim materno com alteração cistica tipica da doença. Lembrar que a herança é autossômica dominante e a doença é de aparecimento tardio, sendo raros os casos observados no período fetal.

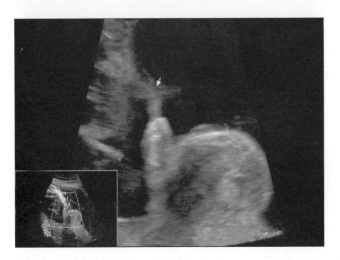

Fig. 10.55 — Corte longitudinal de genital fetal tipo masculino mostrando diurese fetal por fluxo ecogênico em ponta do pênis fetal (seta).

164 ATLAS DE ULTRASSOM FETAL ■ NORMAL E MALFORMAÇÕES

CAPÍTULO ONZE

Genital

CAPÍTULO ONZE

Genital

O diagnóstico do sexo fetal tem melhor acurácia com o avançar da gestação. A morfologia da genitália é a mesma para ambos os sexos até a 11ª semana, diferenciando-se até a 14ª semana pela ação hormonal no tubérculo genital, o que torna impossível a certeza quanto ao sexo fetal através do ultrassom antes da 11ª semana.

Trabalhos recentes mostram a possibilidade de cerca de 80% no diagnóstico do sexo fetal na 13ª semana, observando-se a posição do apêndice genital. O diagnóstico de certeza é realizado a partir da 15ª semana.

A rotina do diagnóstico do sexo fetal deve, como todo exame ultrassonográfico morfológico fetal, respeitar a técnica adequada de cortes dirigidos, evitando-se o erro no diagnóstico, que em relação ao sexo fetal não é incomum. O erro no diagnóstico do sexo fetal pode não interferir no prognóstico, porém traz grande constrangimento aos pais e ao ultrassonografista. Condições adversas durante o exame, como idade gestacional precoce, posição fetal, volume do líquido amniótico diminuído e paciente obesa podem interferir no diagnóstico.

O sexo masculino é diagnosticado em cortes transversais e longitudinais do períneo, sendo os primeiros paralelos aos dois fêmures, observando-se o pênis e a bolsa escrotal, que se mostra arredondada e ecogênica, sendo possível após a 29ª semana a visibilização dos testículos no seu interior.

O sexo feminino, respeitando-se o mesmo corte descrito anteriormente, caracteriza-se pela visibilização dos grandes lábios e seu limite com os pequenos lábios representado por duas linhas paralelas ecogênicas.

A dificuldade na definição da genitália externa faz suspeitar de genitália ambígua, que pode ser originada de alterações hormonais como a hiperplasia congênita da suprarrenal, o pseudo-hermafroditismo e o hermafroditismo verdadeiro. Entretanto, a definição de ambiguidade genital por meio do ultrassom constitui um dos diagnósticos mais difíceis em morfologia fetal.

Outras anomalias, no sexo masculino, podem ser identificadas através do exame ultrassonográfico, como:

Ectopia testicular: diagnosticada após a 34ª semana, podendo ser achado isolado ou associado a várias síndromes, como as trissomias do 21, 13 e 18 e a síndrome *prune belly*.

Hipospádia: posicionamento do meato uretral em posição anômala, sendo o diagnóstico possível ao ultrassom pela imagem do pênis pequeno, acotovelado, e pela não visualização do canal uretral. O diagnóstico pré-natal é difícil, podendo estar associado a outras alterações do trato urinário em 2% a 10% dos casos.

Hidrocele: não tem significado patológico quando isolada, podendo se acentuar em fetos hidrópicos.

Nos fetos do sexo feminino destaca-se o diagnóstico de cisto ovariano, caracterizando-se por imagem anecoica em abdome inferior fetal, lateralmente à imagem vesical, de ecogenicidade normalmente hipoecoica, podendo apresentar-se com conteúdo ecogênico ou debrís, tendo como diagnósticos diferenciais cisto de úraco e mesentérico, dilatação de alças intestinais e atresia duodenal.

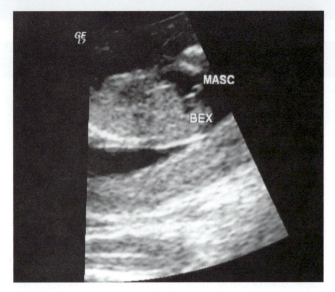

Fig. 11.1 — Corte sagital mediano em feto de 13 sem e 2 dias mostrando sexo masculino normal, este é o corte certo para obter-se o apêndice genital no primeiro trimestre e inferir o sexo fetal. Atinge-se 100% de acerto com ccn de 75 ou mais mm.

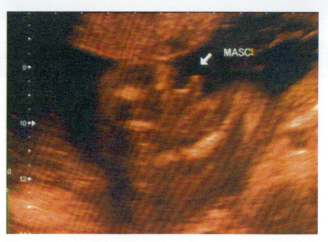

Fig. 11.2.3 — Após o corte transversal da figura anterior pode-se obter um corte transvesal oblíquo para observar a bolsa testicular e o pênis (seta).

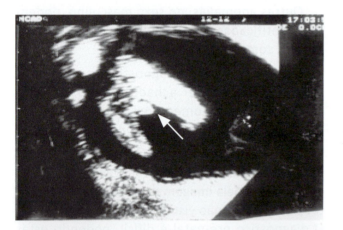

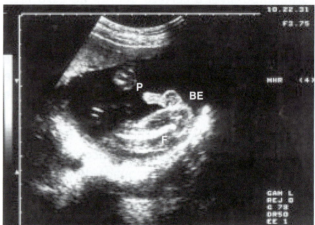

Fig. 11.2.4 — Ereção do pênis fetal com 25 semanas (P = pênis; BE = bolsa escrotal; F = fêmur).

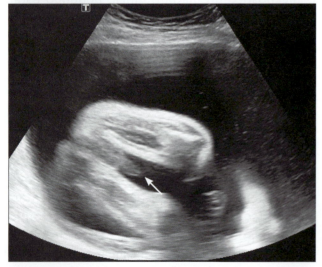

Figs. 11.2.1 e 11.2.2 — Corte transversal baixo do perinie mostrando genitália fetal do tipo masculino habitual (seta).

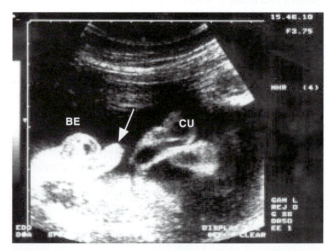

Fig. 11.3.1 — Genitália masculina fetal com hidrocele fisiológica (BE = bolsa escrotal; Pênis – seta; CU = cordão umbilical na proximidade do genital).

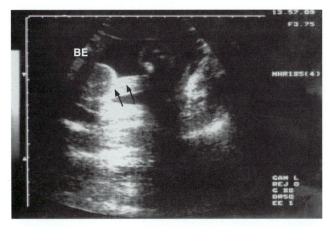

Fig. 11.3.2 — Genitália masculina evidenciando a uretra peniana (setas).

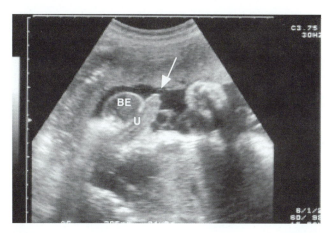

Fig. 11.4.1 — Aspecto típico da genitália externa masculina (pênis – seta; BE = bolsa escrotal; U = uretra).

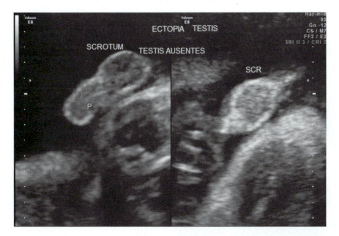

Fig. 11.4.2 — Cortes longitudinal à esquerda e coronal à direita do eprineo fetal em caso de ectopia testis, notar escrotum anormalmente pequeno pela ausência dos testículos esses casos são marcadores de *prune belly* fetal quando acompnahdos de dilatação renal, de outro modo são ocasionais e deve ser avisado para o pediatra para acompanhamento.

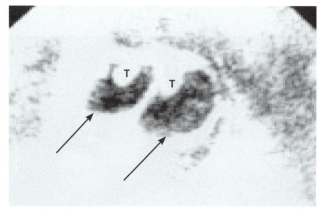

Fig. 11.5 — Hidrocele fetal (setas). Notar testículos tópicos (t).

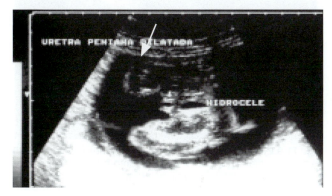

Fig. 11.6 — Hidrocele fetal e uretra peniana dilatada (seta).

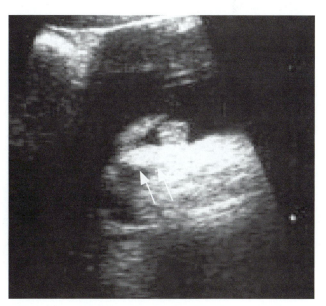

Fig. 11.7.1 — Genitália ambígua que, por meio de exame clínico pós-natal, identificou-se como hipospádia (setas).

CAPÍTULO 11 ■ GENITAL   169

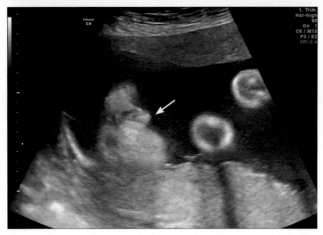

Fig. 11.7.2 — Corte transversal baixo do perineo fetal em caso de genitália ambígua, desta vez uma hipertrofia de clitóris com 26 e 4 dias.

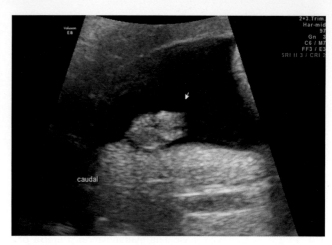

Fig. 11.7.3 — Corte transversal baixo de períneo fetal com 31 sem e 4 dias mostrando hipospadia fetal (seta).

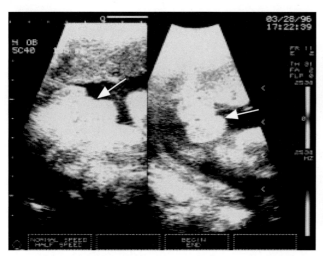

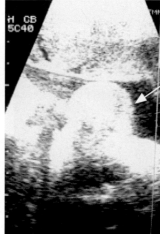

Figs. 11.8.1 e 11.8.2 — Genitália ambígua (setas) em feto com cariótipo XY.

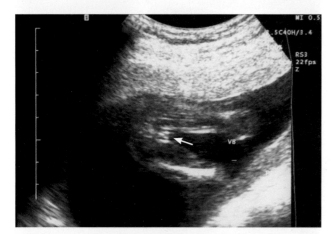

Fig. 11.9.1 — Corte transversal baixo do períneo fetal usado no segundo trimetre para identificar o sexo fetal, aqui sexo feminino normal (seta). vb= joelho fetal.

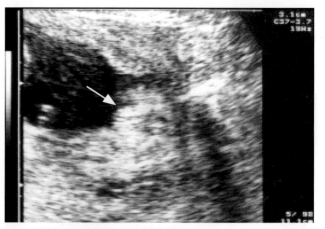

Fig. 11.9.2 — Mesmo corte da figura anterior em feto de 20 sem e dois dias agora em maior aumento e tangencial ao perineo mostrando genitalia feminina normal (fem). Notar aspecto típico de um tridente sem o dente do meio e com cabo curto que corresponde ao introito vulvar. Os traços paralelos como um sinal de igual correpondem aos pequenos lábios da vulva que são bem econgênicos nesta fase.

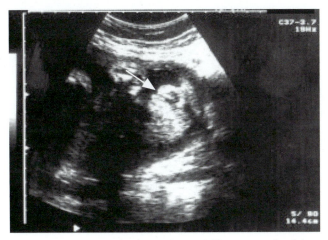

Fig. 11.9.3 — Aspecto típico da genitália externa feminina. (Fig. 11.9.1 — 12 semanas e 5 dias; 11.9.2 — 16 semanas; 11.9.3 — 23 semanas).

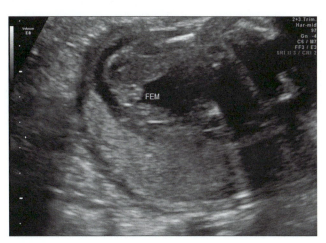

Fig. 11.9.4 — Corte coronal clássico, porém com joelhos juntos. Observa-se hiato anecoico típico de genitália feminina (seta) em feto com 19 semanas. NAD = nádegas.

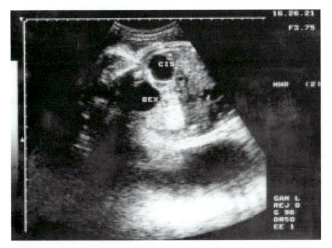

Fig. 11.10.1 — Aspecto típico de cisto de ovário fetal (C) em corte oblíquo (BEX = bexiga; CIS = cisto).

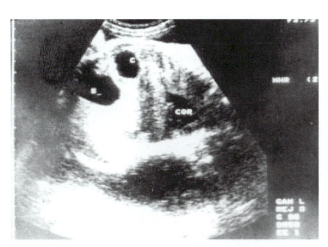

Fig. 11.10.2 — Cisto de ovário (c) em corte longitudinal paramediano esquerdo (B = bexiga; COR = coração).

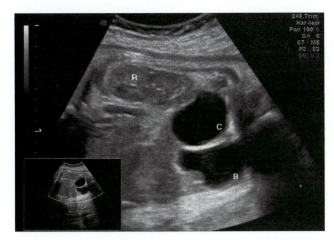

Fig. 11.10.3 — Mesmo corte da figura anterior mostrando cisto de ovário em maior aumento. B bexiga, Rim esquerdo, C = cisto de ovário.

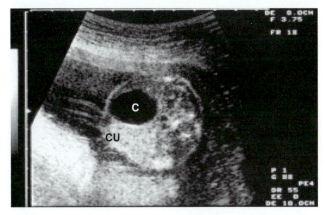

Fig. 11.10.4 — Corte transversal do abdome fetal mostrando cisto de ovário (C). Notar desvio da linha média e posição elevada em relação à inserção do cordão umbilical, diferenciando-o da bexiga. CU = inserção do cordão.

CAPÍTULO 11 ■ GENITAL   171

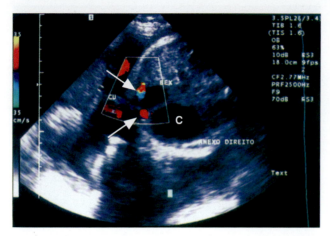

Fig. 11.10.5 — Corte transversal do abdome fetal diferenciando cisto do ovário com bexiga fetal pela presença das duas artérias umbilicais (setas) pelo Doppler colorido (CU = cordão umbilical; BEX = bexiga; C = cisto ovariano).

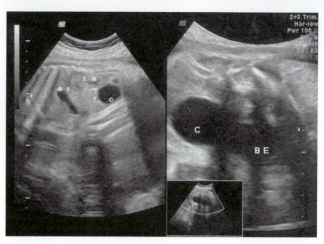

Fig. 11.11.1 — Corte longitudinal paramediano à esquerda e transversal à direita mostrando imagem de cisto de ovario. Importante ver a topografia lateral em relação à bexiga e observar que o feto seja de sexo feminino. Es =-, estomago, c = cisto re = rim esquerdo e be = bexiga.

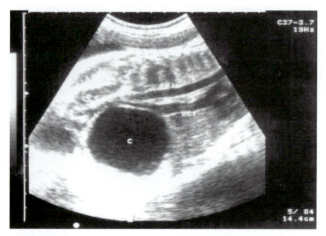

Fig. 11.11.2 — Corte coronal do abdome fetal mostrando cisto de ovário (C), aorta (AO), veia cava inferior (VC).

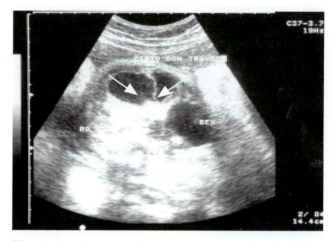

Fig. 11.12 — Cisto de ovário septado (setas). Rim direito (RD) e bexiga (BEX).

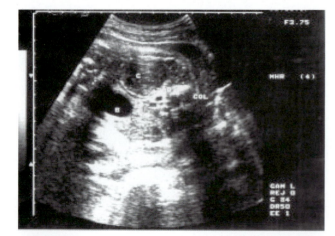

Fig. 11.13.1 — Corte transversal de abdome fetal demonstrando a bexiga (B), aorta (Ao), coluna (COL) e cisto de ovário (C) com conteúdo denso.

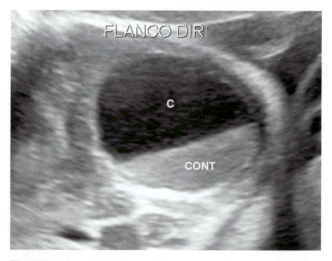

Fig. 11.13.2 — Por vezes o cisto ovariano fetal tem conteúdo misto com conteúdo espesso acumulado na parte baixa do cisto (C = cisto, e CONT = conteúdo espesso).

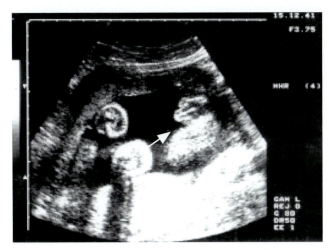

Fig. 11.14 — Corte coronal da genitália externa feminina mostrando discreta hipertrofia do clitóris (seta), com antecedente familiar de hiperplasia congênita da suprarrenal.

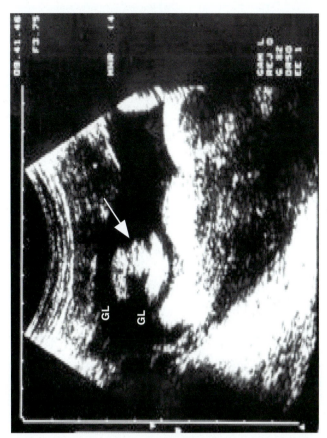

Fig. 11.15.1 — Corte coronal da genitália externa feminina mostrando hipertrofia isolada do clitóris (seta branca) e grandes lábios (GL) anormalmente afastados em contexto de hiperplasia congênita da suprarrenal.

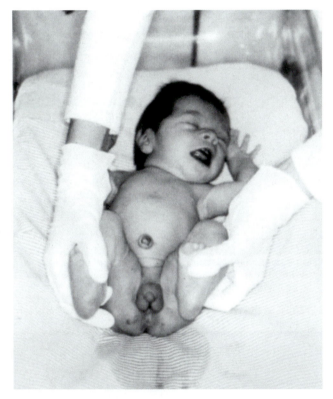

Fig. 11.15.2 — Foto do RN do caso anterior com genitália ambígua (hipertrofia do clitóris) em caso de hiperplasia congênita de suprarrenal.

CAPÍTULO 11 ■ GENITAL 173

CAPÍTULO DOZE

Esqueleto e Membros

CAPÍTULO DOZE

Esqueleto e Membros

A avaliação ultrassonográfico do esqueleto fetal inicia-se pela correta avaliação da idade gestacional, levando-se em conta exames precoces e a avaliação da biometria no atual exame. A biometria dos ossos longos através de normogramas para as diferentes idades gestacionais é de extrema importância para a certeza diagnóstica de acometimento esquelético.

A suspeita de alteração esquelética é feita, na maioria das vezes, durante a biometria ou a análise morfológica rotineira do concepto em paciente sem risco particular. Outras vezes, o estudo é direcionado para este diagnóstico pela história pregressa ou achados de malformações em outros órgãos (ex.: alterações do SNC).

O período ideal para a melhor avaliação óssea fetal é entre 16 e 24 semanas de gestação; porém, quando há risco para alterações esqueléticas a avaliação óssea pode ser realizada a partir da 13ª semana de gestação. É importante a análise das medidas dos ossos longos no terceiro trimestre, já que para uma boa parte das osteocondrodisplasias as alterações ósseas são mais bem evidenciadas em idades gestacionais mais tardias.

No estudo dos ossos devem ser analisados:

a) Alterações de número como a ausência de um membro ou segmento deste, bem como a presença de ossos supranumerários (ex.: polidactilia).

b) Seu posicionamento (ex.: pé torto, mãos mal posicionadas).

c) Sua forma.

d) Comprimento.

e) Mineralização óssea.

f) Movimentação dos membros.

g) Detalhes como o perfil, a análise detalhada do crânio, face, da coluna em todos os seus segmentos e do tórax, observando suas dimensões e proporcionalidade em relação à área cardíaca e ao abdome.

O estudo das anomalias esqueléticas certamente está entre os mais complexos pelo grande número de doenças passíveis de diagnóstico, constituindo um dos capítulos mais difíceis do diagnóstico pré-natal.

Os dois principais grupos de patologias são as osteocondrodisplasias, advindas de herança autossômica dominante ou recessiva, e as disostoses, resultantes de exposição a substâncias teratogênicas (ex.: talidomida, fenitoína, diabetes).

Na distinção dos vários tipos de disostoses, as anomalias são classificadas de acordo com o grau de comprometimento do membro. Denomina-se amelia a ausência de uma ou duas extremidades. Diz-se que há meromelia se apenas as mãos e os pés estão presentes.

Na avaliação das osteocondrodisplasias, quando todo o membro encontra-se curto diz-se que há micromelia. Quando o segmento acometido é o proximal, a denominação é rizomelia; do intermediário, mesomelia, e do distal, acromelia.

A polidactilia é verificada com muito mais frequência na borda cubital do membro superior ou no lado fibular em corte plantar do pé fetal, podendo fazer parte de quadro sindrômico e sendo classificada no grupo das anomalias apendiculares, juntamente com a sindactilia (denominação dada para a fusão dos dedos ou artelhos) e da clinodactilia, que corresponde ao desvio do eixo dos dedos.

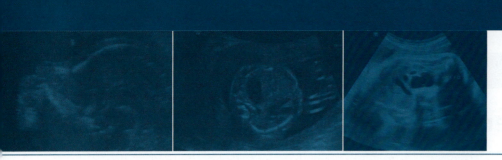

No estudo das alterações esqueléticas, outros aspectos, além dos já citados, devem ser levados em conta na tentativa da classificação da anomalia encontrada e sua letalidade, como os que se seguem:

Grau de encurtamento do membro e forma do osso — Nas anomalias letais, o membro é muitas vezes bem diminuto. A avaliação da dimensão do fêmur é o melhor parâmetro para distinguir as malformações ósseas mais comuns. O osso curto e às vezes em forma de cabo de telefone pode ser característica da displasia camptomélica. O encurtamento do membro, proporcional ou não, é um parâmetro importante na distinção entre as displasias esqueléticas, nas quais há desproporção, e o retardo de crescimento intrauterino, que se apresenta com encurtamento proporcional.

Anatomia do tórax — O encurtamento, o estreitamento do tórax com cardiomegalia relativa e a presença de fraturas de arcos costais são aspectos importantes na determinação da letalidade.

Avaliação dos normogramas para a biometria óssea em relação à idade gestacional — o estudo das circunferências da cabeça, do tórax e do abdome pode ser útil no diagnóstico da macrocrania, de tórax estreito de hipertelorismo etc. A relação fêmur/pé é parâmetro importante na suspeita de fêmur curto isolado.

Avaliação de outros órgãos — A presença de cardiopatia é importante para o prognóstico e a possibilidade de ser um quadro sindrômico, assim como a avaliação da face, sendo que boa parte dos fetos com defeitos faciais tem algum tipo de anomalia esquelética.

Avaliação do líquido amniótico — A presença de poliidrâmnio é o achado mais comum nas displasias esqueléticas. O oligoâmnio pode estar associado a outras anomalias que cursam com alterações esqueléticas como a síndrome da banda amniótica.

A avaliação da mineralização óssea é dada pela ecogenicidade do osso ao ultrassom e pela homogeneidade da imagem óssea (ausência de fraturas), onde por vezes evidenciamos calos ósseos. Estes parâmetros são mais bem-estudados pela radiografia do conteúdo uterino que é realizada preferencialmente a partir da 32ª semana de gestação.

A idade gestacional no diagnóstico é outro aspecto importante para determinar a letalidade, visto que as anomalias letais são diagnosticadas mais precocemente.

As displasias esqueléticas letais mais frequentes são:

Displasia tanatofórica — considerada a mais frequente das displasias esqueléticas letais, com a ocorrência estimada em 1:4.000 a 1:15.000 nascimentos. Caracteriza-se ultrassonograficamente pela redução acentuada dos ossos longos com predomínio rizomélico, encurvamento e alargamento de ossos longos, crânio em "trevo", hidrocefalia, macrocrania, corpos vertebrais achatados, "platispondilia".

Osteogênese imperfeita — caracterizada por distúrbio na síntese do colágeno, apresenta múltiplas fraturas. É subdividida em três grupos (tipos I, II, III), sendo o subtipo II o mais frequentemente

CAPÍTULO DOZE

Esqueleto e Membros

diagnosticado no período pré-natal, tendo como achados ultrassonográficos micromelia, com encurvamento importante dos ossos longos, hipomineralização múltipla difusa e fraturas múltiplas, cujo diagnóstico no feto é dado pela presença de calos ósseos evidenciados em ossos longos e costelas fetais (aspecto heterogêneo do osso com áreas hipo e hiperecoicas ao longo do osso, conferindo-lhe um aspecto granulado).

No grupo das não letais e das patologias que podem ser individualizadas, a acondroplasia é a mais frequente, sendo caracterizada pela rizomelia moderada, macrocrania, bossa frontal proeminente, cifose toracolombar, lordose exagerada do segmento coccígeo e mãos em aspecto tridente. A discrepância entre o diâmetro biparietal e o comprimento femoral, particularmente no terceiro trimestre, é o achado ultrassonográfico mais frequente no diagnóstico pré-natal.

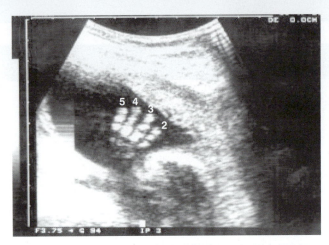

Fig. 12.1.1 — Corte longitudinal da mão considerando quatro dedos (2, 3, 4 e 5) com as falanges normais. Notar que frequentemente, em especial em idades gestacionais mais avançadas, o polegar se encontra em outro plano de corte, sendo visto no mesmo plano dos outros dedos somente em fetos com a mão espalmada.

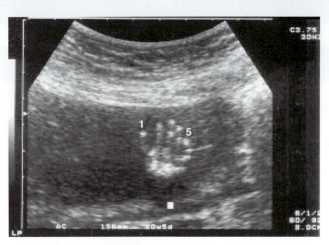

Fig. 12.1.2 — Clinodactilia: quinto dedo curto (5) com desvio do seu eixo (1 = polegar).

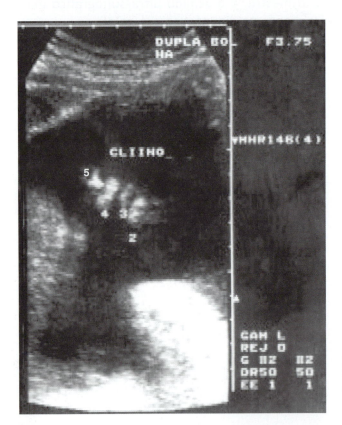

Fig. 12.1.3 — Corte longitudinal da mão apresentando clinodactilia do quinto dedo (5), cuja falange distal acavalga o quarto dedo (4) (2 e 3 = indicador e dedo médio).

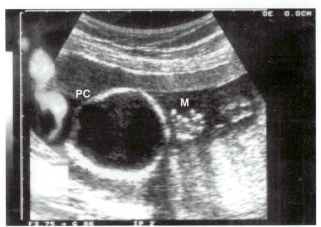

Fig. 12.2.1 — Mão (M) ao lado do polo cefálico (PC). Observa-se o malposicionamento, mão em garra com acavalgamento dos dígitos.

180 ATLAS DE ULTRASSOM FETAL ■ NORMAL E MALFORMAÇÕES

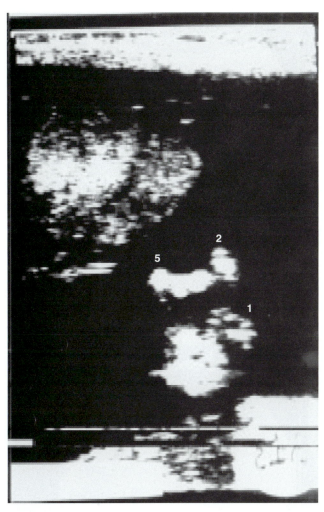

Fig. 12.2.2 — Dedos malposicionados, mão em garra (acavalgamento do quinto dedo sobre o quarto dedo e do segundo dedo sobre o terceiro), achado típico da trissomia do 18.

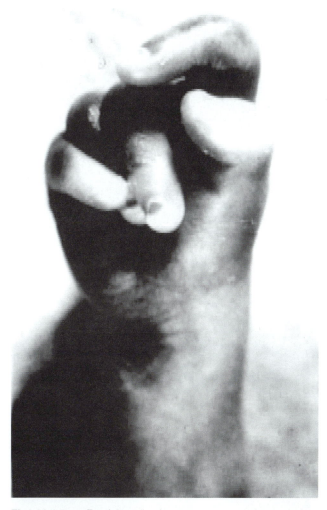

Fig. 12.2.3 — Foto da mão da peça correspondente ao feto da figura anterior.

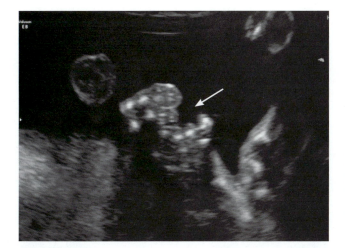

Fig. 12.2.4 — Figura 12.2.4 Corte coronal de mãos em gestação de 25 semanas onde evidenciamos mãos crispadas, isto é, com acavalgamento anormal dos dígitos uns sobre os outros. Mãos crispadas ou em garra (seta).

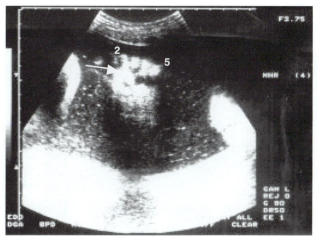

Fig. 12.3 — Polegar que se encontra em contato com a palma da mão – polegar aduto (seta) em caso de hidrocefalia ligada ao X (Bicker Adams) (2 e 5 = indicador e dedo mínimo).

CAPITULO 12 ■ ESQUELETO E MEMBROS 181

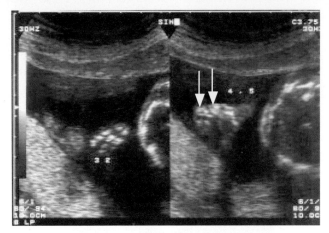

Fig. 12.4 — Sindactilia do quarto e quinto dedos da mão (setas).

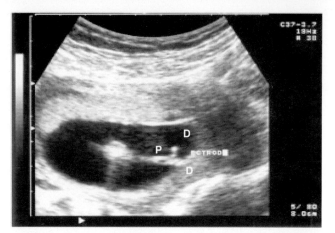

Fig. 12.5.1 — Ectrodactilia, observada em corte longitudinal do braço. Ossos do punho (P) e dedos ectrodáctilos (D) em feto de 12 semanas e 4 dias.

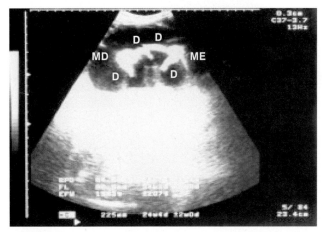

Fig. 12.5.2 — Ectrodactilia: mãos direita e esquerda (MD, ME) com apenas dois dígitos (D) ectrodáctilos. Idade = 1.756d.

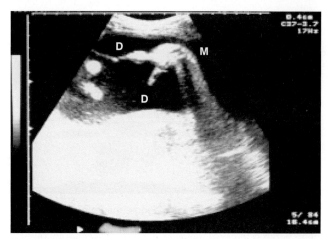

Fig. 12.5.3 — Mesmo caso da figura anterior, em maior aumento (M = mão; D = dígitos ectrodáctilos).

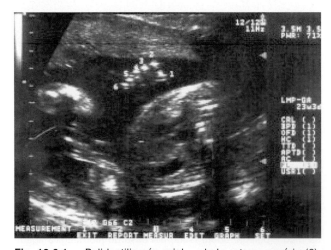

Fig. 12.6.1 — Polidactilia pós-axial — dedo extranumerário (6), em prolongamento da borda ulnar.

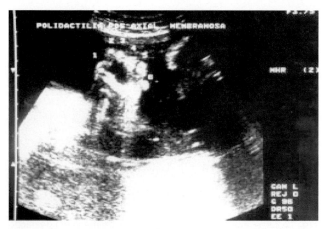

Fig. 12.6.2 — Polidactilia pós-axial membranosa. Observar imagem ecogênica circular correspondente ao apêndice do sexto dedo (6) no bordo ulnar da mão (1, 2, 3, 4 e 5 = dedos normais).

182 ATLAS DE ULTRASSOM FETAL ■ NORMAL E MALFORMAÇÕES

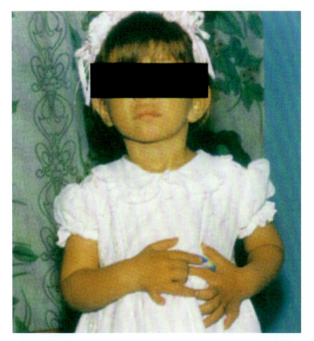

Fig. 12.6.3 — Foto de criança com polidactilia bilateral em mãos.

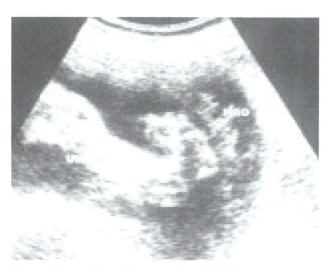

Fig. 12.7.1 — Malposicionamento da mão com antebraço extremamente curto e braço normal (úmero), em contexto de agenesia de rádio.

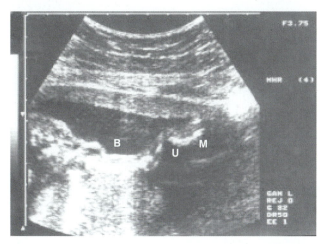

Fig. 12.7.2 — Corte longitudinal de membro superior fetal com antebraço curto, braço (B) e mão (M) normais em caso de agenesia radial (U = ulna).

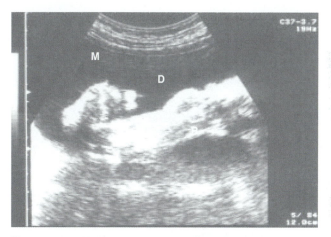

Fig. 12.7.3 — Malposicionamento da mão (M) com braço normal (B) em caso de agenesia do rádio (D = inserção umeral do deltóide).

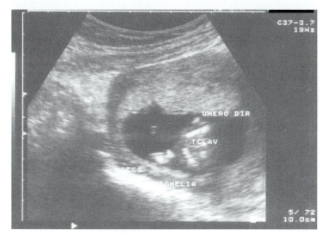

Fig. 12.8.1 — Focomelia do membro superior esquerdo.

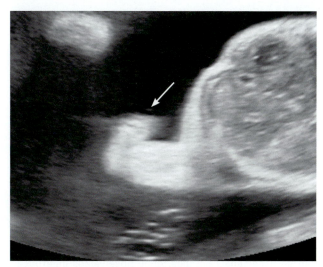

Fig. 12.8.2 — Outro caso de focomelia de membro superior fetal agora em maior aumento (seta).

CAPITULO 12 ■ ESQUELETO E MEMBROS 183

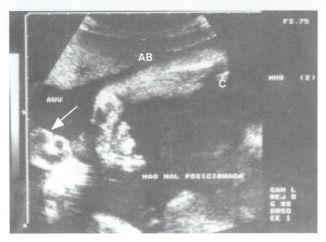
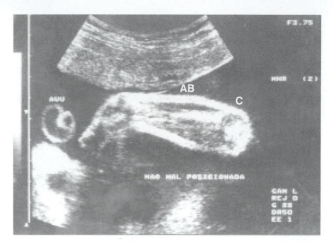

Figs. 12.9.1 e 12.9.2 — Mãos malposicionadas. Notar aspecto diferente do caso de agenesia do rádio, já que aqui o antebraço tem comprimento normal (AB = antebraço; C = cotovelo). Artéria umbilical única associada (AUU — seta).

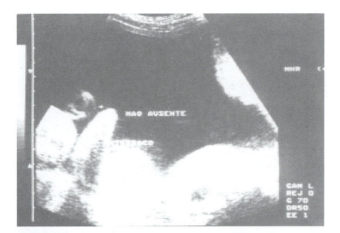

Fig. 12.10.1 — Ausência de mão. O antebraço termina abruptamente em corte longitudinal.

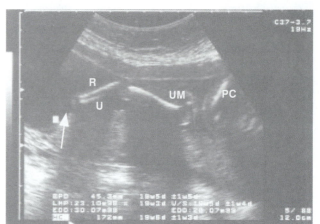
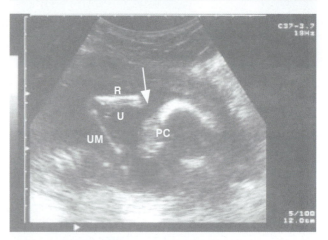

Figs. 12.10.2 e 12.10.3 — Corte longitudinal de membro superior com úmero (UM), rádio (R) e ulna (U), porém com ausência da mão (quadrado branco). Na Fig. 12.10.3, o antebraço encontra-se fletido. Setas = mão ausente; PC = polo cefálico.

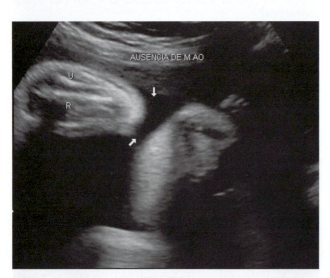

Figs. 12.10.4 — Corte longitudinal de membro superior de feto de 31 semanas e 2 dias, onde observamos interrupção abrupta do antebraço (setas) em caso de ausência de mão. Ulna (U), Rádio (R).

184 ATLAS DE ULTRASSOM FETAL ■ NORMAL E MALFORMAÇÕES

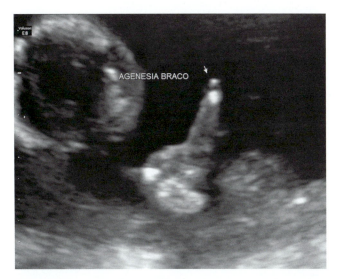

Fig. 12.10.5 — Corte longitudinal de membro superior de feto com 16 semanas e 2 dias de idade gestacional evidenciando agenesia de antebraço. Notar porção óssea puntiforme do início do antebraço ausente (seta).

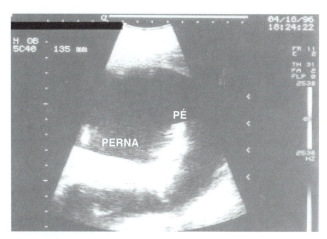

Fig. 12.11.1 — Corte longitudinal da perna com posicionamento normal do pé a 90° com os ossos longos da perna.

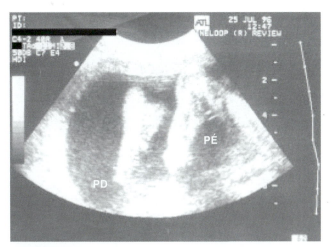

Fig. 12.11.2 — Corte sagital mostrando posicionamento normal dos pés direito (PD) e esquerdo (PÉ) em relação aos ossos da perna.

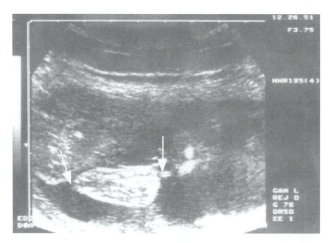

Fig. 12.11.3 — Corte plantar do pé visibilizando-se o calcanhar e o hálux entre as setas. Este é o corte usado para a medida do comprimento do pé.

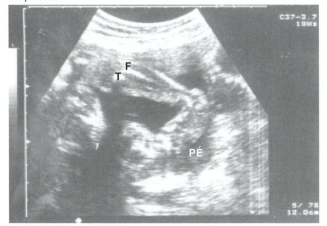

Fig. 12.12.1 — Pés tortos congênitos. Notar as região plantar do pé (PE) observada em mesmo corte sagital da perna (F = Fíbula; T = Tíbia).

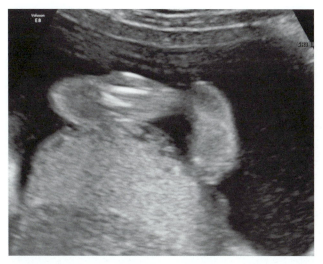

Fig. 12.12.2 — Outro caso de pé fetal malposicionando onde observa-se planta do pé vísivel no mesmo corte onde se vê uma porção da tíbia e da fíbula em corte longitudinal. Esse aspecto não é visto quando não há pé varo equíneo.

CAPITULO 12 ■ ESQUELETO E MEMBROS 185

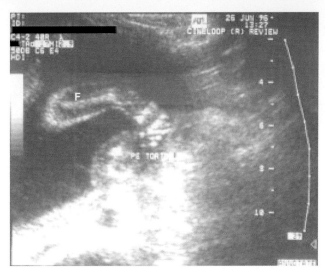

Fig. 12.12.3 — Pés tortos congênitos. Notar as regiões plantares dos pés observadas em mesmo corte sagital da perna (F = Fíbula; T = Tíbia).

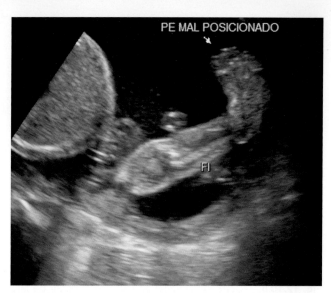

Fig. 12.12.4 — Corte longitudinal da perna fetal em gestação de 26 semanas e 5 dias, onde observamos o mal posicionamento do pé (seta). Nesse corte longitudinal da perna fetal, não deve-se visibilizar a planta do pé, o que ocorre nessa imagem. Fíbula (FI).

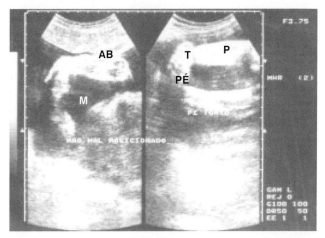

Fig. 12.12.5 — Malposicionamento de mãos e pés em um mesmo feto. Quadro da esquerda mostrando mão (M) malposicionada (antebraço = AB); no quadro da direita observa-se pé torto (P = perna e T = talus).

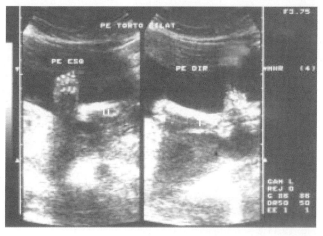

Fig. 12.12.6 — Pés tortos bilateralmente em cortes longitudinais das pernas, observando-se as tíbias (T), desvios mediais e inversões das faces plantares dos pés.

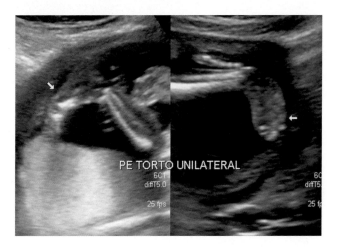

Fig. 12.12.7 — Cortes longitudinal das pernas fetais, onde observamos o malposicionamento unilateral do pé (imagem à direita) com pé contralateral bem posicionado (esquerda) em caso de pé torto unilateral. No corte longitudinal da perna fetal, quando o pé tem posição normal, isto é, a 90° com os ossos longos da perna, não se observa a planta do pé (seta normal à esquerda e torto à direita).

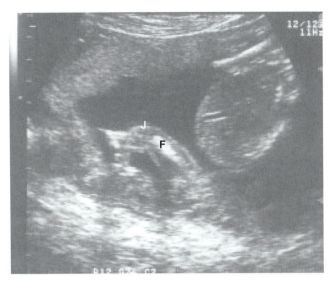

Fig. 12.13.1 — Focomelia em membro inferior com tíbia e fíbula curtas. Fêmur (F), joelho (J) e pé muito próximo ao joelho.

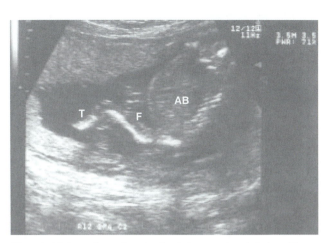

Fig. 12.13.2 — Corte longitudinal de membro inferior. Fêmur (F), tíbia (T), e agenesia das porções distais da perna e do pé. AB = abdome fetal.

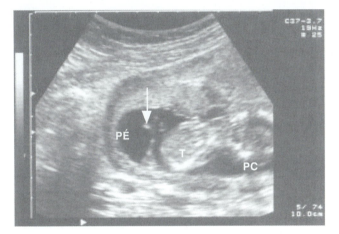

Fig. 12.14 — Ectrodactilia em membro inferior em gestação de 12 semanas e seis dias (seta) (PC = polo cefálico, T = tórax). Pé com dígitos ectrodáctilos.

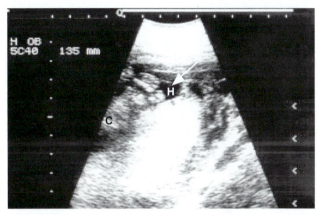

Fig. 12.15 — Corte plantar de pé fetal mostrando camptodactilia (afastamento — seta) do hálux (H). Este achado é mais comum em fetos com trissomia do cromossomo 21, mas pode ser ocasional em fetos normais. C = calcanhar.

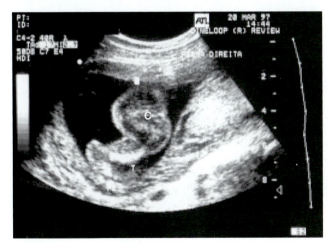

Fig. 12.16.1 — Fêmur curto isolado e unilateral. Notam-se partes moles da coxa (C) proeminentes. (T = Tíbia)

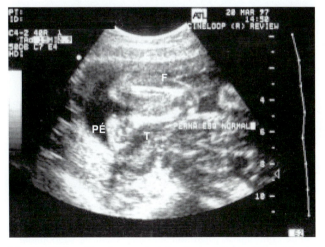

Fig. 12.16.2 — Membro contralateral normal do mesmo feto da figura anterior (F = fêmur; T = tíbia).

CAPITULO 12 ■ ESQUELETO E MEMBROS 187

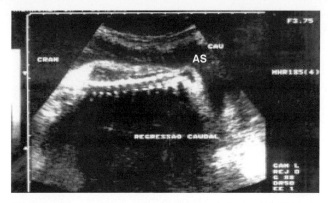

Fig. 12.17.1 — Regressão caudal em corte longitudinal da coluna (C) com agenesia sacral (AS) e a não visibilização dos membros inferiores.

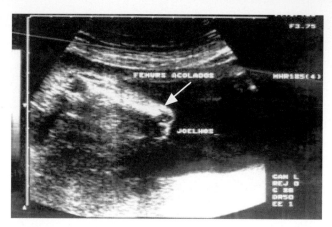

Fig. 12.17.2 — Fêmures e joelhos acolados em caso de regressão caudal. Mãe com diabetes melito tipo 1.

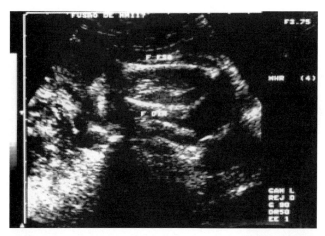

Fig. 12.18.1 — Membros inferiores fundidos. Tíbias, fíbulas e pés não visibilizados em corte longitudinal (F ESQ = fêmur esquerdo; F DIR = fêmur direito) em caso de membros inferiores acolados.

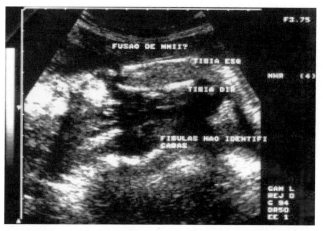

Fig. 12.18.2 — Membros inferiores fundidos. Não se identificam as fíbulas, tíbias presentes.

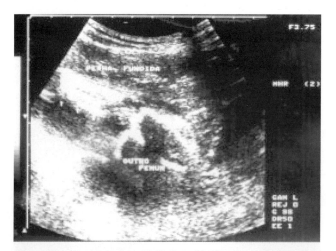
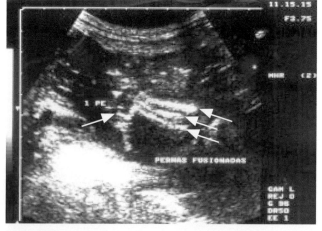

Figs. 12.19.1, 12.19.2 e 12.19.3 — Membros inferiores fundidos. Pernas com apenas três ossos identificados (setas) e apenas um pé com dígitos (DIG) identificáveis. Caso de sirenomelia.

188 ATLAS DE ULTRASSOM FETAL ■ NORMAL E MALFORMAÇÕES

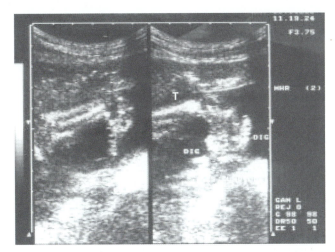

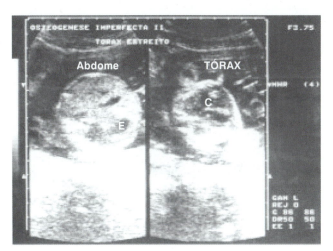

Figs. 12.19.1, 12.19.2 e 12.19.3 — Membros inferiores fundidos. Pernas com apenas três ossos identificados (setas) e apenas um pé com dígitos (DIG) identificáveis. Caso de sirenomelia. Continuação.

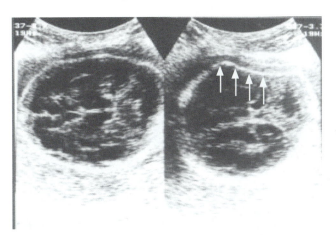

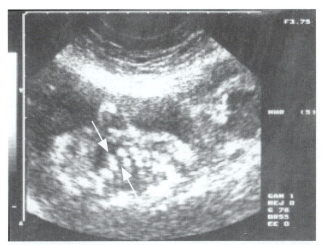

Fig. 12.20.1 — Cortes transversais do polo cefálico de feto com osteogênese imperfeita tipo II. Notar a depressão da calota craniana à direita (setas), durante a compressão com o transdutor.

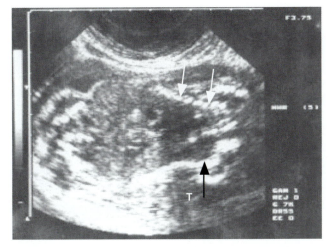

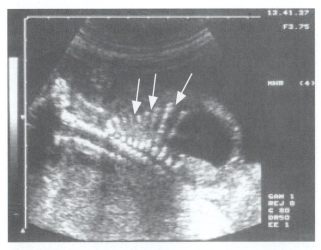

Fig. 12.20.2 — Corte sagital do tórax fetal (T) observando-se múltiplas fraturas de costelas que se apresentam com aspecto granulado, relacionadas a caso de osteogênese imperfeita tipo II.

Figs. 12.20.3, 12.20.4 e 12.20.5 — Tórax estreito em relação ao abdome (Fig.12.20.3 — E = estômago; C = coração); Notar as múltiplas fraturas de costelas (setas) nas Figs. 12.20.4 e 12.20.5, com estreitamento do tórax. Estes aspectos são comumente observados em casos de osteogênese imperfeita tipo II.

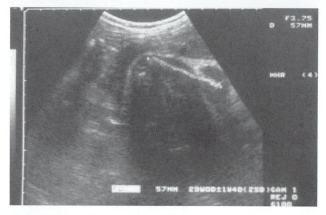

Fig. 12.20.6 — Fêmur curto (medida compatível com 29 semanas, em gestação de 37 semanas) e irregular, pela presença de fraturas, em feto com osteogênese imperfeita tipo II.

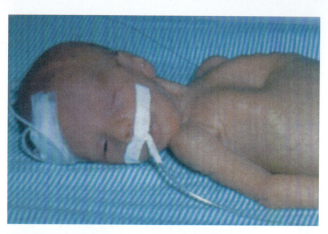

Fig. 12.20.8 — Foto do recém-nascido com tórax estreito e fraturado relacionado a caso de osteogênese imperfeita tipo II, descrita nas Figs. 12.20.6 e 12.20.7.

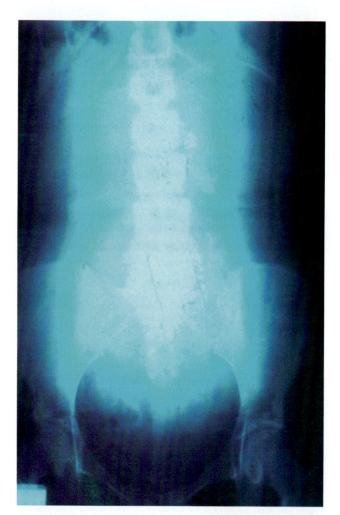

Fig. 12.20.7 — RX de conteúdo intraútero com imagem óssea fetal quase invisível pelo distúrbio de calcificação relacionado à osteogênese imperfeita.

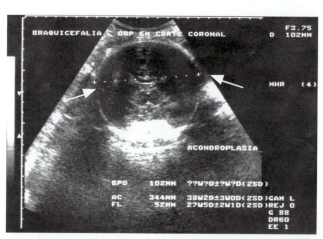

Fig. 12.21.1 — Polo cefálico em corte coronal, observando-se braquicefalia em caso relacionado com acondroplasia.

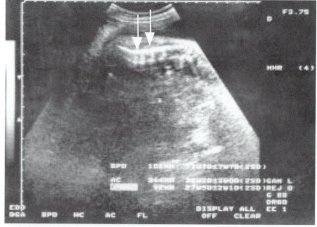

Fig. 12.21.2 — Mesmo caso de acondroplasia da figura anterior com aspecto de lordose acentuada do cóccix (setas).

190 ATLAS DE ULTRASSOM FETAL ■ NORMAL E MALFORMAÇÕES

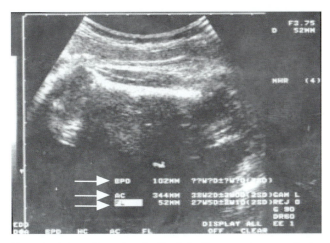

Fig. 12.21.3 — Corte longitudinal do fêmur curto, em relação às medidas da circunferência abdominal e DBP (setas longitudinais) em caso de acondroplasia. Observa-se, nos dados de biometria (setas), fêmur compatível com 27 semanas em gestação de 37 semanas (circunferência abdominal e diâmetro biparietal compatíveis com a idade gestacional).

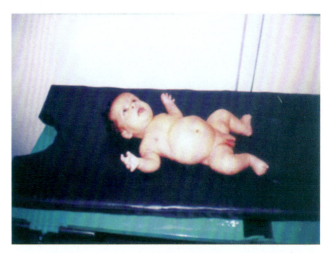

Fig. 12.21.4 — Foto de recém-nascido com acondroplasia, apresentando braquicefalia e encurtamento rizomélico dos membros.

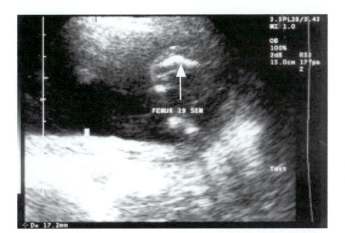
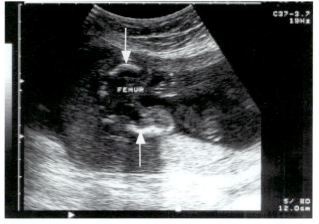

Figs. 12.22.1 e 12.22.2 — Cortes longitudinais dos fêmures (setas) curtos e curvados (em cabo de telefone), comuns em casos de nanismo camptomélico.

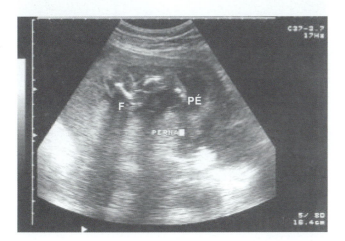

Fig. 12.22.3 — Micromelia observada em corte longitudinal da perna (F = fêmur).

CAPÍTULO 12 ■ ESQUELETO E MEMBROS

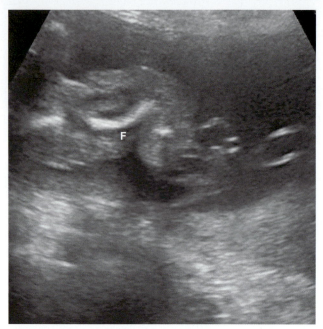

Fig. 12.22.4 — Micromelia com fêmur curto e curvado (F) lembrando o aspecto de cabo de telefone. A classificação das displasias esqueléticas fetais é bastante difícil devido a aspectos parecidos dos membros nos diversos tipos de alteração.

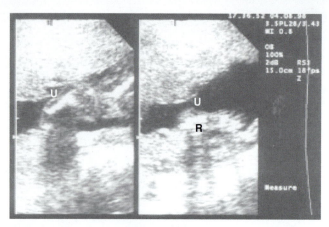

Fig. 12.22.5 — Micromelia de membro superior. Observar o úmero curto (U) à esquerda e a ulna e o rádio (U e R) ainda mais curtos à direita. Este é um caso de micromelia de predomínio (mezzo) e acromélico.

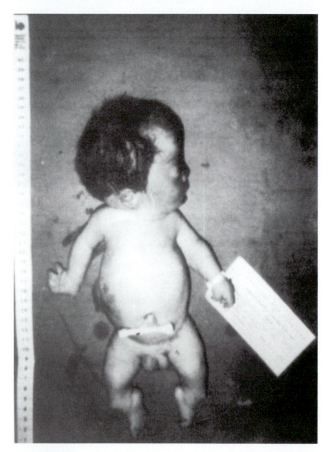

Fig. 12.22.6 — Foto de natimorto com nanismo camptomélico, caracterizado pela micromelia, estreitamento torácico e macrocrania.

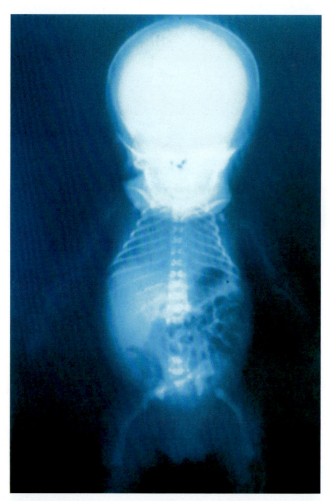

Fig. 12.22.7 — RX de recém-nascido com displasia camptomélica, observando-se membros curtos e curvatura formal típica.

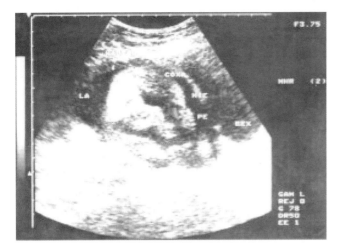

Fig. 12.23.1 — Micromelia, observando-se em corte coronal todos os segmentos dos membros inferiores (MIE e MID) e nádega, em caso de displasia tanatofórica (BEX = bexiga materna; LA = líquido amniótico).

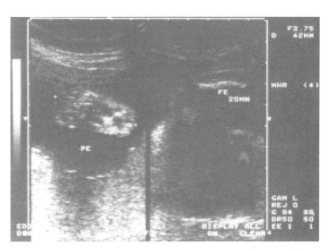

Fig. 12.23.2 — Fêmur curto, observado pela relação fêmur/pé (20 mm/42 mm). Micromelia com predomínio rizomélico.

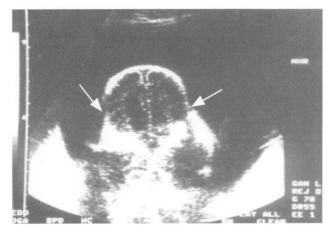

Fig. 12.23.3 — Corte coronal do crânio evidenciando-se formato em trevo típico do nanismo tanatofórico (setas).

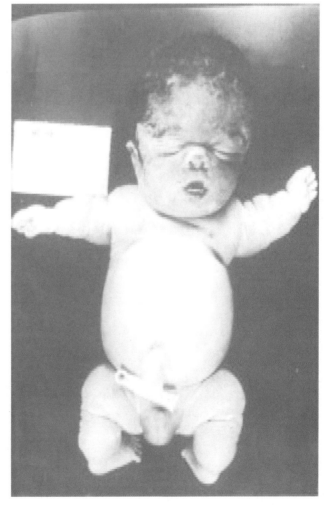

Fig. 12.23.4 — Foto de natimorto com displasia tanatofórica. Observam-se membros curtos e pé torto congênito.

CAPÍTULO 12 ■ ESQUELETO E MEMBROS

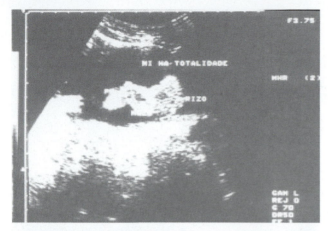
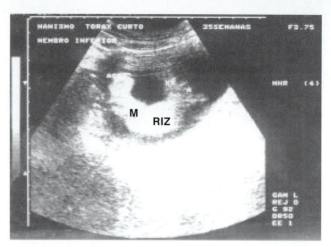

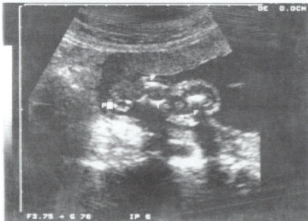

Figs. 12.24.1 e 12.24.2 — Micromelia, membro inferior observado em sua totalidade, relacionado a caso de acondrogênese (FE = fêmur; F = fíbula; T = tíbia; P = pé).

Fig. 12.24.3 — Micromelia de membro inferior em caso de acondrogênese. Feto do sexo masculino (XY). Ânus (A). Micromelia (ACRO = Acromélica; M = Mesomélico; RIZ = Rizomélico).

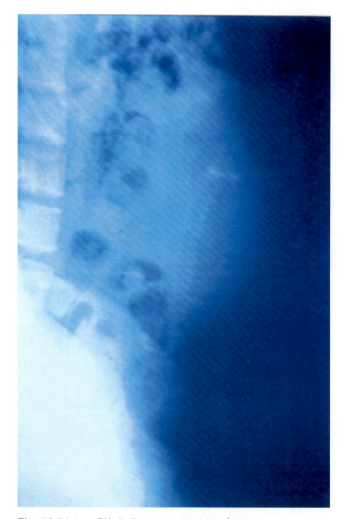

Fig. 12.24.4 — RX de feto com acondrogênese.

194 ATLAS DE ULTRASSOM FETAL ■ NORMAL E MALFORMAÇÕES

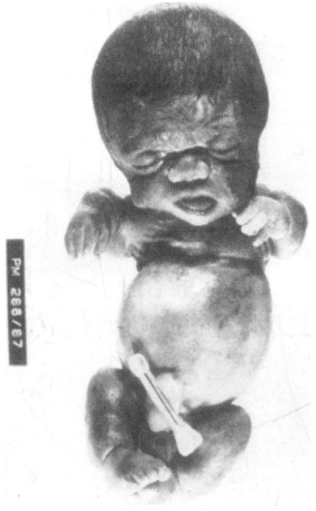

Fig. 12.24.5 — Foto de natimorto com acondrogênese; observa-se tórax estreito e membros curtos.

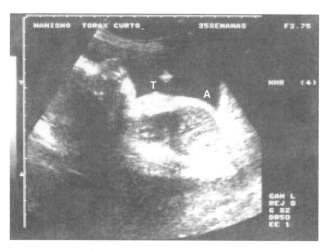

Fig. 12.26 — Tórax (T) curto em caso de nanismo (A = Abdome). Aqui o tórax não é estreito.

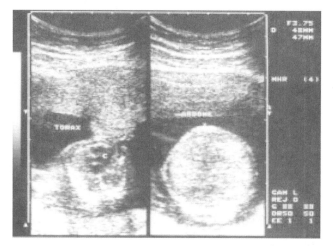

Fig. 12.27 — Tórax estreito (à esquerda) em relação ao abdome (direita). Observa-se aumento da proporção entre área cardíaca e torácica.

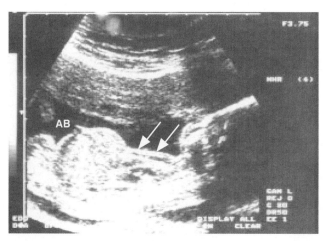

Fig. 12.25 — Tórax estreito (setas) em corte sagital (AB = Abdome). Aqui o tórax não é curto.

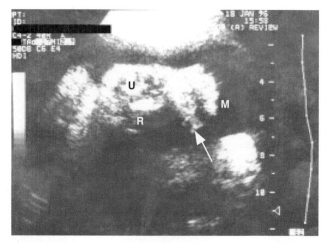

Fig. 12.28 — Corte longitudinal de braço fetal com rádio (R) e ulna (U) curtos. Notar mão (M) com polegar em posição "de caroneiro" (seta). Este achado sugere nanismo diastrófico.

CAPITULO 12 ■ ESQUELETO E MEMBROS

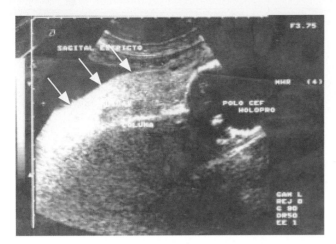

Fig. 12.29 — Observam-se sobras de partes moles fetais que acompanham alguns casos de osteocondrodisplasias (setas).

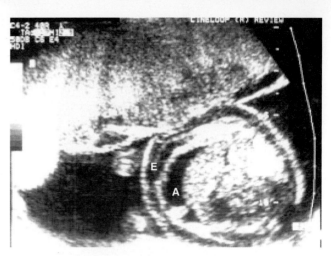

Fig. 12.30 — Mesmo caso da figura anterior, com sobras de partes moles, edema e derrames cavitários (A = ascite fetal; E = edema subcutâneo).

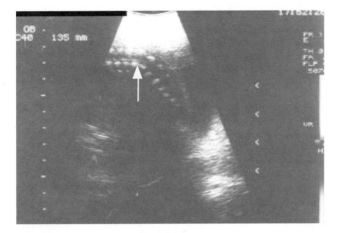

Fig. 12.31 — Corte sagital da coluna. Observam-se sinostoses de L3 a S1.

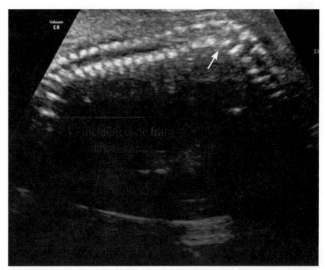

Fig. 12.33 — Corte longitudinal da coluna fetal observando curvatura acentuada da mesma em caso de óbito fetal. Esse aspecto está associado com o sinal de Spalding, que deve ser procurado no crânio fetal.

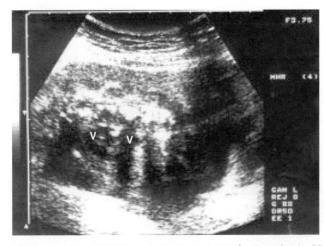
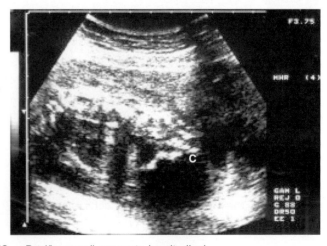

Figs. 12.32.1 e 12.32.2 — Aspecto de hemivértebras fetais (V) (C = Região sacral) em corte longitudinal.

CAPÍTULO TREZE

Partes Moles

CAPÍTULO TREZE

Partes Moles

Ao avaliarmos o feto a partir de suas porções mais craniais temos, já no primeiro trimestre, uma oportunidade ímpar de rastreamento através da medida da translucência nucal — que representa um acúmulo líquido simples e sem septações na região posterior ao occipício fetal. Esta é realizada em um período ideal que se estende de 10 semanas e seis dias a 14 semanas e um dia de gestação. O aumento de líquido nesta região correla-ciona-se a anomalias cromossômicas, doenças gênicas e malformações cardíacas.

O higroma cístico do pescoço, ou seja, grande área cística, por vezes septada em topografia posterior ao osso occipital fetal, pode assumir enormes proporções, sendo comum aos casos de síndrome de Turner (cariótipo = 45,X0). É também marcador de doenças gênicas. O higroma cístico relacionado à síndrome de Turner raramente é observado em fases finais da gestação devido às altas taxas de abortamentos espontâneos observadas nestes casos. Nos sobreviventes, geralmente ocorre reabsorção completa do líquido até o final da gestação.

Quando uma formação cística em região cervical é detectada em fase mais avançada da gestação (segundo e terceiro trimestres), deve-se necessariamente considerar o linfangioma como hipótese diagnóstica diferencial. Este tipo de lesão costuma ter distribuição menos simétrica e de aspecto mais heterogêneo do que os higromas, podendo também ocorrer em outras partes do corpo como regiões axilares e região sacral.

O acúmulo de líquido generalizado, envolvendo tecido subcutâneo e derrames cavitários (pleural, abdominal, pericárdico), é condição denominada hidropisia, podendo ter como etiologia patologias imunes ou não. Alguns autores consideram que o termo hidropisia deva ser utilizado somente em casos de derrames líquidos em pelo menos duas cavidades ou derrame em uma cavidade acompanhado de edema de pelo menos 5 mm em tecido subcutâneo. Frequentemente, esta condição clínica é acompanhada de espessamento placentário.

Em polo cefálico podemos ainda detectar tumorações acometendo o sistema nervoso central e porções mais superficiais, como pele e tecido subcutâneo. Os tumores congênitos acometendo encéfalo são bastante infrequentes. As formações císticas, dentre estes, são discutidas em capítulo pertinente, direcionado ao sistema nervoso central. Quanto às sólidas ou mistas, embora raras, são representadas em sua maioria pelos teratomas, neoplasias histologicamente benignas, mas que geralmente trazem consequências devastadoras para o concepto. Seu crescimento pode ser limitado ao encéfalo ou mesmo ultrapassar os limites da calota craniana.

Tumorações viscerais dos pulmões, coração e órgãos abdominais serão discutidas nos respectivos capítulos.

Em pele e tecido subcutâneo de face ainda podem ser observados tumores sólidos localizados, sendo os mais frequentes os hemangiomas.

Em região cervical, além dos hemangiomas, podemos nos defrontar com outras condições igualmente infrequentes mas não menos importantes, como o bócio, os cistos branquiais (geralmente laterais, superficiais ao esternoclidomastoideo e com prognóstico sempre benigno) e os teratomas.

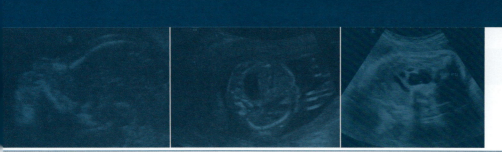

Em direção às regiões caudais, as tumorações mais comumente diagnosticadas no período pré-natal são os teratomas sacrococcígeos. Estes podem ser mínimos ou assumir dimensões gigantes. Podem acometer porções superficiais ou invadir a pelve e o abdome do concepto. Os mais agressivos frequentemente trazem consequências drásticas ao acometido em decorrência do sequestro sanguíneo, podendo ocasionar óbito fetal mesmo antes do nascimento.

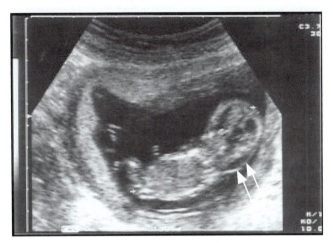

Fig. 13.1 — Corte sagital de feto com 13 semanas com presença de translucência aumentada (setas).

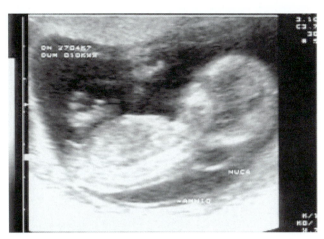

Fig. 13.2.1 — Mesmo caso da figura anterior em visão mais ampliada, mostrando o aumento acentuado de coleção líquida em topografia da nuca (translucência nucal aumentada).

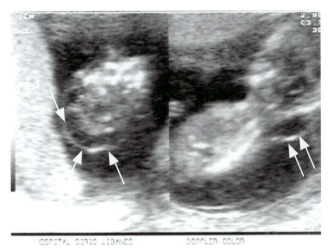

Fig. 13.2.2 — Cortes sagital (à direita) e transversal (à esquerda) demonstrando a translucência nucal aumentada (setas).

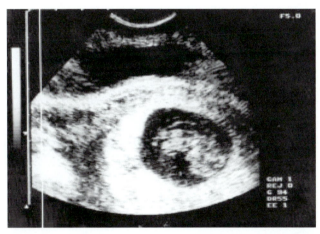

Fig. 13.3 — Corte sagital de embrião de oito semanas e quatro dias com aumento de líquido que se estende da região nucal à região caudal (setas).

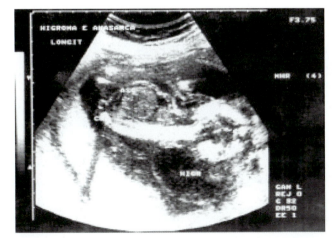

Fig. 13.4 — Corte sagital de feto com 16 semanas demonstrando higroma cístico cervical extenso, acompanhado de ascite (Col = coluna; Higr = higroma; Asc = ascite).

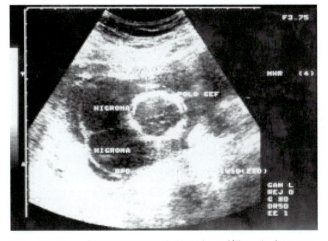

Fig. 13.5.1 — Corte transversal de polo cefálico de feto com 16 semanas demonstrando higroma cístico septado.

CAPÍTULO 13 ■ PARTES MOLES 201

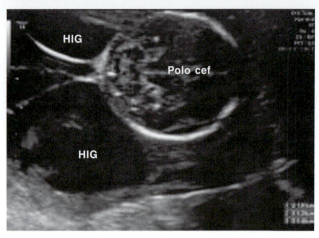

Fig. 13.5.2 — Caso semelhante ao da figura anterior agora em maior aumento.

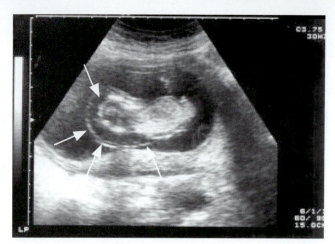

Fig. 13.6 — Corte sagital de feto de 13 semanas com síndrome de Turner (45, X0) demonstrando grande aumento da translucência nucal (setas), com extensão do acúmulo de líquido sob o couro cabeludo.

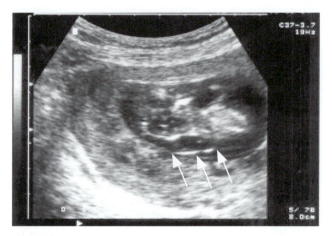

Fig. 13.7 — Translucência nucal aumentada (setas e calipers) no contexto de doença gênica, sendo os pais primos em primeiro grau.

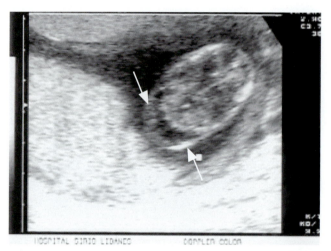

Fig. 13.8 — Corte transversal em polo cefálico de feto com 13 semanas, cariótipo normal e aumento de líquido na região da nuca (setas).

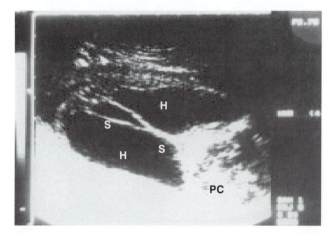

Fig. 13.9.1 — Corte transversal em polo cefálico (PC) de um feto demonstrando higroma cístico (H), com forma típica (em Y) das septações (S).

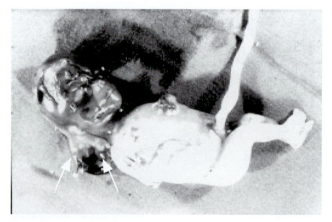

Fig. 13.9.2 — Peça anatômica do feto da Fig. 13.9.1 demonstrando o excesso de pele em região da nuca (setas), acompanhando o higroma cístico. O cariótipo revelou síndrome de Turner (45,X0).

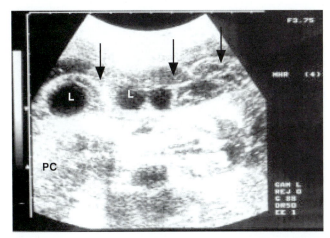

Fig. 13.10.1 — Corte coronal de feto com 15 semanas apresentando extenso linfangioma (setas) que se estende do polo cefálico (PC) até o corpo. Notar a presença de lojas grandes (L) e o aspecto heterogêneo da lesão.

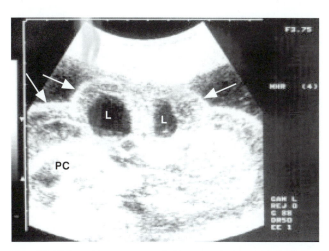

Fig. 13.10.2 — Mesmo caso da figura anterior em menor aumento, mostrando linfangioma extenso (L = lojas).

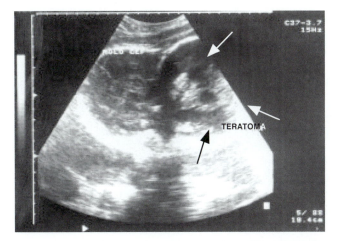

Fig. 13.11.1 — Corte transversal de polo cefálico fetal demonstrando massa mista, heterogênea, que continua com o parênquima cerebral, correspondendo a teratoma (setas) com crescimento exofítico.

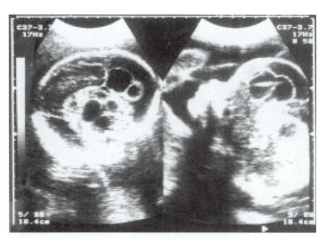

Fig. 13.11.2 — Cortes sagital (à direita) e transversal (à esquerda) de polo cefálico fetal evidenciando formação heterogênea, com áreas sólidas e císticas bem delimitadas pela calota craniana, correspondendo a teratoma intracraniano.

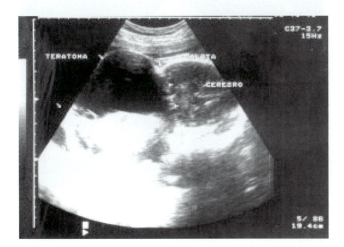

Fig. 13.11.3 — Corte transversal de polo cefálico fetal mostrando teratoma occipital com componente predominantemente cístico (setas).

CAPÍTULO 13 ■ PARTES MOLES

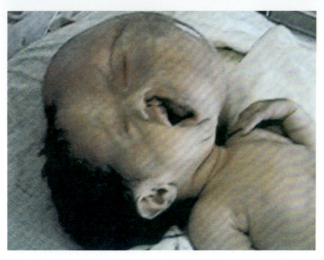
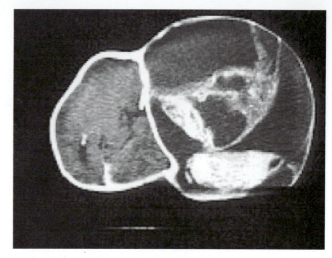

Figs. 13.11.4 e 13.11.5 — Foto do recém-nascido da Fig. 13.11.2. O exame pós-cirúrgico revelou teratoma *borderline*. Na tomografia (Fig. 13.11.5) vê-se o aspecto heterogêneo da lesão.

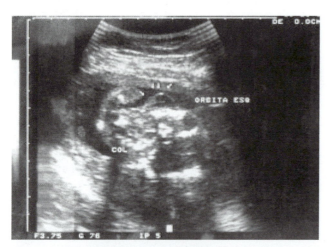
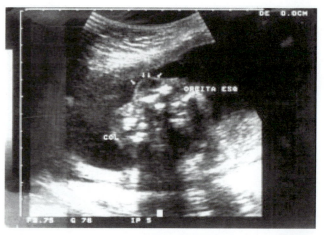

Figs. 13.12.1 e 13.12.2 — Cortes transversais oblíquos em polo cefálico de feto passando pela órbita ocular esquerda e demonstrando formação heterogênea predominantemente hipoecoica sob a pele da face (setas), correspondendo a pequeno teratoma de bochecha (Órbita esq = globo ocular esquerdo).

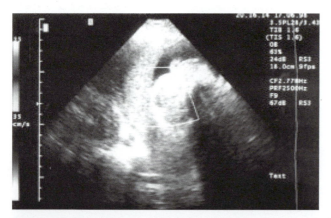
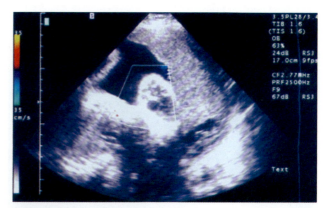

Figs. 13.12.3 e 13.12.4 — Cortes transversal oblíquo (13.12.3) e coronal (13.12.4) demonstrando teratoma de aspecto heterogêneo em face fetal (área delimitada pela janela do Doppler). Notar a ausência de sinais detectáveis ao mapeamento com Doppler colorido.

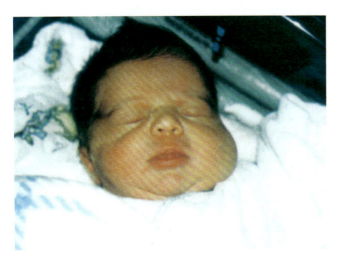

Fig. 13.12.5 — Aspecto pós-natal do teratoma de face apresentado nas figuras anteriores.

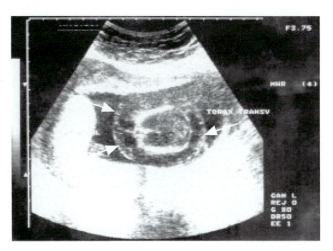

Fig. 13.13 — Corte transversal do tórax de um feto com 17 semanas apresentando acentuado edema subcutâneo (setas) em contexto de anasarca.

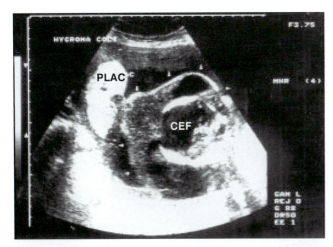

Fig. 13.14.1 — Corte transversal oblíquo em polo cefálico de feto com 26 semanas demonstrando higroma cervical acentuado (setas) (Plac = placenta; Cef = polo cefálico).

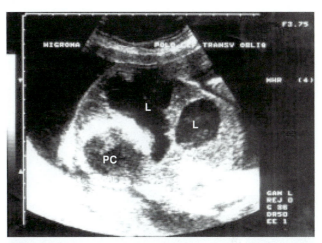

Fig. 13.14.2 — Mesmo caso da figura anterior em corte demonstrando a extensão do higroma, com lojas líquidas bem delineadas (L) (PC = polo cefálico).

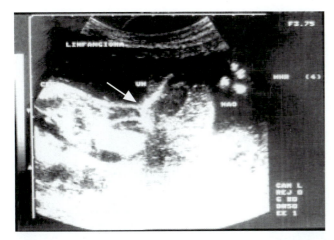

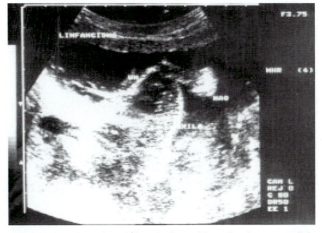

Figs. 13.15.1 e 13.15.2 — Cortes coronais de feto com 18 semanas passando pelo polo cefálico (cef), região axilar (seta — axila), úmero (UM) e mão, demonstrando massa heterogênea abaulando a axila, correspondente a um linfangioma.

CAPÍTULO 13 ■ PARTES MOLES

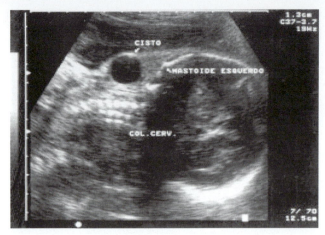

Fig. 13.16.1 — Corte coronal de região cervical esquerda de feto de 32 semanas demonstrando imagem cística simples – c — (cisto branquial) em topografia justaposta ao mastoide esquerdo sob a pele e superficialmente ao músculo esternoclidomastoideo (COL CERV = coluna cervical).

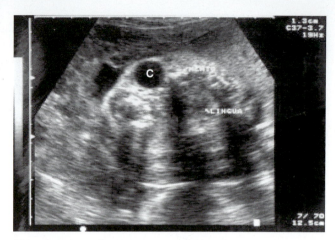

Fig. 13.16.2 — Corte transversal de região cervical de feto demonstrando imagem cística simples – c — (cisto branquial) à esquerda, sob a pele e justaposta ao mento. A topografia da lesão possibilitou o diagnóstico de cisto branquial.

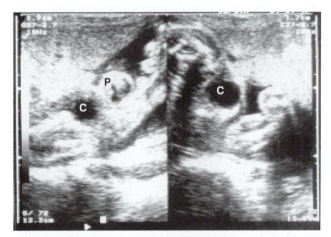

Fig. 13.16.3 — Mesmo caso das duas figuras anteriores demonstrando o cisto branquial em corte transversal de região cervical (à direita) e coronal tangenciando o pavilhão auricular (à esquerda) (C = cisto; P = pavilhão auricular).

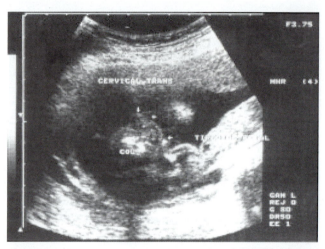

Fig. 13.17.1 — Corte transversal em região cervical fetal demonstrando o aumento no volume da tireoide (bócio) (Col = coluna cervical; Setas = tireoide fetal).

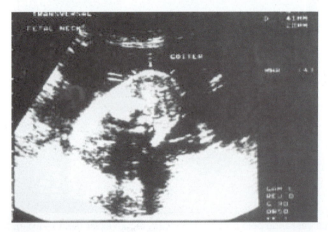

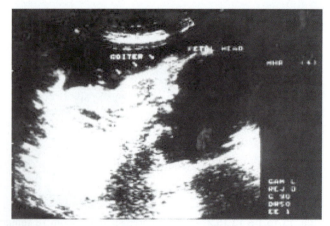

Figs. 13.17.2 e 13.17.3 — Cortes transversal (13.17.2) e longitudinal (13.17.3) de região cervical demonstrando bócio fetal (setas-goiter). Este feto foi submetido a tratamento intra-amniótico com tetroide e nasceu sem lesão visível.

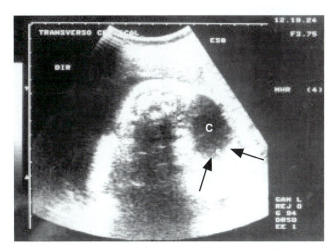
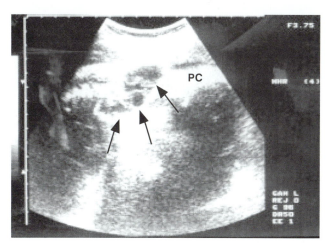

Figs. 13.18.1 e 13.18.2 — Cortes transversal (13.18.1) e coronal (13.18.2) de região cervical esquerda fetal demonstrando massa heterogênea e predominantemente cística, correspondendo a linfangioma (C e setas) (COL = coluna no corte transversal; PC = polo cefálico no corte longitudinal).

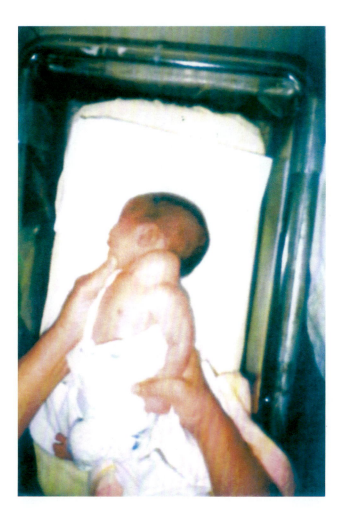

Fig. 13.18.3 — Aspecto pós-natal do linfangioma em região cervical. Mesmo caso das duas fotos anteriores.

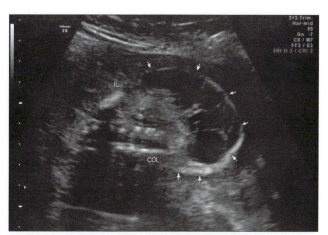

Fig. 13.19.1 — Outro caso de teratoma sacrococcígeo de componente predominantemente cístico (setas) em maior aumento. Col = coluna lombossacra.

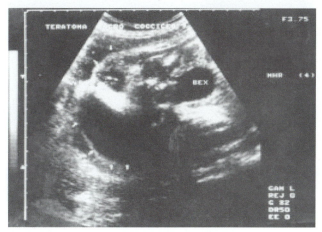

Fig. 13.19.2 — Corte sagital em região pélvica de um feto com 38 semanas, demonstrando teratoma sacrococcígeo (setas) (Bex = bexiga fetal).

CAPITULO 13 ■ PARTES MOLES

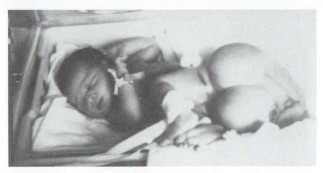

Fig. 13.19.3 — Recém-nascido de termo. Aspecto pós-natal do teratoma sacrococcígeo demonstrado na figura anterior.

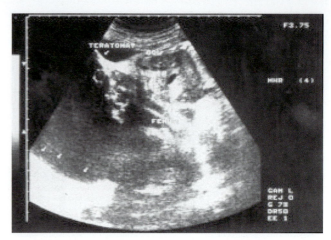

Fig. 13.20.1 — Corte sagital paramediano em região sacral de feto com 30 semanas mostrando teratoma sacrococcígeo gigante e de componente predominantemente líquido (setas) (R = rim; Col = coluna).

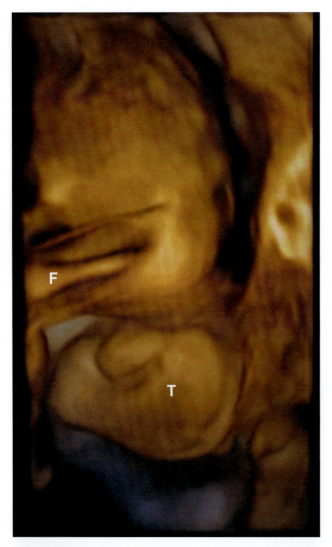

Fig. 13.20.2 — Imagem em ultrassonografia tridimensional de teratoma sacrococcígeo (T) F = fêmur fetal.

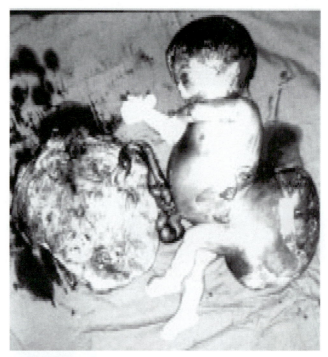

Fig. 13.20.3 — Peça. Aspecto do natimorto com teratoma sacrococcígeo demonstrado na figura anterior.

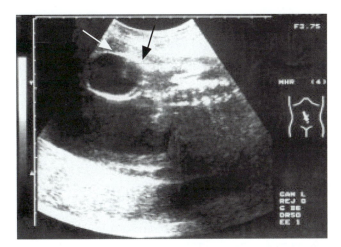

Fig. 13.21.1 — Corte coronal posterior à coluna lombossacral de feto com 26 semanas demonstrando teratoma sacrococcígeo com componente predominantemente cístico (calipers).

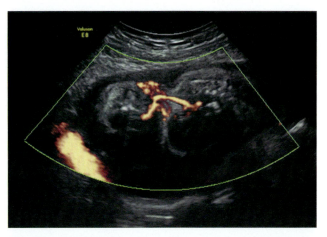

Fig. 13.21.2 — Caso de teratoma sacroccígio com janela Power Doppler evidenciando ao componente vascular do teratoma (vasos coloridos – seta). Esquerda: porção cranial do feto e direita: porção caudal).

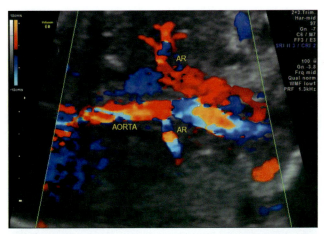

Fig. 13.21.3 — Corte coronal de teratoma sacrococcígeo com janela Doppler color evidenciando enovelamento da circulação testemunho de fluxo da baixa resistência. Aorta = art aorta, AR= artéria renal fetal. Direita = porção caudal do feto. Esquerda = porção cranial.

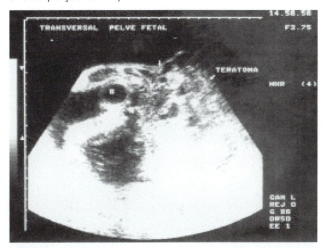

Fig. 13.21.4 — Corte transversal caudal ao cóccix fetal mostrando lojas líquidas do teratoma e partes sólidas do mesmo. O teratoma sacrococcígeo invadia a pelve fetal até as proximidades da artéria umbilical esquerda.

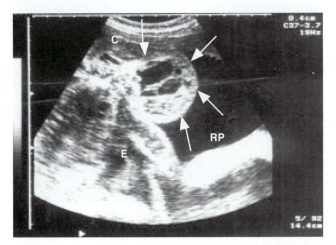

Fig. 13.22.1 — Corte sagital demonstrando teratoma sacrococcígeo (setas) relativamente pequeno com áreas sólidas e císticas, projetando-se a partir da região sacral para a região glútea do feto (C = cóccix fetal; F = fêmur; RP = região poplítea do feto).

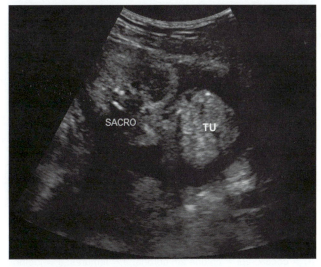

Fig. 13.22.2 — Outro caso de TSC fetal relativamente pequeno e pediculado sem interessar partes internas fetais. TU = teratoma sacrococcígeo.

CAPITULO 13 ■ PARTES MOLES   209

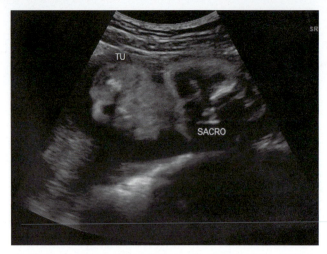

Fig. 13.22.3 — Mesmo caso da figura anterior em maior aumento TU = teratoma sacrococcígeo.

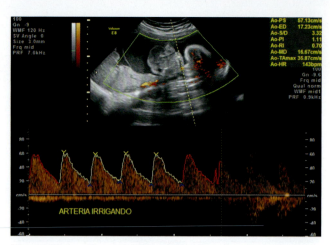

Fig. 13.22.4 — Caso de TSC mostrando o que é norma nestes tumores, ou seja, uma artéria que o irriga e que apresenta dopplerfluxometria com padrão de baixa resistência pois muitos destes TSC funcionam como verdadeiros *shunts* arteriovenosos.

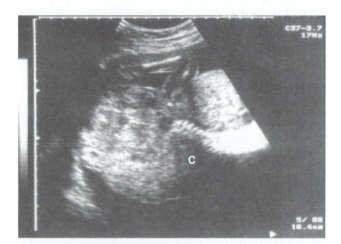

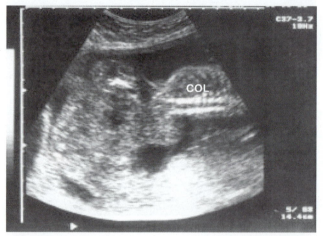

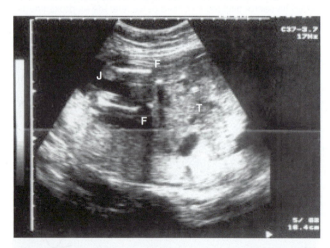

Figs. 13.23.1, 13.23.2 e 13.23.3 — Cortes sagital (13.23.1), coronal (13.23.2) e transversal (13.23.3) de grande teratoma sacrococcígeo fetal com componente predominantemente sólido (C = cóccix; col = coluna em coronal; f = fêmures; J = joelhos fetais; T = teratoma).

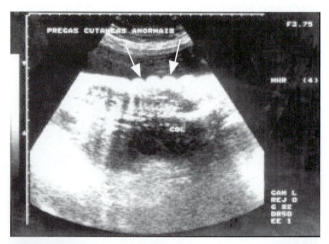

Fig. 13.24.1 — Corte sagital de feto com 36 semanas mostrando contorno da pele do dorso com pregas cutâneas anormais (setas) (Col = coluna).

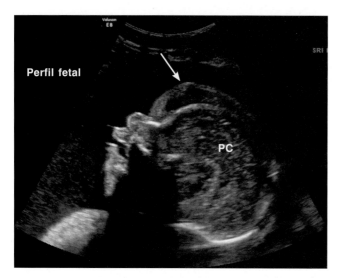

Fig. 13.24.2 — Corte longitudinal de polo cefálico — PC de feto com 24 semanas e 5 dias em anasarca. Notar o importante edema de tecido subcutâneo do escalpe fetal (seta).

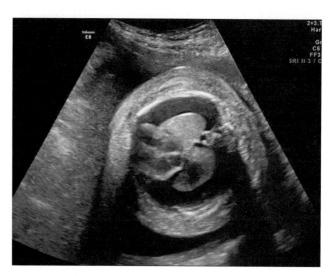

Fig. 13.24.3 — Corte transversal do torax fetal com 24 semanas e 5 dias em anasarca. Notar o importante edema de tecido subcutâneo e o derrame pleural bilateral.

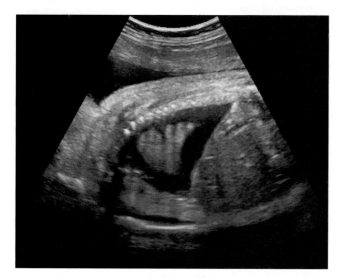

Fig. 13.24.4 — Corte longitudinal de tórax em caso de anasarca fetal mostrando o derrame pleural (seta) associado ao derram sub cutâneo. Lembrar que a definição de anasarca é de deerrames em duas cavidades fetais ou derrame em uma cavidade mais derrame do sub cutâneo maior que 5 mm

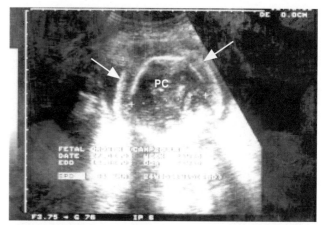

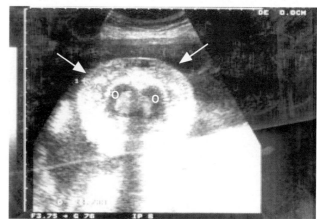

Figs. 13.25.1. e 13.25.2 — Cortes transversais de polo cefálico — PC (13.24.1) e tórax (13.24.2) de feto com 24 semanas e 5 dias em anasarca. Notar o importante edema de tecido subcutâneo do escalpe fetal e da parede torácica (setas nas Figs. 13.24.1 e 13.24.2) e o derrame pleural (D) (Fig. 13.24.2).

CAPITULO 13 ■ PARTES MOLES

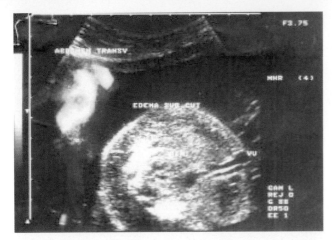

Fig. 13.26.1 — Corte transversal do abdome de um feto com 26 semanas e acentuado edema subcutâneo. Notar a ausência de derrame líquido em cavidade peritoneal e o trajeto da veia umbilical (VU) no interior do edema subcutâneo.

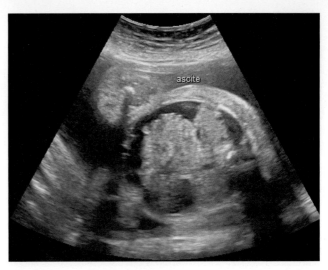

Fig. 13.26.2 — Caso semelhante ao da figura anterior de edema de subcutâneo mas desta vez com derrame cavitário constituindo ascite fetal (seta).

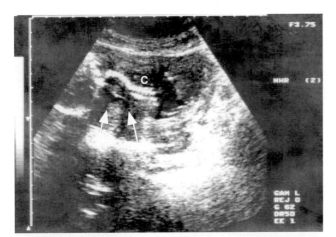

Fig. 13.27 — Corte longitudinal de feto com 20 semanas no contexto da banda amniótica. Notar a tortuosidade da coluna (C) e a continuidade do tórax fetal com a parede posterior do útero (brida – setas).

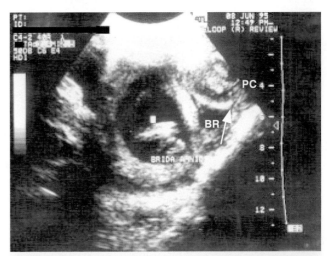

Fig. 13.28.1 — Banda amniótica interessando polo cefálico (PC) de um feto com 16 semanas (PC = polo cefálico; BR = brida).

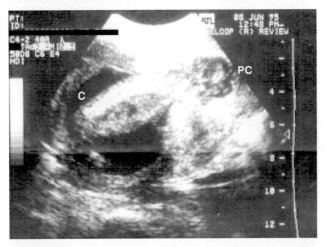

Fig. 13.28.2 — Corte sagital mediano do mesmo feto da figura anterior mostrando o polo cefálico (PC) comprimido entre a parede uterina e a placenta no mesmo contexto da banda amniótica (C = coluna fetal).

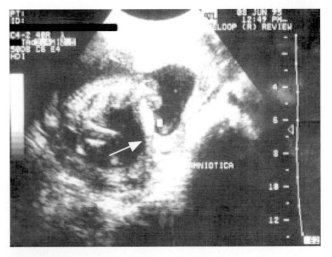

Fig. 13.28.3 — Corte sagital paramediano do mesmo feto demonstrando o acometimento do membro superior direito pela brida (seta).

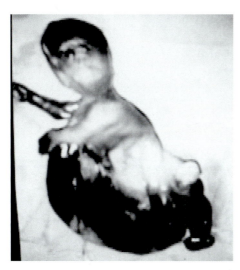

Fig. 13.28.4 — Aspecto pós-natal do acometimento fetal pela banda amniótica.

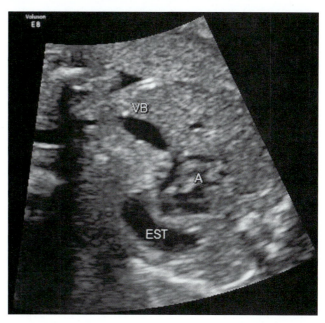

Fig. 13.29.1 — Tumoração mole em fígado fetal (A) justaposta ao estômago (EST), caracterizada por massa circunscrita heterogênea em crote transversal do abdome. VB= vesícula biliar.

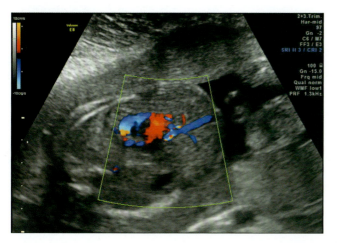

Fig. 13.29.2 — Mesmo caso da figura anterior agora com janela de Doppler colorido mostrando vascularização da massa que passa então a ser considerada como angioma hepático.

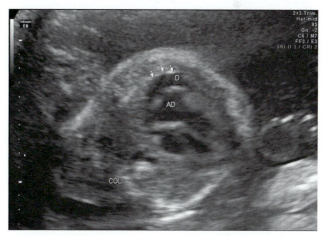

Fig. 13.29.3 — Figura de corte transversal do tórax fetal no nível das quatro câmaras cardíacas mostrando derrame cavitário, deste vez em pericárdio fetal. Setas = derrame pericárdico.

CAPITULO 13 ■ PARTES MOLES 213

CAPÍTULO CATORZE

Cordão Umbilical, Placenta e Colo Uterino

CAPÍTULO CATORZE

Cordão Umbilical, Placenta e Colo Uterino

A avaliação do cordão umbilical pode ser feita desde as fases iniciais da gestação, ainda no período embrionário, mas uma melhor definição de seus componentes é conseguida a partir da 10ª semana.

Normalmente o cordão umbilical é constituído por três vasos, sendo duas artérias e uma veia, composição que decorre da involução fisiológica de uma das veias umbilicais (à direita) no início da formação do embrião. Estes vasos são revestidos por quantidade variável de um material gelatinoso composto principalmente por colágeno e denominado geleia de Wharton.

O cordão umbilical tem comprimento variável, sendo consideradas normais para o terceiro trimestre medidas de 30 a 120 cm, com média de 55 cm. Sua inserção na placenta costuma ocupar posições mais centrais, podendo ser eventualmente periférica e mais raramente velamentosa.

O aspecto normal do cordão pode ser obtido através de cortes ecográficos transversais ou longitudinais, nos quais facilmente são identificadas as duas artérias e a veia única, um conjunto que apresenta disposição helicoidal.

A confirmação da presença de duas artérias umbilicais também é possível pela avaliação da pelve fetal, onde podemos observá-las em suas porções intra-abdominais circundando a bexiga. Neste local, a individualização das artérias se torna mais fácil com a utilização do Doppler colorido.

A anomalia de cordão mais frequentemente observada é a artéria umbilical única, presente em cerca de 0,8% das gestações únicas, 5% das gemelares e cerca de 2,5% dos abortos, um alerta para que se investigue detalhadamente o concepto à procura de outras malformações, sendo imperativa a realização do ecocardiograma. Nesta situação, a artéria ausente na verdade se formou em estágios iniciais da embriogênese, sofrendo subsequente atrofia.

A identificação da artéria umbilical única é geralmente simples, por cortes ecográficos previamente comentados para a avaliação do cordão normal.

A condição oposta, caracterizada por cordões umbilicais com número excessivo de vasos, apesar de rara, também pode ocorrer.

O cordão umbilical também pode ser sede de tumores sólidos ou císticos.

Imagens císticas podem corresponder a cistos de alantoide, de ducto onfalomesentérico ou de inclusão amniótica. Devem ser diferenciadas principalmente das dilatações varicosas do cordão, as quais apresentam fluxos detectáveis ao mapeamento com Doppler colorido.

As imagens sólidas podem, por sua vez, corresponder a espessamentos focais da geleia de Wharton, hematomas (geralmente pós-punção) ou neoplasias como hemangiomas e teratomas. Devem ser diferenciadas basicamente dos verdadeiros e falsos nós de cordão.

A placenta, cuja avaliação é geralmente relegada aos últimos momentos do exame obstétrico, não deve receber menor atenção e pode igualmente apresentar patologias passíveis de diagnóstico intraútero.

Além de sua localização e grau (comentados no capítulo introdutório), detalhada investigação deve ser realizada à procura de anormalidades.

As placentas podem apresentar anomalias decorrentes do processo de implantação, alte-

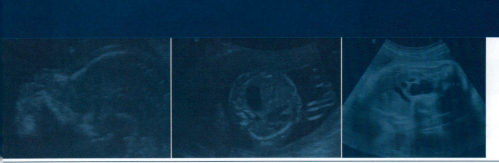

rações em sua consistência ou espessura e o desenvolvimento de tumores.

Quanto às anomalias do processo de implantação, podem ser visibilizadas ao ultrassom a placenta com segmento acessório (sucenturiata), a placenta prévia (recobrindo o orifício interno do colo uterino por ocasião do início do trabalho de parto), as placentas acreta, increta e percreta e as traves corioamnióticas.

As condições que mais exigem experiência e habilidade do ecografista são as placentas acreta, increta e percreta. Estas podem manifestar-se ao ultrassom por alterações tão sutis quanto uma leve interrupção do limite que separa a placenta do miométrio até alterações muito grosseiras e evidentes, com comprometimento da mucosa vesical.

As traves corioamnióticas não apresentam maior importância quando independentes das partes fetais, sendo identificadas como "cordões" hiperecogênicos em meio ao líquido amniótico que geralmente se estende da massa placentária ao âmnio e cório das proximidades.

O espessamento placentário é comumente observado em condições específicas, como na hidropisia e na infecção fetais e no diabetes gestacional.

Outra alteração difusa é caracterizada pela presença de imagens hipoecogênicas dispersas em uma massa placentária com consistência semelhante à da gelatina, recebendo por semelhança a denominação placenta *jelly like* e não apresentando significado patológico em sua grande maioria.

As neoplasias envolvendo a placenta podem ser do grupo da doença trofoblástica gestacional ou massas tumorais isoladas representadas em sua maioria pelos hemangiomas e teratomas.

A doença trofoblástica gestacional será abordada no Capítulo 16.

Os hemangiomas e teratomas podem apresentar-se como massas sólidas com heterogeneidade e ecogenicidade variáveis, sendo os hemangiomas geralmente mais comuns.

A ultrassonografia também se presta com eficácia para a detecção de áreas de descolamento, tanto em fases iniciais quanto em fases avançadas da gestação.

No local do descolamento, a coleção de sangue em geral pode ser identificada. Apresenta-se como área anecóica ou hipoecoica em casos de sangramentos mais recentes ou eventualmente, mas não invariavelmente, como áreas heterogêneas ou hiperecoicas nos casos de hematomas mais antigos ou em organização. Deve ser lembrado, porém, que a sensibilidade global do ultrassom para o descolamento de placenta não ultrapassa 70%

O colouterino é medido no corte longitudinal do mesmo, de preferência por via transvaginal no sentido de rastrear a prematuridade extrema.

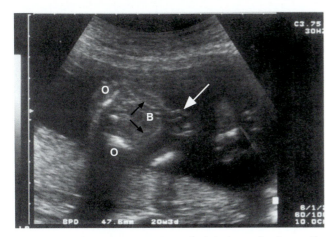

Fig. 14.1 — Corte transversal no nível da inserção do cordão umbilical normal (seta branca) em abdome fetal. Notar as duas artérias umbilicais (setas vermelhas) circundando a bexiga (B) (A = alça livre do cordão; O = ossos ilíacos).

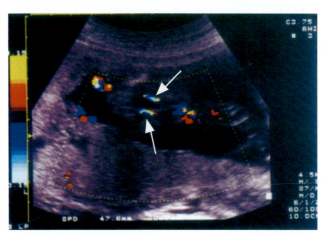

Fig. 14.2 — Mesmo corte da Fig. 14.1 demonstrando a detecção de fluxo nas artérias umbilicais ao mapeamento com Doppler colorido. A visibilização das artérias umbilicais (setas) facilita – e em algumas situações define – a imagem da bexiga fetal.

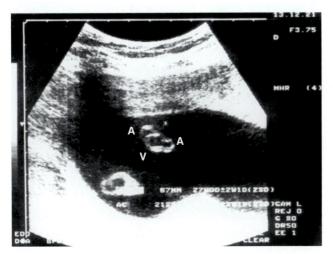

Fig. 14.3 — Corte transversal de cordão umbilical normal evidenciando duas artérias (A) e uma veia (V), que em conjunto formam uma imagem típica que pela semelhança recebe a denominação "cabeça do Mickey".

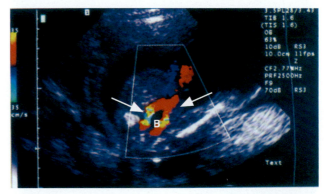

Fig. 14.4 — Corte transversal no nível da pelve fetal demonstrando as artérias umbilicais (setas) em suas extensões retroperitoniais, delimitando os contornos da bexiga (B).

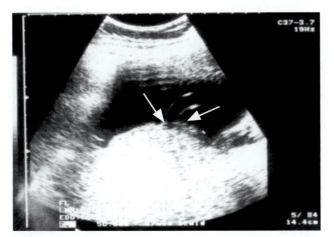

Fig. 14.5 — Corte no nível da inserção placentária do cordão, evidenciando a veia umbilical (setas), local ideal para a cordocentese (ver Capítulo 18).

CAPÍTULO 14 ■ CORDÃO UMBILICAL, PLACENTA E COLO UTERINO

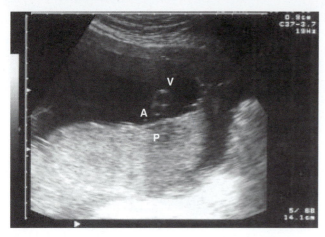
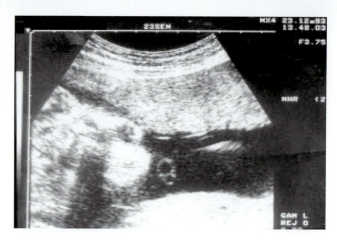

Figs. 14.6.1 e 14.6.2 — Cortes transversais de cordões com artéria umbilical única (A = artéria umbilical; V = veia umbilical; P = placenta).

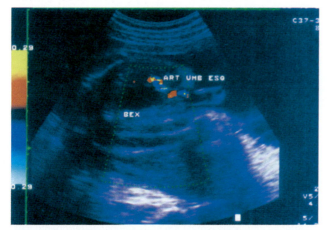

Fig. 14.7 — Corte transversal em pelve fetal evidenciando o aspecto da artéria umbilical única circundando a bexiga, diagnóstico facilitado pela complementação com Doppler colorido.

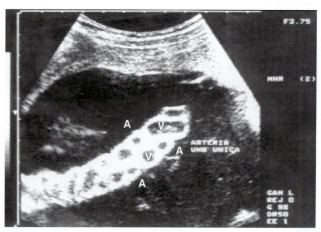

Fig. 14.8 — Corte sagital em cordão umbilical com uma artéria e uma veia (A = artéria umbilical; V = veia umbilical).

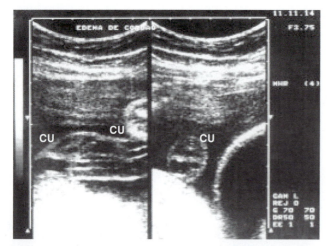

Fig. 14.9 — Cortes sagital (à esquerda) e transversal (à direita) demonstrando o aumento do calibre do cordão umbilical, principalmente à custa de espessamento da geleia de Wharton em caso de hidropisia fetal.

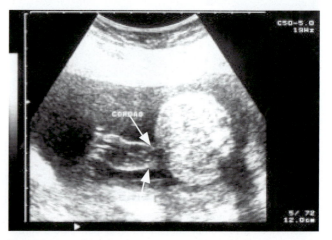

Fig. 14.10 — Corte sagital de cordão umbilical atipicamente espesso no nível de sua inserção no abdome fetal (seta).

220 ATLAS DE ULTRASSOM FETAL ■ NORMAL E MALFORMAÇÕES

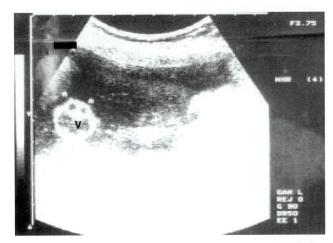

Fig. 14.11 — Corte transversal de cordão demonstrando a veia umbilical anormalmente dilatada (V) (A = artérias umbilicais).

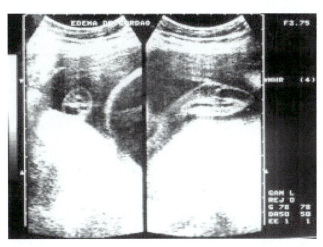

Fig. 14.12 — Cortes transversal (à esquerda) e sagital (à direita) demonstrando aumento na espessura do cordão umbilical por edema.

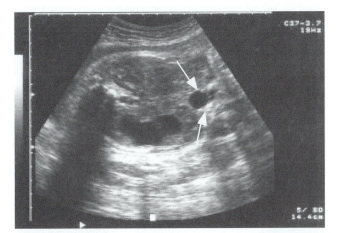
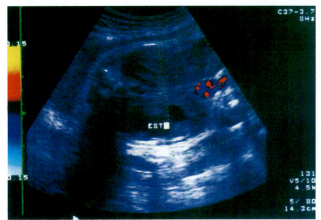

Figs. 14.13 e 14.14 — Cortes transversais em abdome do mesmo feto no nível da inserção do cordão demonstrando dilatação varicosa na porção intra-abdominal da veia umbilical (setas). Notar o turbilhonamento de sangue no local da dilatação ao mapeamento com Doppler colorido (Fig. 14.16).

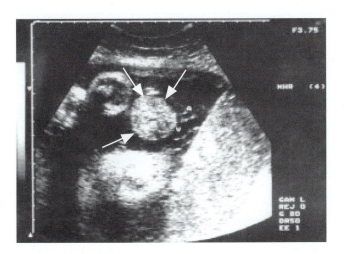

Fig. 14.15 — Corte transversal de cordão umbilical demonstrando uma massa hiperecogênica (setas) adjacente à veia (V) e artéria umbilical (A), imagem que pode corresponder a hemangioma ou hematoma organizado, este geralmente após procedimento invasivo.

CAPÍTULO 14 ■ CORDÃO UMBILICAL, PLACENTA E COLO UTERINO

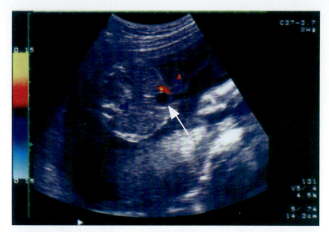

Fig. 14.16 — Corte transversal em abdome fetal no nível da inserção do cordão demonstrando uma imagem cística simples (seta), sem fluxo detectável ao Doppler colorido, ao lado da artéria umbilical (A) em sua porção intra-abdominal, podendo corresponder a cisto de alantoide ou de ducto onfalomesentérico.

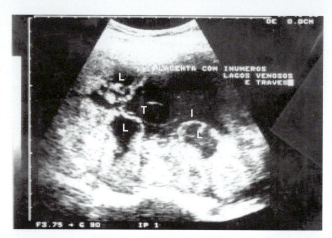

Fig. 14.19 — Aspecto anormal de placenta com várias imagens hipoecoicas que representam lagos venosos subcoriônicos (L). Notar, também, a presença de trave corioamniótica (T).

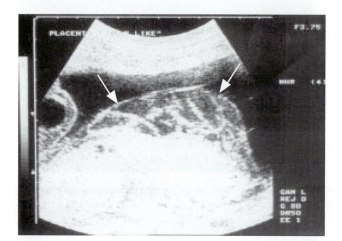

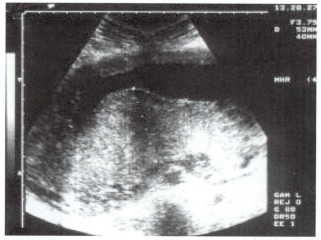

Fig. 14.20 — Corte de placenta espessada, heterogênea e com ecogenicidade aumentada, comumente observada em casos de hidropisia e infecção fetais.

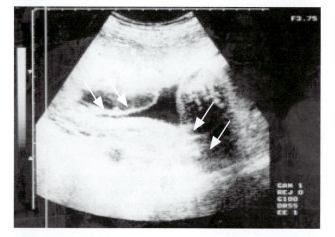

Figs. 14.17 e 14.18 — Cortes de placentas com aspectos atípicos, as quais apresentam movimentos semelhantes aos da gelatina quando do balanço do transdutor em abdome da gestante, recebendo por semelhança a denominação placentas *jelly like* (setas).

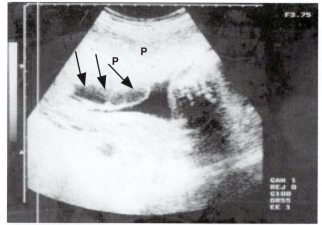

Fig. 14.21 — Presença de bolsa corioamniótica (setas pretas) que pode ser confundida com inserção velamentosa de cordão. O Doppler colorido auxilia no diagnóstico diferencial, demonstrando fluxos nos casos de inserção velamentosa.

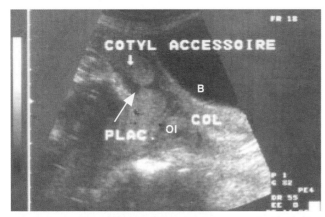

Fig. 14.22 — Corte sagital de útero gravídico, colo (col) e bexiga (B). Notar o limite inferior da placenta recobrindo o orifício interno do colo uterino (oi) e a presença de um cotilédone acessório (*cotyl accessoire*), isolado da massa placentária principal. O local de clivagem é facilmente observado (seta maior).

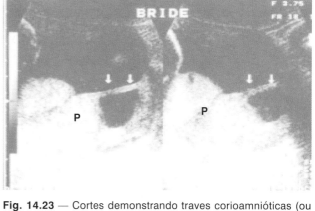

Fig. 14.23 — Cortes demonstrando traves corioamnióticas (ou traves placentárias) estendendo-se da massa placentária principal ao cório e âmnio contralaterais, sem relação com partes fetais (P = placenta).

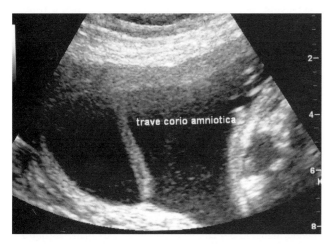

Fig. 14.24 — Mesma situação da figura anterior em outro feto. É fundamental afirmar-se que não há extensão da lesão a partes fetais, para não caracterizar brida amniótica, cujo prognóstico é bastante diferente dos casos de traves simples.

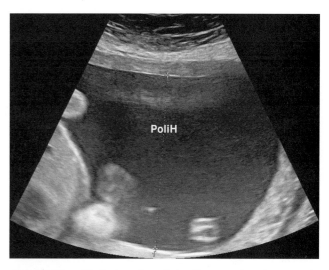

Fig. 14.25 — Corte transversal do útero mostrando caso de poili-hidrâmnio (PoliH). Bolsão de líquido maior que 8,0 cm aqui neste caos com 9,1 cm. ILA igual ou maior que 25 cm define poli-hidrâmnio e ILA maior que 18 cm e menor que 25 cm define líquido aumentado.

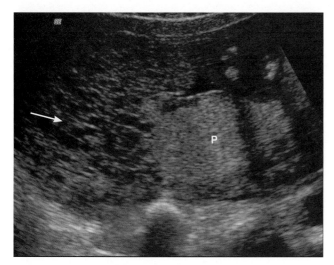

Fig. 14.26 — Corte transversal do útero mostrando, na porção esquerda da foto, placenta com degeneração molar (seta) em caso de gemelar onde um dos gêmeos desenvolve normalmente com placenta normal (P) à direita.

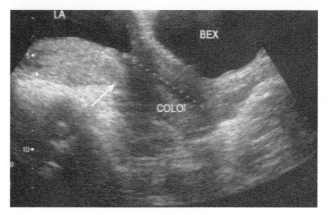

Fig. 14.27.1 — Mostrando placenta prévia posterior centro parcial (seta). COLO= colo uterino, BEX = bexiga materna, LA = líquido amniótico.

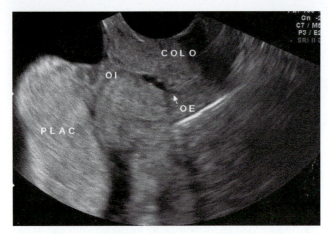

Fig. 14.27.2 — Caso semelhante ao da figura anterior agora em maior aumento mostrando placenta prévia centro parcial. PLAC = placenta, OI = orifício interno do colo, OE = orifício externo do colo.

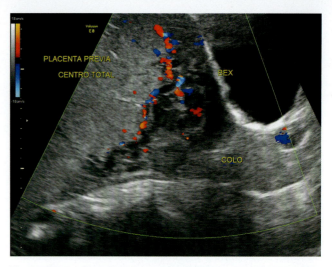

Fig. 14.28 — Caso de placenta prévia agora centro total (placenta prévia centro total). A interrogação com janela Doppler color é importante para identificar sinais de acretismo e invasão vascular de estruturas adjacentes. BEX= bexiga materna, COLO = colo uterino.

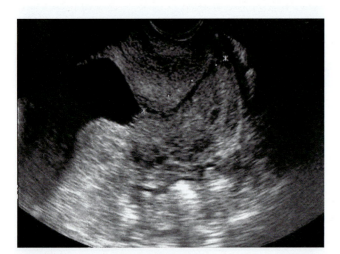

Fig. 14.29 — Ultrassonografia via transvaginal para medida colo uterino no segundo trimestre tardio (calipers). Aqui colo uterino medindo 3.4 cm. Normalmente colos menores que 2,0 cm aumentam bastante a chance de prematuridade extrema.

Fig. 14.30.1 — Mesma incidência da figura anterior em outro caso de medida do colo uterino no segundo trimestre agora mostrando sinal de chama de vela (seta) que é constituído com a bolsa amniótica entrando no orifício interno do colo (caliper 2). Apesar deste sinal o colo permanece com 2,8 cm (caliper 1) ou seja, ainda não tão encurtado. O caliper 3 mostra o alargamento do orifício interno do colo (1,2 cm).

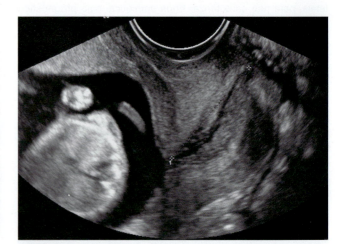

Fig. 14.30.2 — Ultrassonografia via transvaginal para medida do colo uterino normal (calipers), com intuito de rastreamento da prematuridade extrema, ou seja, parto antes de 32 semanas.

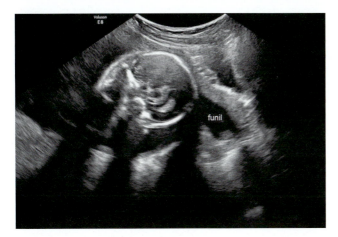 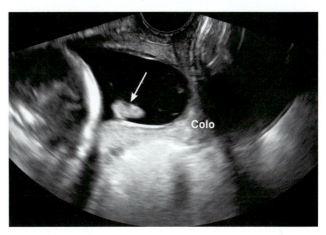

Fig. 14.30.3 — Caso mais grave que o anterior pois o sinal de chama de vela aqui se transformou em verdadeiro afunilamento do colo (FUNIL). Notar o polo cefálico justaposto ao colo (PC).

Fig. 14.30.4 — Mesmo caso da figura anterior agora em maior aumento mostrando além do afunilamento acentuado do colo, a presença de *sludge* cervical (seta), com colo praticamente apagado (Colo).

CAPÍTULO QUINZE

Ultrassonografia nas Infecções Fetais

CAPÍTULO QUINZE

Ultrassonografia nas Infecções Fetais

A ultrassonografia é imprescindível para o diagnóstico e para o seguimento de fetos com suspeita de infecções congênitas. As principais infecções com possíveis repercussões ultrassonográficas no período pré-natal são: toxoplasmose, rubéola, citomegalovírus, sífilis, parvovirose e varicela. O exame ultrassonográfico permite, também, levantar a hipótese de infecção pré-natal em pacientes sem suspeita prévia. Assim, diante de alterações frequentemente associadas a processos infecciosos, o ultrassom faz com que se investigue o estado materno quanto a infecções durante a gestação.

As principais alterações ultrassonográficas em casos de infecção fetal ocorrem nos seguintes órgãos ou sistemas: sistema nervoso central, coração, calcificações parenquimatosas, derrames cavitários, crescimento intrauterino retardado, oligoidramnia, poliidrâmnia e espessamento placentário, e quase metade dos fetos atingidos apresenta acometimento de múltiplos sistemas.

ACHADOS ULTRASSONOGRÁFICOS ASSOCIADOS ÀS INFECÇÕES PRÉ-NATAIS

SNC

Ventriculomegalia — hidrocefalia/ hidranencefalia

A ventriculomegalia pode ser diagnosticada pela relação VL/H (ventrículo lateral/hemisfério) ou ainda pela medida do átrio (ou VP — porção posterior dos ventrículos laterais), que permanece constante entre 4 e 8 mm de 15 semanas até o termo; medidas superiores a 10 mm são indicativas de ventriculomegalia. Um outro achado sugestivo é a visualização de um plexo coroide "pendente", não ocupando total ou quase totalmente o VP. As infecções pré-natais são responsáveis por cerca de 5% das ventriculomegalias, que quase sempre são simétricas. Podem ocorrer na toxoplasmose e em infecções virais (CMV, herpes *simplex* e varicela).

Na hidranencefalia, os hemisférios cerebrais estão quase inteiramente ocupados por líquido, preservando-se o pedúnculo cerebral e as estruturas rombencefálicas. É mais frequentemente encontrada nas infecções por herpes-vírus tipos 6 e 8, podendo ainda ocorrer em toxoplasmose e CMV (nos casos graves).

Calcificações intracranianas

São consideradas quase patognomônicas de infecção pré-natal, sendo encontradas muito raramente associadas a outras patologias fetais. São focos hiperecogênicos geralmente pequenos, distribuídos preferencialmente em regiões periventriculares, podendo também ser encontrados no tálamo e na região dos gânglios basais. Ocorrem principalmente em fetos acometidos por toxoplasmose e CMV, e mais raramente na varicela congênita, rubéola e infecções por herpes *simplex*.

Microcefalia

Pode ser observada isoladamente em casos de CMV, rubéola e herpes, e menos habitualmente associada à toxoplasmose.

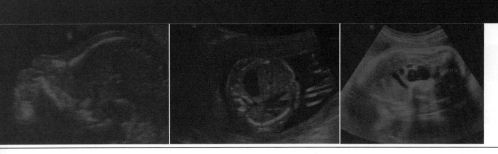

ALTERAÇÕES ABDOMINAIS

Hepatomegalia/Esplenomegalia

Podem estar presentes em praticamente todas as infecções pré-natais; entretanto, pode ser um achado transitório. Embora existam tabelas referentes às medidas do fígado e do baço, muitas vezes o diagnóstico é feito de maneira subjetiva, ou ainda através de um aumento da circunferência abdominal (mais frequente quando associado à ascite fetal).

Calcificações intra-abdominais

Podem estar presentes no fígado, no baço, nas adrenais e ainda no intestino. O aspecto mais característico é de calcificações múltiplas, espalhadas pelo parênquima hepático, quase sempre associadas à hepatomegalia (as calcificações limitadas à superfície peritoneal do fígado são mais sugestivas de peritonite meconial). A hiperecogenicidade intestinal isolada, em especial no segundo trimestre, pode estar associada à infecção (sobretudo por CMV e toxoplasma), mas também pode ser encontrada em outras situações (CIUR, anormalidades cromossômicas e fibrose cística).

Ascite

Geralmente é observada na hidropisia fetal, mas pode ser vista isoladamente ou em associação à hepatoesplenomegalia na toxoplasmose, CMV, varicela e sífilis.

ALTERAÇÕES CARDÍACAS

A manifestação cardíaca mais frequente nos fetos acometidos pelas infecções congênitas é a cardiomegalia, que pode ser observada subjetivamente ou pelo índice cardiotorácico. Podem ainda ser feitas medidas das câmaras ou paredes ventriculares. Anormalidades estruturais podem ser encontradas na rubéola (estenose pulmonar e coartação de aorta, defeitos septais atriais e ventriculares). Nesses casos, é imprescindível a avaliação mais cuidadosa através da ecocardiografia fetal.

CRESCIMENTO INTRAUTERINO RETARDADO

Pode estar presente em praticamente todos os casos de infecção pré-natal, em especial nas viroses; é encontrado tanto nas formas simétricas quanto nas assimétricas.

HIDROPISIA FETAL

A etiologia infecciosa sempre deve ser considerada frente a um quadro de hidropisia fetal não imune; é mais comumente encontrada nos casos de infecção por CMV, parvovírus, toxoplasmose, sífilis, herpes e varicela.

O achado de hidropisia não imune associada a espessamento placentário importante e hepatoesplenomegalia, sem cardiopatia ou outras alterações fetais visíveis ao US, deve levar à pesquisa de infecção pelo parvovírus B19. Nestes

CAPÍTULO QUINZE

Ultrassonografia nas Infecções Fetais

casos, a cordocentese revela alteração importante de todas as séries hematológicas, e a instituição precoce da terapêutica (transfusões intraútero) melhoram sobremaneira a taxa de sobrevivência dos fetos acometidos. A confirmação diagnóstica é feita pela sorologia em soro fetal (obtido na cordocentese a partir de 22 semanas) ou, ainda, pela pesquisa da PCR no líquido amniótico.

Oligoidrâmnio/Poliidrâmnio

A diminuição e o aumento do volume do líquido amniótico são reportados com frequências semelhantes nos casos de infecções pré-natais, embora o poliidrâmnio seja mais facilmente lembrado como integrante das síndromes infecciosas.

Ocorrem principalmente na toxoplasmose, sífilis, parvovirose, varicela e infecção por CMV.

Alterações placentárias

O espessamento placentário (ou "placentomegalia") é mais citado nos casos de infecções congênitas; menos habitualmente podemos encontrar placentas pequenas, calcificadas. O diagnóstico de espessamento placentário é feito pela comparação da espessura com os nomogramas disponíveis; o diagnóstico diferencial deve ser feito com área de inserção placentária pequena.

Limitações da ultrassonografia nas infecções pré-natais

Devemos lembrar que, embora a ultrassonografia nos permita diagnosticar acometimento fetal nos casos de infecção pré-natal, existe a possibilidade de fetos infectados serem ultrassonograficamente normais. Portanto, um exame ultrassonográfico normal não pode por si só predizer um resultado pós-natal normal. É muito importante ainda ressaltar que as alterações observadas ao ultrassom podem modificar-se com o tempo, tanto com piora quanto com melhora do quadro clínico fetal. Essa evolução nem sempre tem sido adequadamente estudada devido à alta taxa de interrupção de gravidez nos casos de infecção fetal com demonstração de alterações à ultrassonografia.

A Tabela 1.1 mostra resumidamente os achados ultrassonográficos mais importantes de cada infecção.

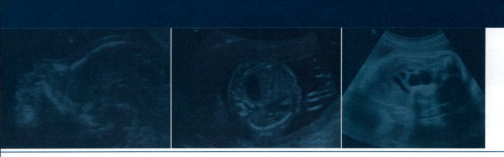

Tabela 1.1
Manifestações Ultrassonográficas Pré-natais das Infecções Fetais

	SNC/Cabeça	Coração	Abdome	Placenta/LA	Outros
Toxoplasmose	Ventricular Calcificações Microcefalia Catarata		↑ Fígado ↑ Baço ↑ Calcif. parenq. ↑ Ecog. intest. Ascite	↑ Placenta poliidrâmnio	Hidropisia CIUR (raro)
Sífilis			↑ Fígado ↑ Baço Ascite Dilat. intest.	↑ Placenta poliidrâmnio	Ossos + longos Hidropisia CIUR (raro)
Rubéola	Calcificações Microcefalia Microftalmia ↑ Ventricular	CIV/CIA Estenose pulm. Coarct. aorta	↑ Fígado ↑ Baço Peritonite mec?		CIUR
CMV	↑ Ventricular Calcificações Microcefalia	Cardiomegalia	↑ Fígado ↑ Baço Calcif. parenq. ↑ Ecog. intest. Ascite	↑ Placenta ↓ Placenta poliidrâmnio Oligoâmnio	CIUR Hidropisia
Herpes	Hidranencefalia ↑ Ventricular Calcificações Microcefalia Microftalmia		↑ Fígado ↑ Baço		CIUR
Varicela	↑ Ventricular Calcificações Microftalmia		↑ Fígado Calcif. parenq. Ascite	↑ Placenta poliidrâmnio	CIUR Hidropisia Deform. Extremidades
Parvovírus B19		Cardiomegalia	↑ Fígado ↑ Baço	↑↑ Placenta poliidrâmnio	Hidropisia CIUR (raro)

CIV — comunicação interventricular; CIA — comunicação interatrial; Coart. — coarctação; Parenq. — parenquimatosa; dilat — dilatação; mec — meconial; ecog. intest. — ecogenicidade intestinal; CIUR — crescimento intrauterino retardado.
Adaptado de Crino JP (Clin Obst and Gynecol 1999, 42 (1), p 71)

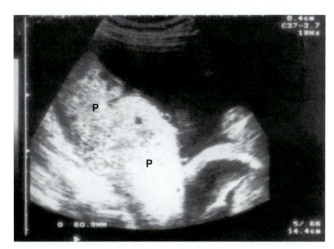

Fig. 15.1 — Imagem ultrassonográfica de placenta (P) com espessura de 50 mm (espessada), mostrando comprometimento placentário em caso de toxoplasmose congênita.

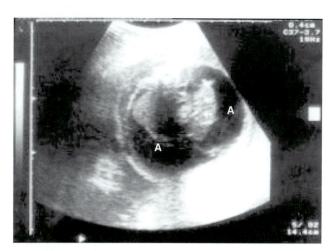

Fig. 15.2 — Ascite fetal observada em corte transversal do abdome fetal no nível do fígado (A). Caso de toxoplasmose confirmado.

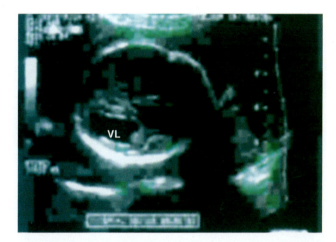

Fig. 15.3.1 — Corte transversal do polo cefálico mostrando ventriculomegalia, ventrículo lateral (VL) em caso de citomegalovirose fetal.

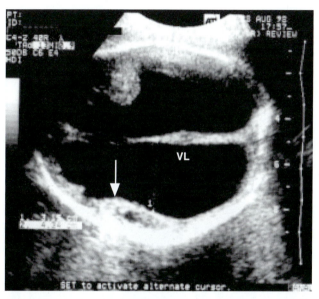

Fig. 15.3.2 — Corte transversal do polo cefálico evidenciando dilatação dos ventrículos laterais (VL) e parênquima cerebral residual (seta) em feto com toxoplasmose.

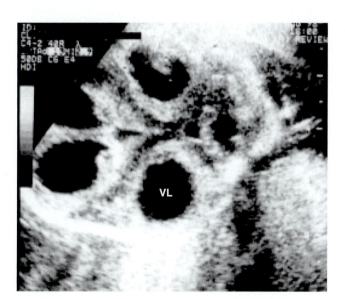

Fig. 15.3.3 — Dilatação dos ventrículos laterais (VL) observada em corte transversal do polo cefálico no nível dos tálamos, em feto com toxoplasmose.

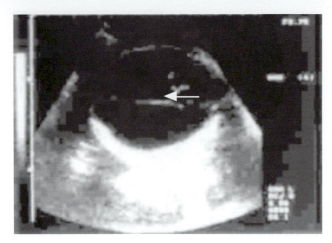

Fig. 15.3.4 — Imagem de SNC de feto portador de toxoplasmose congênita com grande dilatação dos VL, imagem ancoide (seta) e ausência de parênquima cerebral que é chamada de hidroanencefalia.

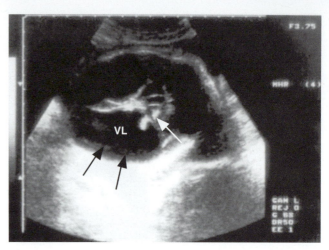

Fig. 15.3.6 — Feto portador de toxoplasmose congênita evidenciando calcificações periventriculares — imagens hiperecogênicas (setas pretas) na parede do ventrículo lateral (VL), acima dos tálamos (seta branca).

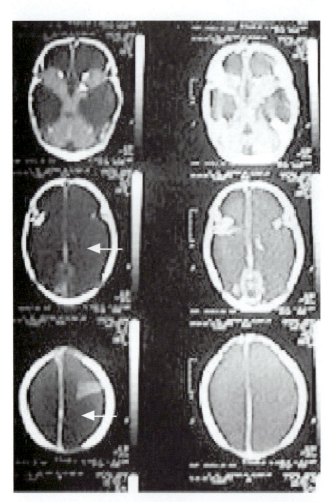

Fig. 15.3.5 — Tomografia do sistema nervoso central (SNC) de recém-nascido portador de toxoplasmose congênita, evidenciando dilatação dos ventrículos cerebrais. Imagem anecoide (seta).

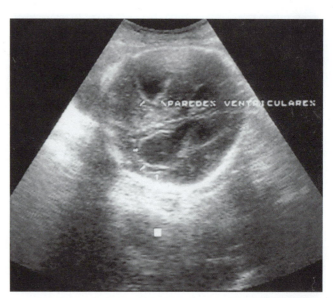

Fig. 15.3.7 — Corte transversal do polo cefálico fetal onde se observa calcificações periventriculares (setas) em contexto de infecção fetal agora por citomegalovirus, notar presença de dilatação dos ventrículos laterais).

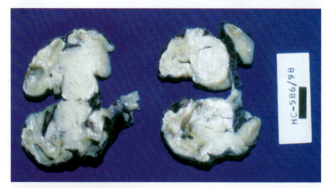

Fig. 15.3.8 — Peça do sistema nervoso central mostrando dilatação dos ventrículos laterais em caso de toxoplasmose fetal diagnosticada pela análise do líquido amniótico através da técnica de PCR. Óbito fetal com 26 semanas de amenorreia.

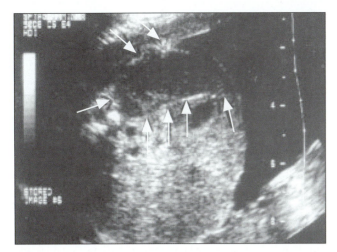

Fig. 15.4 — Baço — imagem hipoecogênica localizada à esquerda do estômago, em corte transversal do abdome fetal no nível deste (setas), que corresponde a esplenomegalia em feto com PCR positiva para toxoplasmose no líquido amniótico. Esplenomegalia fetal.

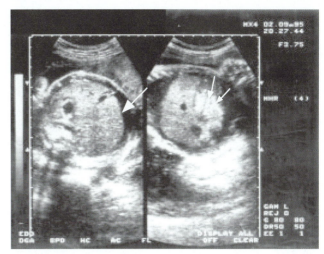

Fig. 15.5.3 — Visibilização de ascite em corte transversal do abdome fetal no nível do fígado. Imagem anecoide laminar contornando o fígado (seta maior). No abdome fetal, imagem sólida hiperecogênica, intestino hiperecogênico (setas menores).

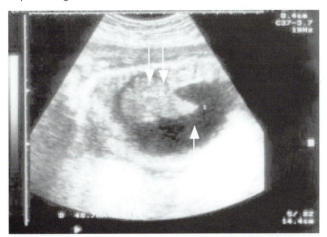

Fig. 15.5.1 — Avaliação do abdome fetal no nível do baço, visibilizando ascite (seta única) e avaliando o tamanho do baço (setas duplas).

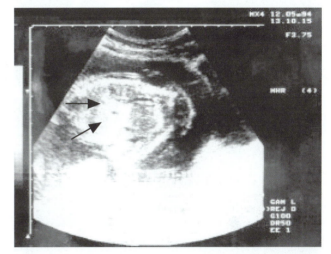

Fig. 15.5.4 — Observação de imagem hiperecogênica, intestino (setas pretas) em corte longitudinal do abdome fetal no nível do fígado, em caso com suspeita de citomegalovírus.

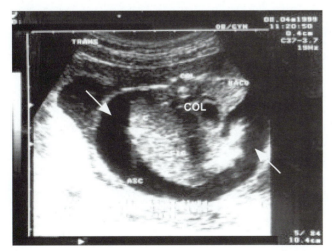

Fig. 15.5.2 — Toxoplasmose congênita cursando com hidropisia fetal. Corte transversal do abdome fetal no nível do fígado com imagem anecoide, ascite (setas). (COL = coluna; ASC = ascite).

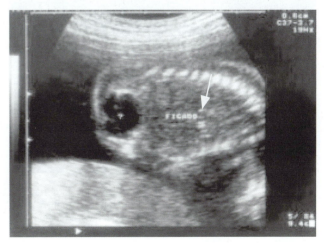

Fig. 15.6 — Infecção congênita por citomegalovírus. Imagens puntiformes hiperecogênicas no parênquima hepático que correspondem a calcificações (setas). ?=bexiga.

CAPÍTULO 15 ■ ULTRASSONOGRAFIA NAS INFECÇÕES FETAIS

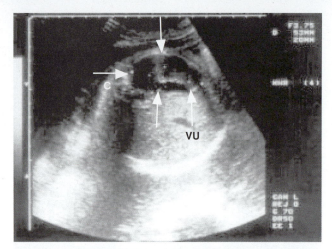

Fig. 15.7 — Corte transversal do abdome fetal no nível do baço. Medida do eixo longitudinal, maior eixo. Esplenomegalia (setas). C = coluna; VV = veia umbilical.

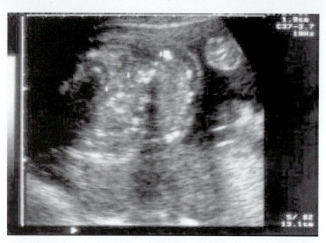

Fig. 15.8 — Corte transversal do abdome fetal no nível do fígado mostrando múltiplas imagens puntiformes, calcificações parenquimatosas (setas), desta vez em caso de toxoplamose fetal.

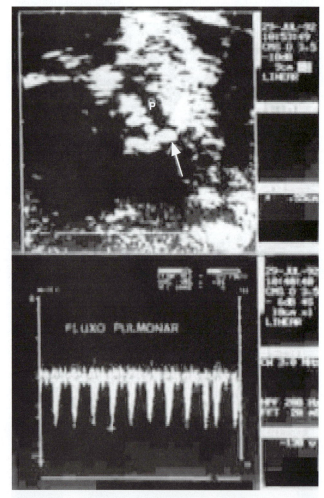

Fig. 15.9 — Coração fetal — análise da artéria pulmonar (P). Estenose pulmonar (seta) em caso de rubéola fetal. A parte inferior da figura mostra fluxo da artéria pulmonar fetal alterado.

CAPÍTULO DEZESSEIS

Gestação Gemelar

CAPÍTULO DEZESSEIS

Gestação Gemelar

INTRODUÇÃO

A gemelaridade está associada a elevados índices de morbidade e mortalidade neonatais que resultam da alta incidência de complicações pré-natais (maternas e fetais) e trabalho de parto prematuro. Dentro deste contexto, a ultrassonografia tem um papel fundamental no diagnóstico pré-natal de condições patológicas frequentes na gestação múltipla, tais como o CIUR, malformações fetais e síndrome de transfusão fetofetal.

AVALIAÇÃO ULTRASSONOGRÁFICA

Uma avaliação adequada deve se iniciar pela identificação do número de fetos, na biometria fetal, e avaliação da cório e amniocidade.

Em gestações gemelares, conta-se o número de sacos gestacionais e o número de batimentos cardíacos embrionários. Um dos gêmeos pode desaparecer, principalmente quando o diagnóstico é feito pela identificação dos sacos gestacionais e não dos batimentos cardíacos fetais.

A biometria fetal é extremamente importante, já que o CIUR é um dos grandes responsáveis pela alta mortalidade perinatal. A curva de crescimento de gemelares deve ser a mesma padronizada para fetos únicos. Nota-se, porém, comparando-se com a gestação única, uma queda na curva de crescimento começando na 28ª semana de gestação.

O diagnóstico da corionicidade é mais fácil antes da 10ª semana de gestação. A placenta pode ser dicoriônica ou monocoriônica. Na dicoriônica, observam-se duas placentas separadas que, com o evoluir da gestação, podem se fundir. O sinal do lambda é característico da gestação dicoriônica, onde se observa, no nível da fusão das placentas, imagem afunilada mais hiperecogênica. As monocoriônicas estão relacionadas a um aumento da taxa de mortalidade, principalmente pela presença de anastomoses arteriovenosas que se formam, por vezes descompensando hemodinamicamente os fetos. O diagnóstico de monocorionicidade é feito precocemente, com a observação de massa placentária única até a 10ª semana de gestação (lambda ausente), ou tardiamente, nas gestações monoamnióticas que necessariamente devem ser monocoriônicas. É possível, também, obter uma imagem das membranas amnióticas nas gestações diamnióticas. Quando estas membranas têm um aspecto fino (sinal do "T"), provavelmente trata-se de placenta monocoriônica. Nas dicoriônicas, a imagem é mais grossa devido à presença de duas camadas de córion além das duas camadas de membranas amnióticas (quatro camadas). A verificação do sexo fetal também pode ajudar no diagnóstico da corionocidade placentária. Fetos com sexos diferentes são sempre dizigóticos e, por isso, apresentam sempre placentas dicoriônicas. O que não ocorre com os fetos de mesmo sexo, pois podem ser mono ou dizigóticos e, portanto, a placenta poderá ser mono ou dicoriônica.

COMPLICAÇÕES QUE PODEM SER DIAGNOSTICADAS POR MEIO DA ULTRASSONOGRAFIA

CIUR

Como já foi dito, sua incidência é alta e pode estar correlacionado com a síndrome de transfusão fetofetal.

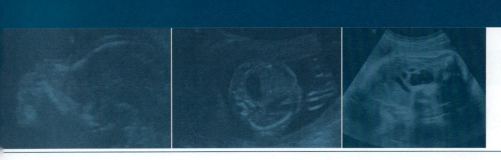

Síndrome de transfusão fetofetal

Comum nas gestações monocoriônicas, é diagnosticada nas seguintes condições:

a) placenta única;

b) hidropisia, cardiomegalia e poliidrâm-nio no receptor;

c) CIUR e diminuição de líquido amniótico no feto doador.

Gêmeos xifópagos

Nestes casos não se identifica a membrana amniótica, a placenta é única e os fetos estão unidos por alguma parte do corpo.

Mola hidatiforme associada à gestação gemelar

Pode ser completa ou parcial. A mola completa ocorre em gestação dizigótica e, enquanto um feto desenvolve-se normalmente, o outro torna-se mola. O aspecto ultrassonográfico é de maior ecogenicidade separada da placenta de uma gestação normal. A mola parcial desenvolve-se a partir da placenta, e a maior parte dos fetos tem cariótipo anormal. Ao exame ultrassonográfico são visualizadas áreas de mola, intercaladas com áreas de vilosidades normais.

Malformações fetais

Mais frequentes nas gestações gemelares do que nas únicas e maior ainda nas gestações gemelares do tipo monozigóticas. As anomalias mais comuns são: defeitos do tubo neural, malformações do seio urogenital, cardiopatia congênita, anormalidades cromossômicas, hidrocefalia e cordões umbilicais com artéria única.

Aborto

Pode-se observar desaparecimento de um ou mais gêmeos sem nenhum comprometimento ao saco gestacional residual.

Gêmeo acárdico

Ocorre em gestações monocoriônicas e em um dos fetos o coração não se desenvolve ou se apresenta atrófico. Pode apresentar outras malformações, como hipodesenvolvimento craniano.

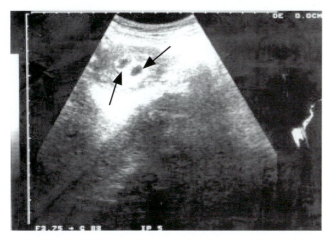

Fig. 16.1.1 — Corte transversal da cavidade uterina mostrando presença de dois sacos gestacionais de quatro semanas e meia, com respectivas coroas trofoblásticas (setas).

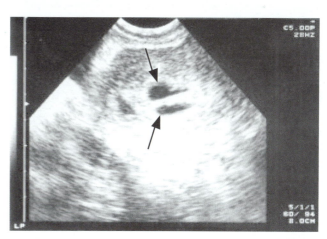

Fig. 16.1.2 — Corte transversal de cavidade uterina mostrando dois sacos gestacionais de cinco semanas e meia (setas).

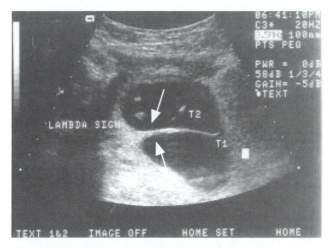

Fig. 16.2.1 — Corte transversal da cavidade uterina mostrando dois sacos gestacionais separados (T1 e T2) por espessa camada de trofoblasto constituindo o sinal de lambda (setas), testemunho de gestação dicoriônica.

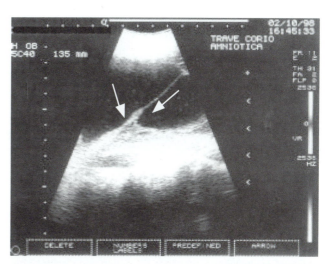

Fig. 16.2.2 — Corte transversal de sacos gestacionais (SG) separados por trofoblasto espesso que constitui o sinal de lambda (setas).

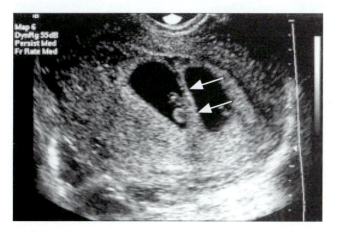

Fig. 16.2.3 — Separação corioamniótica espessas (setas) entre os dois embriões demonstrando, além da presença ao sinal do lambda, tratar-se de gestação dicoriônica-diamniótica.

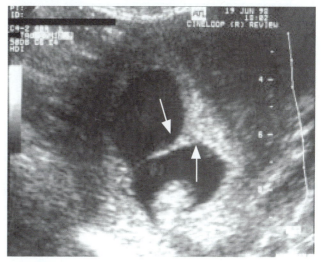

Fig. 16.3 — Corte transversal de dois sacos gestacionais evidenciando novamente o sinal de lambda (setas).

CAPÍTULO 16 ■ GESTAÇÃO GEMELAR 241

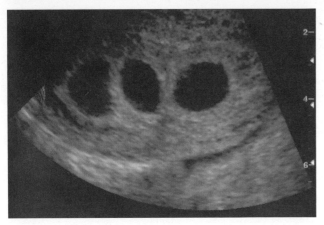

Fig. 16.4 — Corte transversal do útero e sua cavidade mostrando gestação trigemelar de 6 semanas e 3 dias mostrando três corions e três amnions independentes. É importante, como neste caso, afirmar ou não desde muito cedo o caráter tricoriônico e triamniótico das gestação trigemelares, assim como nas gemelares.

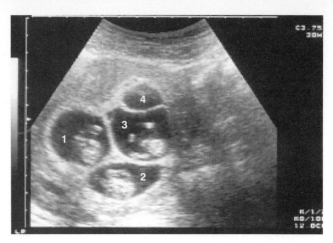

Fig. 16.5 — Corte coronal da cavidade uterina evidenciando quatro sacos gestacionais (1, 2, 3 e 4).

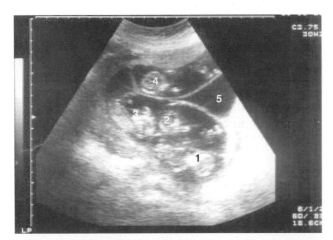

Fig. 16.6 — Mesmo caso da figura anterior, onde os cortes oblíquos evidenciam a presença do quinto saco gestacional (1, 2, 3, 4 e 5).

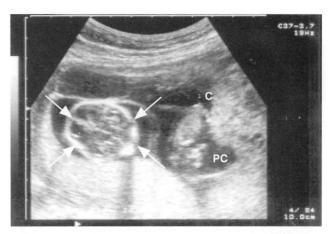

Fig. 16.7 — Gestação gemelar com uma gravidez interrompida. À direita, embrião com CCN = 28,6mm e à esquerda diâmetro biparietal do gêmeo evolutivo já com 38mm (PC = polo cefálico do embrião não evolutivo; C = cauda do embrião não evolutivo). Setas — circunferência cefálica do gêmeo com gestação em evolução.

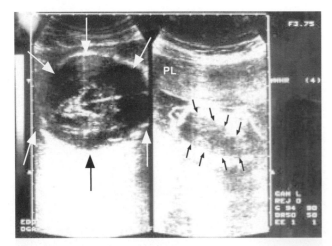

Fig. 16.8 — Gestação gemelar com um dos gêmeos não evoluindo. À direita, as setas mostram polo cefálico irregular e pequeno, já com acavalgamento dos ossos cranianos. Notar, à esquerda, circunferência cefálica do gêmeo em evolução (setas).

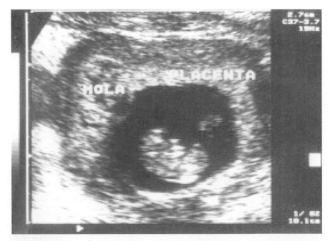

Fig. 16.9.1 — Corte longitudinal da cavidade uterina que evidencia porção de placenta com ecotextura heterogênea sugestiva de mola parcial. Mola embrionada ou gestação gemelar com degeneração molar de um dos fetos.

242 ATLAS DE ULTRASSOM FETAL ■ NORMAL E MALFORMAÇÕES

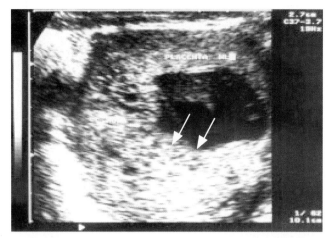

Fig. 16.9.2 — Mesmo corte, porém com maior aumento mostrando melhor a diferença de ecotextura da placenta normal e a porção de degeneração molar com aspecto mais heterogêneo e cístico (setas).

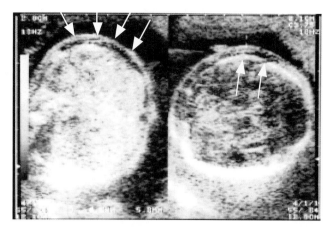

Fig. 16.10.1 — Síndrome de transfusão fetofetal. Notar fígado de estase com fina lâmina de ascite (setas brancas), assim como o edema de subcutâneo do crânio (setas à direita).

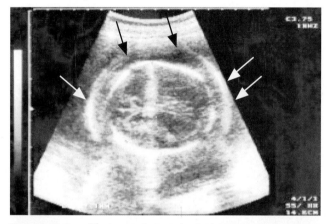

Fig. 16.10.2 — Síndrome de transfusão fetofetal. Notar edema subcutâneo (setas) acentuado do crânio no feto transfundido (setas).

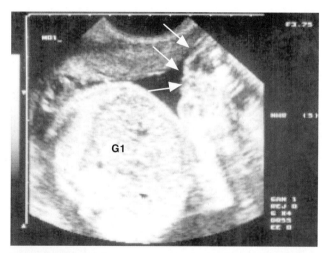

Fig. 16.10.3 — Síndrome de transfusão fetofetal. Gêmeo 1 (G1) ou transfundido e gêmeo (G2) acantonado (setas) configurando *Stuck twin* (setas), que é o gêmeo transfusor.

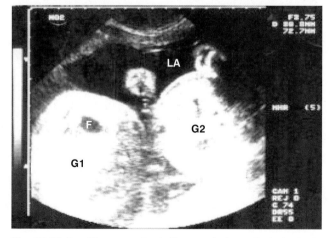

Fig. 16.10.4 — Mesmo corte da figura anterior após tratamento com amniocentese de repetição. Houve melhora da situação, G2 não está mais acantonado e seu LA normalizou-se (LA) (G1 = gêmeo um). Verdadeiro sucesso terapêutico.

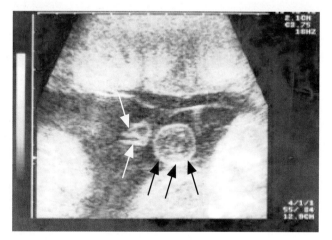

Fig. 16.11 — Síndrome de transfusão fetofetal. Corte transversal dos cordões. Notar a diferença de diâmetro dos cordões. Transfusor — setas brancas. Transfundido — setas pretas.

CAPITULO 16 ■ GESTAÇÃO GEMELAR **243**

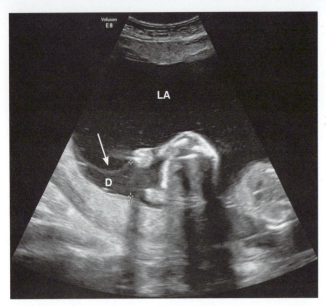
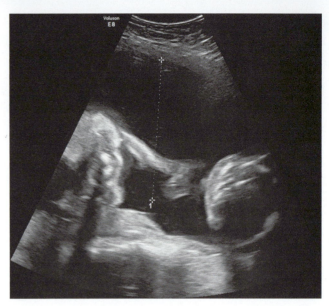

Fig. 16.12.1 — A figura mostra na porção superior o líquido aumentado (LA) no caso de gêmeo receptor e principalmentea diminuição do líquido (D) do gêmeo doador onde se vê o pouco líquido e a membrana (entre o calipers, seta) configurando gêmeo acantonado.

Fig. 16.12.2 — Mesmo caso da figura anterior para observar o líquido aumentado (calipers) no caso do gemeo recetor que se encontra empoliuria por estado hipervolêmico.

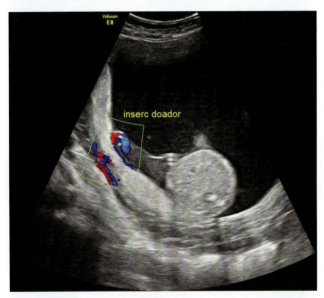
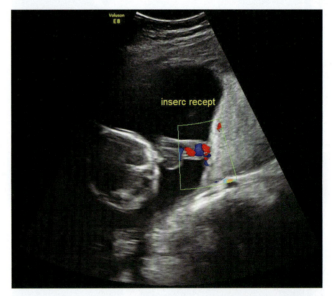

Fig. 16.13.1 — Na figura pode-se ver a inserção do cordão umbilical no gêmeo doador acantonado e com líquido amniótico diminuído. Lembrar que a dopplerflucometria entra na classificação de gravidade da síndrome pelos critérios de Quintero.

Fig. 16.13.2 — Mesmo caso da figura anterior mostrando a inserção do cordão umbilical do gêmeo receptor no seio de líquido aumentado.

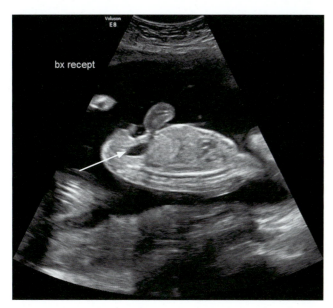

Fig. 16.14 — Caso de síndrome de transfusão fetofetal onde se observa a bexiga do receptor visível e por vezes aumentada (seta). Lembra também que a bexiga ausente no doador é critério classificatório da gravidade de síndrome segundo Quintero.

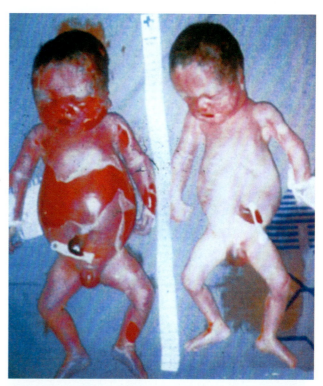

Fig. 16.15.2 — Foto de natimortos em caso de transfusão fetofetal. O primeiro, à esquerda, é o feto receptor, e o segundo, à direita, é o doador em caso de síndrome de transfusão fetofetal.

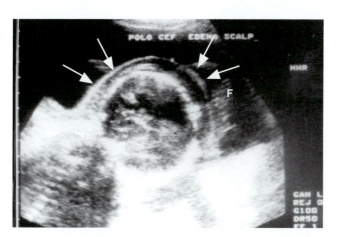

Fig. 16.15.1 — Polo cefálico fetal evidenciando edema de subcutâneo (setas) numa síndrome de transfusão fetofetal.

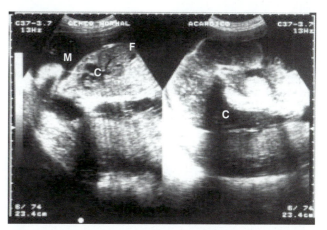

Fig. 16.16.1 — À esquerda, corte longitudinal de gêmeo normal (M = mento; C = coração; F = fígado) e, à direita, massa heterogênea que corresponde a gêmeo acárdico (C = coluna vertebral). Nota-se que um dos gêmeos apresenta coração e o outro não, caracerística do gêmeo acárdico.

CAPITULO 16 ■ GESTAÇÃO GEMELAR

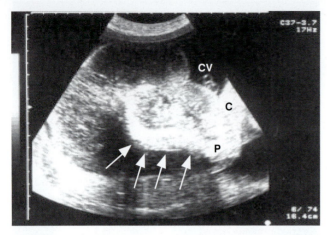

Fig. 16.16.2 — Maior aumento do gêmeo acárdico da figura anterior, onde se vê claramente a coluna fetal (setas); o polo pélvico (P) e o início da coxa (C). Notar a porção anterior do abdome com cordão (CU).

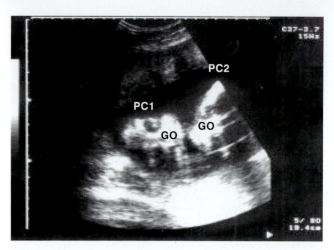

Fig. 16.17.1 — Corte transversal evidenciando duas cabeças muito próximas em caso de gêmeos toracópagos (PC1 = polo cefálico do gêmeo 1; PC2 = polo cefálico do gêmeo 2; GO = globo ocular).

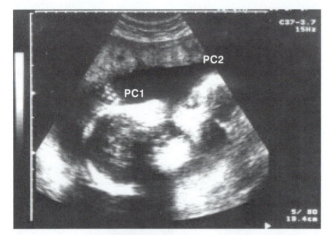

Fig. 16.17.2 — Mesmo corte da figura anterior em maior aumento (PC1= polo cefálico do gêmeo 1; PC2 = polo cefálico do gêmeo 2).

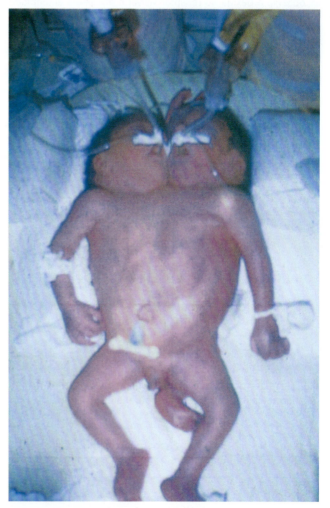

Fig. 16.17.3 — Foto de recém-nascidos de gêmeos toracópagos.

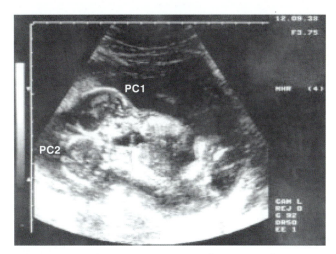

Fig. 16.18.1 — Gestação gemelar de gêmeos toracópagos (14 semanas) (PC1 = polo cefálico gêmeo 1; PC2 = polo cefálico gêmeo 2).

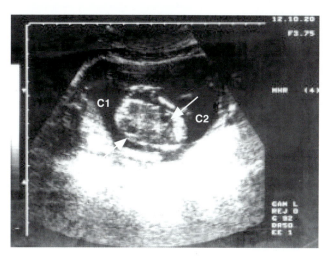

Fig. 16.18.2 — Gêmeos toracópagos. Corte transversal do abdome. Notar a presença de bolhas gástricas (setas) (C1 = coluna gêmeo 1; C2 = coluna gêmeo 2).

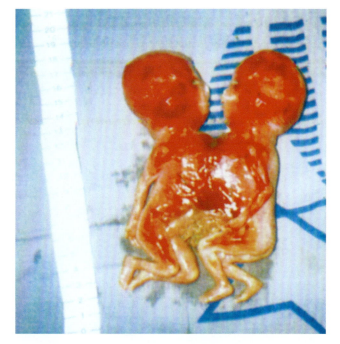

Fig. 16.18.3 — Peça do toracópagos com 16 semanas.

CAPITULO 16 ■ GESTAÇÃO GEMELAR 247

CAPÍTULO DEZESETE

Aneupoidias Fetais

CAPÍTULO DEZESETE

Aneuploidias Fetais

As aneuploidias mais comuns de diagnóstico pré-natal são as trissomias do cromossomo 21 (síndrome de Down), do cromossomo 18 (síndrome de Edwards) e do cromossomo 13 (síndrome de Patau), e a síndrome de Turner. Outras aneuploidias também diagnosticadas no exame citogenético são as alterações de número dos cromossomos sexuais além do Turner, a triploidia, as deleções e translocações. A incidência das aneuploidias não envolvendo cromossomos sexuais é crescente com a idade materna. As aneuploidias, em geral, têm uma prevalência curiosamente fixa em relação à idade materna e à idade gestacional; podemos dizer, *grosso modo*, que as frequências são de 0,5% na mulher de 35 anos, 1,2% aos 37 anos, 6% aos 43 anos, culminando com 15% na mulher de 45 anos.

Os programas de detecção de aneuploidias existentes em diversos países geralmente oferecem procedimento invasivo às gestantes com idade igual ou superior a 35 anos (definição da OMS de idade avançada), idade a partir da qual a incidência de anormalidades do cariótipo fetal supera os riscos inerentes aos procedimentos invasivos diagnósticos.

Nos últimos anos, apesar da difusão dos métodos diagnósticos, o número de nascimentos de fetos sindrômicos, em especial com síndrome de Down, não vem diminuindo; isso é devido ao fato de cerca de 70% dos fetos com aneuploidia nascerem de gestantes ditas com baixo risco (isto é, idade inferior aos 35 anos).

Nesse sentido, os elementos ultra-sono-gráficos usados para rastreamento podem determinar o aumento do risco de uma anomalia cromossômica em uma paciente que previamente não apresenta-ria indicação para estudo citogenético ou, ainda, uma diminuição de risco em gestante com idade avançada, mas que não opte pelo diagnóstico de certeza (invasivo).

TRISSOMIA DO CROMOSSOMO 13

A trissomia do cromossomo 13 quase invariavelmente apresenta diversas alterações ultrassonográficas (exceção feita aos raros casos de mosaico). As mais sugestivas são: holoprosencefalia, hipotelorismo, microcefalia, fronte em fuga, ciclopia, fenda labiopalatina, cardiopatias, hérnia diafragmática, onfalocele, CIUR (inconstante), rins displásicos, aumentados de volume hiperecogênicos, hipospádia, criptorquidia, polidactilia uni ou bilateral artéria umbilical única.

TRISSOMIA DO CROMOSSOMO 18

A trissomia do 18 também apresenta quadro ultrassonográfico florido: occipício saliente, fronte proeminente, defeitos de fechamento do tubo neural (*spina bifida*), holoprosencefalia, cisto de plexo coroide, hipoplasia cerebelar, micrognatia, fenda labial ou palatinaonfalocele, hérnia diafragmática, CIV, CIA, persistência do canal arterial (cardiopatias quase constantes), aplasia renal, rim em ferradura, displasia renal, criptorquidia (constante), CIUR (constante), artéria umbilical única, mãos crispadas ou mal-posicionadas, pé varo-equino.

TRISSOMIA DO CROMOSSOMO 21

A trissomia do 21 apresenta quadro ultrassonográfico menos rico e, consequentemente, a sensibilidade do ultrassom para detectar esta

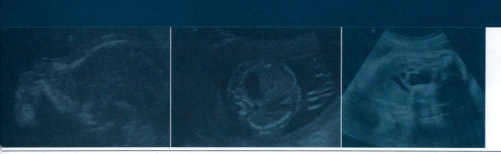

trissomia é menor do que para as demais acima descritas.

Os sinais ultrassonográficos que podem estar relacionados à trissomia do 21 incluem: translucência nucal aumentada, higroma cístico, espessamento da prega nucal (no segundo trimestre), dilatação dos ventrículos cerebrais, raiz do nariz chata e ossos próprios do nariz anormalmente curtos, lábio inferior protruso, perfil característico com fronte plana e alta, protrusão da língua, malformação cardíaca, ascite ou derrames pleurais ou mesmo anasarca, atresia duodenal, onfalocele, hidronefrose ou hipotonia pielocalicial leve, fêmur curto, hipoplasia da falange média do quinto dedo da mão, clinodactilia, afastamento anormal do hálux.

Recentemente temos trabalhado com um sistema de notas para os diversos sinais ultrassonográficos em relação à trissomia do cromossomo 21, constituindo um escore de pontos. Quando o escore é igual a 1, a sensibilidade é de cerca de 90%, mas com taxa de falsos-positivos inaceitavelmente alta de 13%. Com escore 2, a sensibilidade é de 78% com 5,8% de falso-positivos. O valor preditivo depende, é claro, da idade da paciente e da idade gestacional, sendo tanto mais alto quanto mais avançada for a idade materna.

A síndrome de Turner ou monossomia do cromossomo X apresenta-se ao ultrassom com o sinal característico de higroma cístico com ou sem anasarca. Pode apresentar-se, também, com a translucência nucal aumentada. O hi-groma é um acúmulo exagerado de líquido na porção cervical do embrião ou feto que pode ser loculada ou simples, por vezes estendendo-se até o tronco fetal. As cardiopatias, por vezes, estão presentes ao ultrassom nos casos de feto com monossomia do X.

Outras aneuploidias menos frequentes também podem apresentar sinais característicos ao ultrassom. Como exemplo, citamos o retardo de crescimento muito assimétrico no caso das triploidias, além dos sinais placentários de mola embrionada, o hipertelorismo na deleção do braço curto do cromossomo 5 ("miado de gato"), a cardiopatia em síndrome de Klinefelter.

Quando analisados criteriosamente e sempre à luz do risco inicial dado pela idade materna, os sinais ultrassonográficos marcadores de alterações cromossômicas fetais podem ser utilizados em programas assistenciais satisfatórios para todas as mulheres que desejam obter mais informações antes de optar ou não por uma técnica diagnóstica invasiva.

TRISSOMIA DO CROMOSSOMO 18 OU SÍNDROME DE EDWARDS

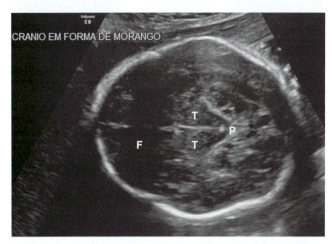

Fig. 17.1.1 — Corte transversal do polo cefálico fetal evidenciando crânio em forma de morango em caso de trissomia do cromossomo 18 (Tri 18) (T = tálamos; F = foice, P = pedúnculos cerebrais).

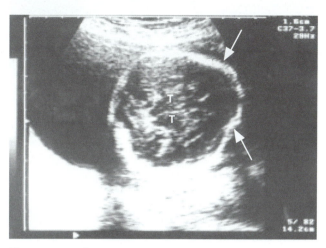

Fig. 17.1.2 — Corte semelhante ao anterior em outro caso de Tri 18 mostrando a depressão anormal em ossos temporais (setas), que confere o aspecto típico de crânio em forma de morango (T = talami).

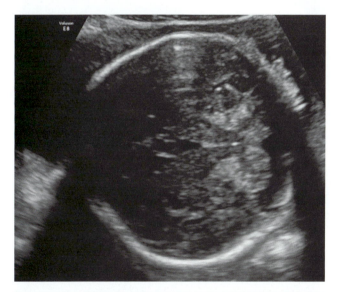

Fig. 17.1.3 — Outro caso de trissomia do cromossomo 18 com crânio em forma de morango em maior aumento e em idade avançada (35 s e 3 dias).

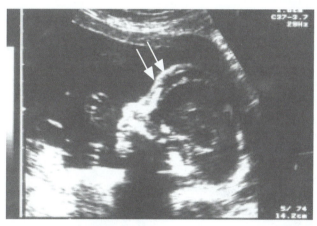

Fig. 17.2.1 — Perfil de face fetal do mesmo caso da figura anterior em que se nota o aspecto típico da trissomia do 18 com fronte proeminente, implantação baixa do nariz e microrretrognatismo.

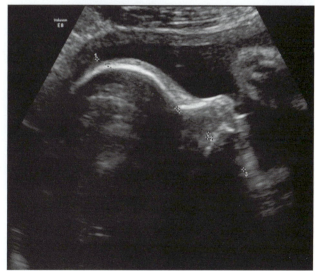

Fig. 17.2.2 — Perfil fetal dtípico da trissomia18 onde vê-se desequilíbrio da regra dos três terços onde o terço frontal (caliper 1) predomina. Sobre o terço médio (caliper 2) e terço 3 que vai do filtrum até o mento (caliper 3).

CAPÍTULO 17 ■ ANEUPOIDIAS FETAIS 253

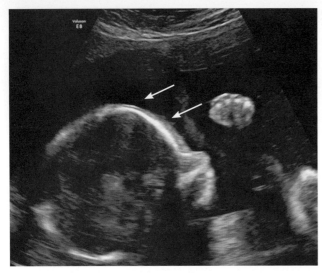

Fig. 17.2.3 — Corte sagital do crânio fetal com 13 semanas em que se evidencia fronte proeminente (setas).

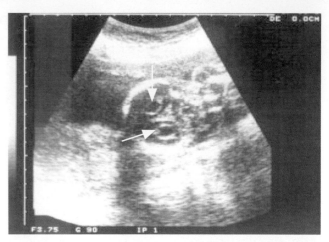

Fig. 17.3 — Corte coronal oblíquo do crânio fetal mostrando cisto de plexo coroide bilateral em casos de Tri 18. Os cistos de plexo coroide são achados normais quando isolados até a 22ª semana, não indicando *per se* a análise cromossômica fetal.

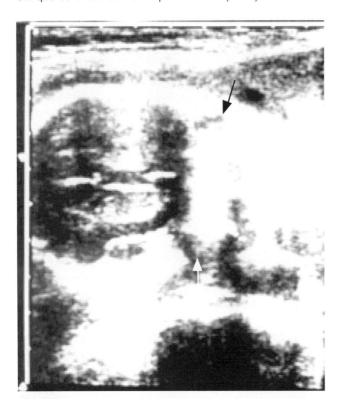

Fig. 17.4 — Corte transversal do polo cefálico no nível das órbitas oculares evidenciando-se microftalmia bilateral (setas) em caso de trissomia do cromossomo 18.

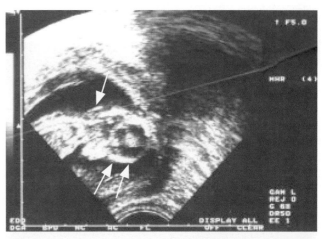

Fig. 17.5.1 — Corte sagital do crânio fetal com 13 semanas em que se evidencia fronte proeminente (setas). Note-se, também, o aumento da translucência nucal em caso de Tri 18 (seta única).

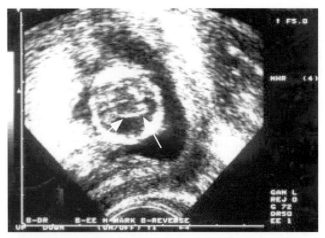

Fig. 17.5.2 — Corte transversal do crânio fetal do mesmo caso da figura anterior em que se evidencia holoprosencefalia, demonstrada pela presença de ventrículo único (setas).

ATLAS DE ULTRASSOM FETAL ■ NORMAL E MALFORMAÇÕES

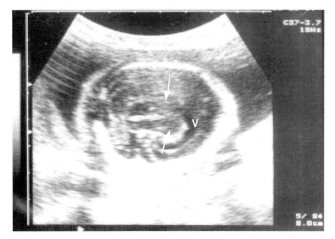

Fig. 17.6 — Corte transversal do polo cefálico fetal em caso de trissomia do 18 em que há presença de holoprosencefalia, caracterizada pela presença de tálamos fundidos (setas) e ventrículo único (V).

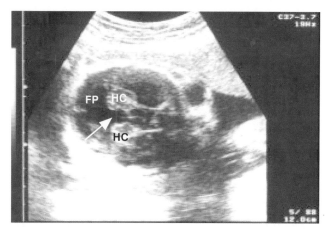

Fig. 17.7.1 — Corte transversal do crânio fetal em que se evidencia alargamento da fossa posterior (FP) às custas de agenesia do vérnix cerebelar (seta branca) separando completamente os hemisférios cerebelares (HC). Tais achados são característicos da malformação de Dandy-Walker, achado que indica cariótipo e é frequente nas trissomias do 18, mas também na Tri 13.

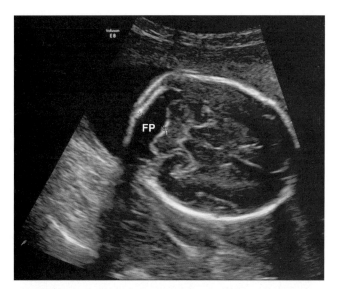

Fig. 17.7.2 — Outro caso de trissomia do cromossomo 18 onde observa-se apenas fossa posterior alargada (FP).

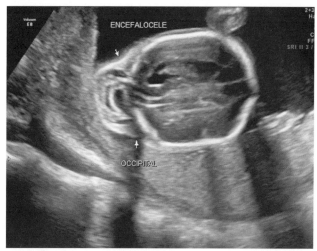

Fig. 17.7.3 — Apesar da na ser típica pode haver encefalocele fetal em casos de trissomia do cromossomo 18 (setas).

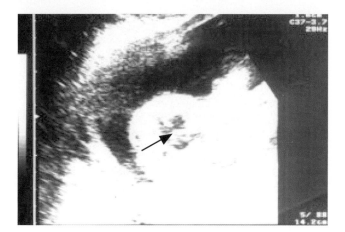

Fig. 17.8.1 — Corte transversal do tórax fetal mostrando as quatro cavidades cardíacas e presença de comunicação interventricular (seta) extensa em caso de trissomia do cromossomo 18.

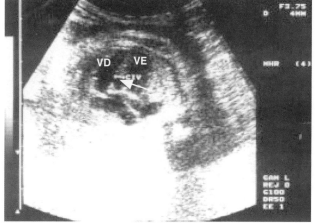

Fig. 17.8.2 — Corte das quatro cavidades cardíacas (transversal do tórax) mostrando CIV (seta e calipers) de 4 mm em feto com Tri 18. VD = ventrículo direito, VE = ventrículo esquerdo.

CAPÍTULO 17 ■ ANEUPOIDIAS FETAIS 255

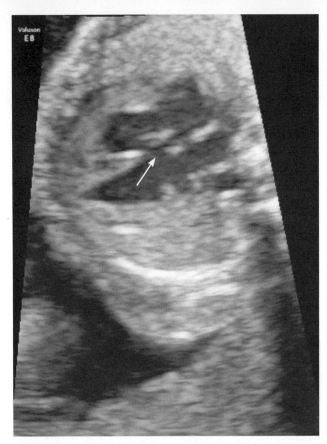

Fig. 17.8.3 — Comunicação interventricular (seta) extensa em casos de trissomia do cromossomo 18 fetal.

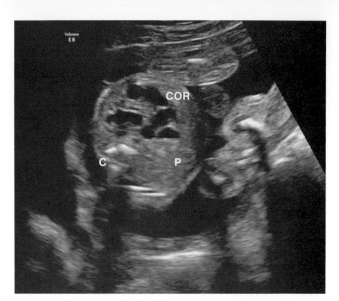

Fig. 17.8.4 — Corte de quatro câmaras desbalanceadas em caso de trissomia do 18 com cardiopatia complexa (C = Coluna, P = Pulmão direito, COR = Coração.

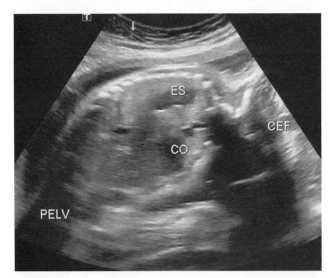

Fig. 17.9.1 — Corte sagital paramediano à esquerda, evidenciando diafragma interrompido (setas) e presença de estômago no tórax fetal (EST) ao lado do coração (COR), caracterizando hérnia diafragmática esquerda em caso de Tri 18.

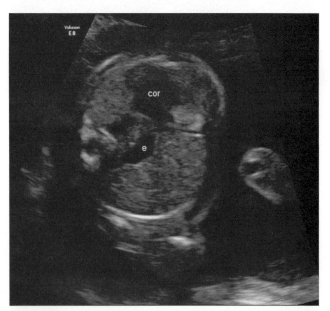

Fig. 17.9.2 — Corte transversal de tórax fetal mostrando estômago intratorácico (EST) ao lado do coração fetal (COR), caracterizando hérnia diafragmática em caso de Tri 18.

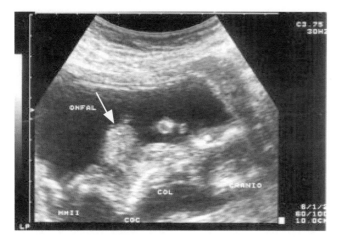

Fig. 17.10 — Corte longitudinal de feto de 13 semanas mostrando onfalocele (ONFAL e seta). O cariótipo através de vilo corial mostrou Tri 18. MMII = membros inferiores, COL = coluna, COC = cóccix fetal.

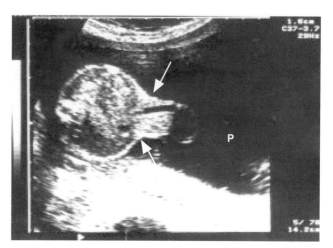

Fig. 17.11 — Corte transversal do abdome fetal mostrando onfalocele pequena (setas) em caso de trissomia do cromossomo 18. Notar presença de poliidrâmnio (P).

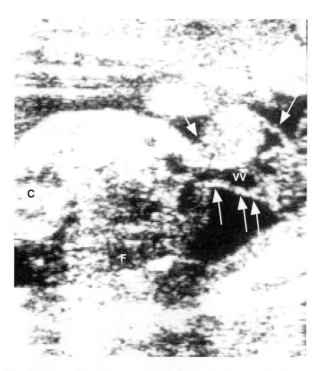

Fig. 17.12 — Corte transversal oblíquo do abdome fetal mostrando pequena onfalocele (setas) em caso de Tri 18. C = coluna em transversal, VV = veia umbilical e F = fígado fetal intra-abdominal.

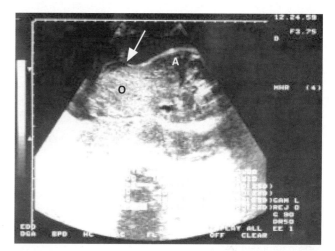

Fig. 17.13.1 — Corte transversal de abdome fetal mostrando onfalocele volumosa (seta) em caso de Tri 18. A = abdome fetal e O = onfalocele.

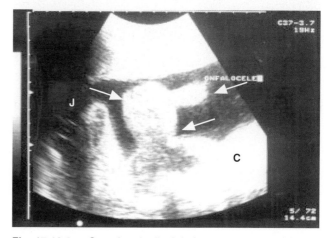

Fig. 17.13.2 — Corte longitudinal de feto mostrando onfalocele volumosa (setas) em caso de Tri 18. J = joelho fetal e C = crânio fetal.

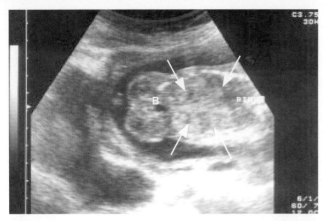

Fig. 17.14.1 — Corte coronal de feto mostrando rins (setas) aumentados de volume e hiperecogênicos (displásticos) em casos de Tri 18. B = bexiga fetal.

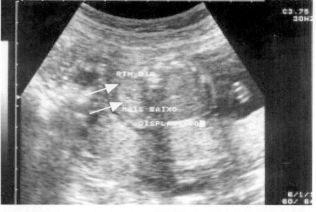

Fig. 17.14.2 — Corte transversal do abdome fetal no nível do rim direito que se encontra mais baixo e hiperecogênico com aspecto displástico (setas) em caso de Tri 18.

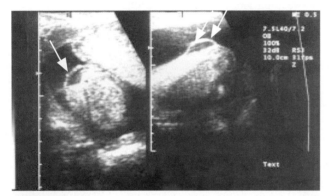

Fig. 17.15 — Corte transversal (à esquerda) de coluna fetal baixa (lombar) mostrando espinha bífida aberta com meningomielocele (seta) e corte longitudinal mediano da coluna fetal (à direita) mostrando a bolsa da meningomielocele (setas) em caso de trissomia do cromossomo 18. O defeito de fechamento do tubo neural, quando isolado não é marcador forte para aneuploidias.

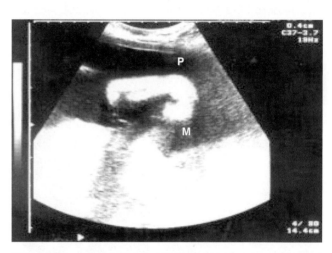

Fig. 17.16 — Corte longitudinal de membro superior fetal mostrando mão malposicionada. As malposições de membros são encontradiças em casos de TRi 18. P = punho, M = mão.

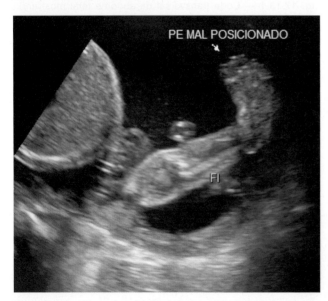

Fig. 17.17 — Corte longitudinal de membro inferior fetal mostrando pé malposicionado (setas) (pé torto) em caso de trissomia do 18. F = fíbula.

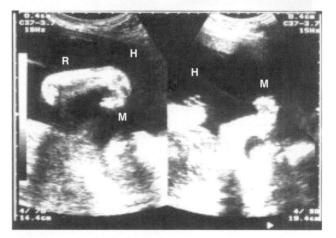

Fig. 17.18 — Evidência de mãos malposicionadas no seio de poliidrâmnio. M = mão, R = rádio, H = poliidrâmnio.

258 ATLAS DE ULTRASSOM FETAL ■ NORMAL E MALFORMAÇÕES

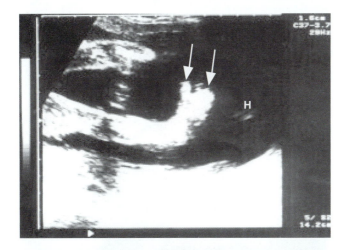

Fig. 17.19 — Pé malposicionado (setas) no seio de polidrâmnio (H).

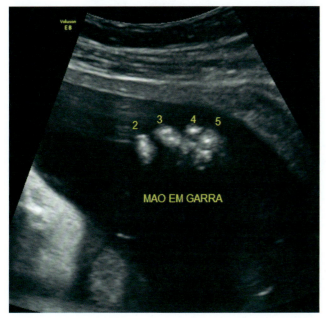

Fig. 17.20.1 — Aspecto ultrassonográfico da mão fetal em garra, evidenciada em corte longitudinal da mão. Clichê Mc Aubry. 2=indicador; 5=dedo mínimo; 3 = médio, 4 = anelar

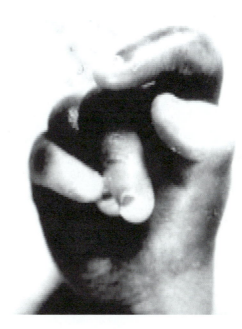

Fig. 17.20.2 — Peça correspondente de feto com trissomia do cromossomo 18 mostrando a mão em garra. Notar acavalgamento do quinto sobre o quarto dedo e do segundo sobre o terceiro dedo (Peça McAubry).

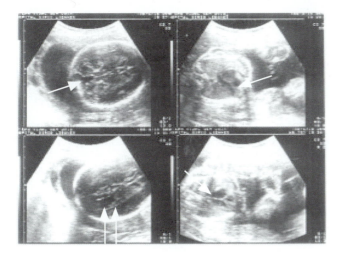

Fig. 17.21 — Sequência de ilustrações de um mesmo caso de Tri 18. Esquerda em cima, presença de Dandy-Walker (seta). Esquerda embaixo, presença de dilatação dos ventrículos cerebrais (seta). Direita em cima e embaixo presença de cardiopatia com câmaras direitas dilatadas (setas).

CAPITULO 17 ■ ANEUPOIDIAS FETAIS

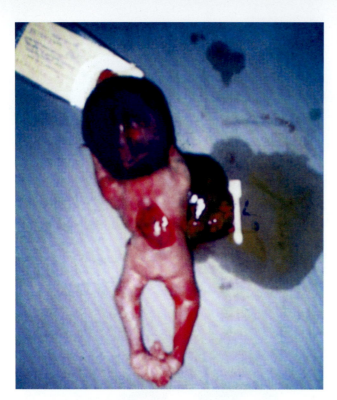 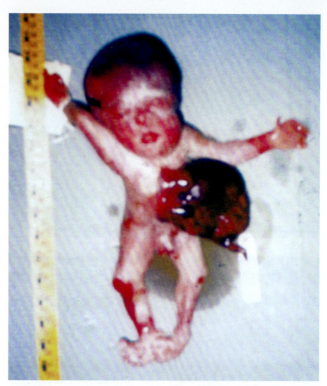

Figs. 17.22.1 e 17.22.2 — Peça de natimorto com trissomia do cromossomo 18. Notar à esquerda (13.21.1) a presença de espinha bífida e meningomielocele e à direita (13.21.2), a presença de onfalocele. Notar, ainda, o aspecto típico do crânio e a fronte proeminente.

TRISSOMIA DO CROMOSSOMO 21 OU SÍNDROME DE DOWN

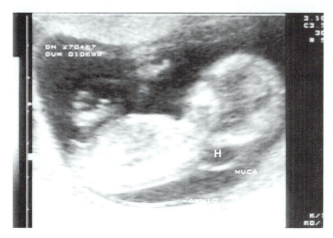

Fig. 17.23 — Corte longitudinal de feto de primeiro trimestre (12 semanas) em que se nota acentuado aumento da translucência nucal, caracterizando o chamado higroma cístico (H), em caso de trissomia do cromossomo 21.

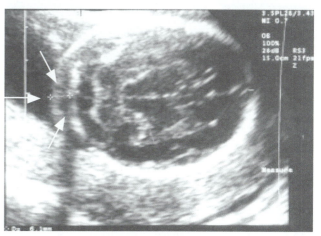

Fig. 17.24.1 — Corte transversal do polo cefálico fetal mostrando prega nucal aumentada (6,1mm). Este corte é o padrão para obtenção da medida da prega nucal no segundo trimestre, evidenciando-se o *cavum* do septo pelúcido, os tálamos, o cerebelo e a cisterna magna. A medida da prega nucal, diferentemente da translucência nucal deve ser realizada entre a tábua externa do crânio e a borda externa da pele (calipers).

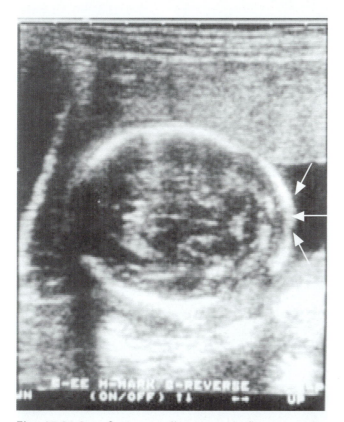

Fig. 17.24.2 — Corte semelhante ao da figura anterior evidenciando prega nucal aumentada(setas). De fato, este corte é obtido partindo-se do corte padrão para medida do diâmetro biparietal obliquando o transdutor no sentido caudal do feto obtendo-se o cerebelo e a fossa posterior bem evidentes.

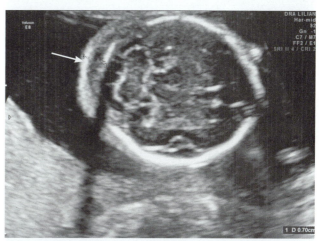

Fig. 17.24.3 — Corte transversal do polo cefálico em caso de T21 com prega nucal aumentada (seta, calipers = 7 mm com 20 semanas e 6 dias). Notar braquicefalia.

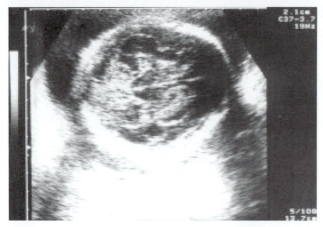

Fig. 17.25 — Corte transversal do polo cefálico em caso de trissomia do 21, em que se nota braquicefalia, caracterizada pela predominância do diâmetro biparietal em relação ao occipitofrontal. Este achado é comum na trissomia do 21, porém é muito pouco específico.

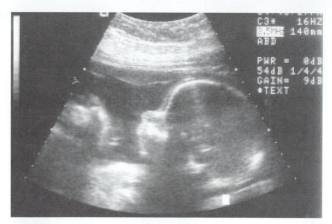

Fig. 17.26.1 — Corte sagital mediano de polo cefálico fetal evidenciando perfil normal da face. Note-se o formato habitual ovalado da fronte (seta) e os ossos próprios do nariz, que neste corte podem ser medidos. Ao traçarmos uma linha imaginária (linha) unindo a ponta do nariz e o mento, podemos documentar a ausência de protrusão do lábio inferior.

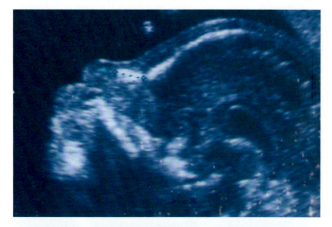

Fig. 17.26.2 — Perfil fetal de feto normal em maior aumento mostrando osso nasal.

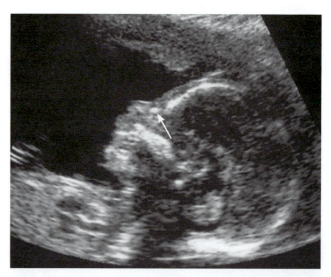

Fig. 17.26.3 — Por vezes na T21 o osso nasal assume aspecto puntiforme.

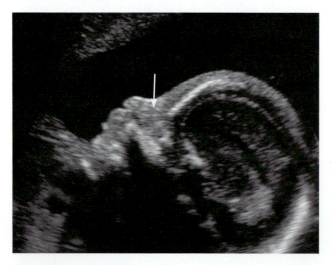

Fig. 17.26.4 — Perfil fetal de T21 com osso nasal ausente que é achado comum na síndrome aqui com 22 semanas e 6 dias.

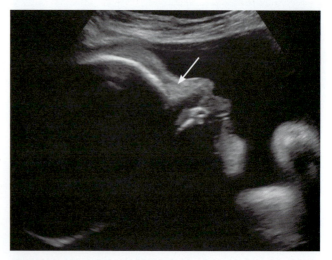

Fig. 17.26.5 — Outro caso de T21 fetal com osso nasal ausente.

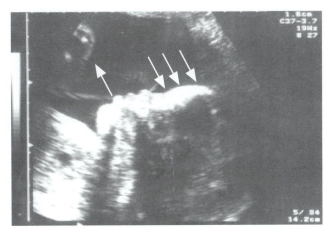

Fig. 17.27 — Corte sagital mediano de polo cefálico fetal mostrando perfil alterado em caso de trissomia do 21. Note-se a fronte alta e reta (setas), com nariz hipoplásico e protrusão do lábio inferior (seta).

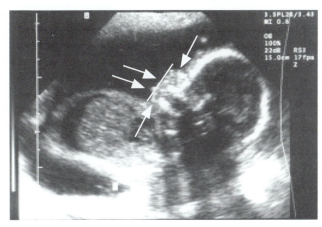

Fig. 17.28.1 — Perfil de face fetal característico da síndrome de Down, com osso nasal curto (seta) e protrusão do lábio inferior, esta última caracterizada traçando-se uma linha imaginária entre a ponta do nariz e o mento (M), que é ultrapassada pelo lábio inferior (setas duplas). Note ainda a fronte alta.

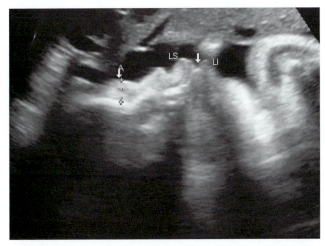

Fig. 17.28.2 — Caso de trissomia do 21 com prega pré-frontal alargada (calipers) notar perfil inabitual com protusão de língua (l). LS=lábio superior.

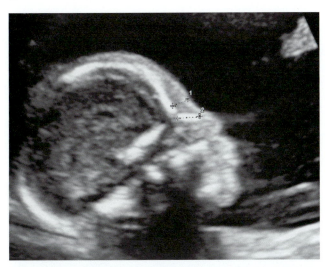

Fig. 17.28.3 — Perfil fetal de T21 com 20 sem e 6 dias com prega pré-frontal aumentada (caliper 1) e medida do osso do nariz limite (caliper 2).

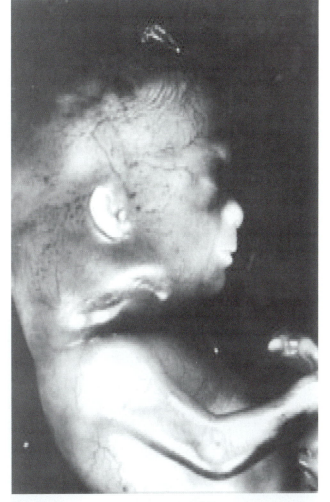

Fig. 17.28.4 — Peça correspondente à figura anterior de feto com trissomia do 21. Note-se também a orelha de aspecto hipoplásico.

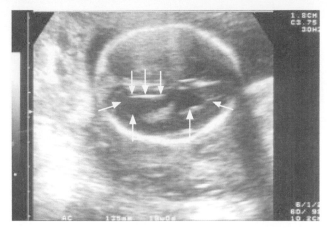

Fig. 17.29 — Corte transversal do polo cefálico de feto com 19 semanas, no qual se caracteriza ventriculomegalia (setas) em caso de trissomia do cromossomo 21.

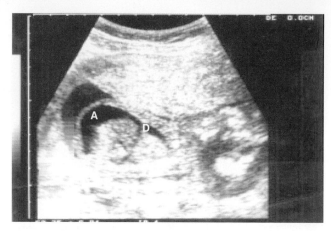

Fig. 17.30 — Corte longitudinal paramediano à direita de abdome fetal em que se evidencia ascite volumosa (A) em feto portador de síndrome de Down. D = derrame pleural.

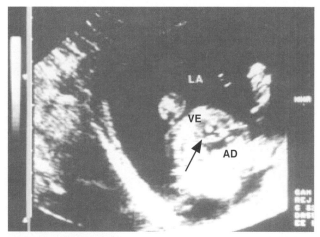

Fig. 17.31.1 — Corte transversal do tórax fetal e das quatro cavidades cardíacas em caso de trissomia do 21, no qual se observa presença de comunicação interventricular (CIV) extensa (seta branca) e aspecto reto das valvas mitral e tricúspide (seta preta), caracterizando o defeito do septo atrioventricular (canal atrioventricular) (VE = ventrículo esquerdo; AD = átrio direito; C = coluna em transversal; LA = líquido aumentado).

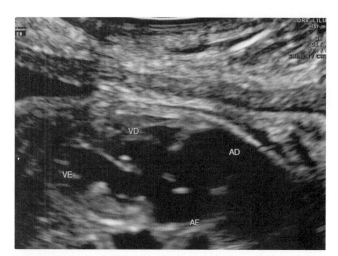

Fig. 17.31.2 — Defeito do septo átrio ventricular (seta) em maior aumento. VD = ventrículo direito, VE = ventrículo esquerdo, AE = átrio esquerdo e AD = átrio direito.

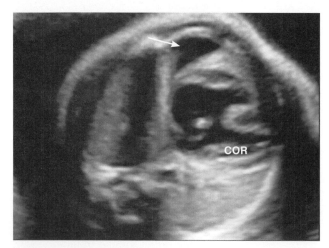

Fig. 17.31.3 — Cardiopatia complexa (COR) e trissomia do cromossomo 21. Notar presença de derrame pericárdico (seta).

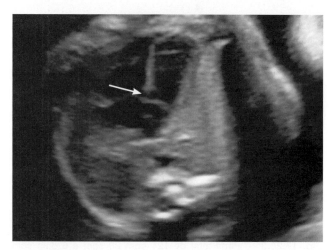

Fig. 17.32 — Caso de trissomia do 21 no qual se evidencia, corte de quatro câmaras do coração mostrando CIV (seta).

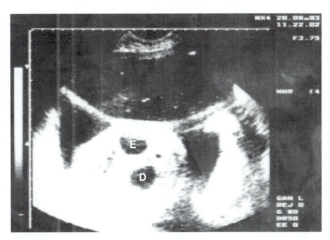

Fig. 17.33 — Corte transversal de abdome fetal com 24 semanas em que se observa aspecto de dupla bolha (D = duodeno; E = estômago) em caso de trissomia do 21. Este achado costuma ser mais tardio e é forte marcador para a síndrome.

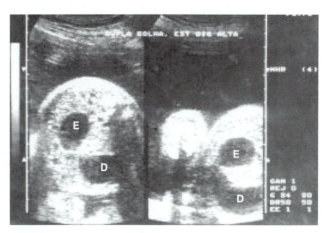

Fig. 17.34 — Cortes transversais do abdome fetal no qual se observa o chamado sinal da dupla bolha, no qual se observam o estômago (E) e o duodeno (D) dilatados, o que caracteriza a presença de estenose digestiva alta, que pode acompanhar a síndrome de Down. À direita notamos, rodando o transdutor, que há comunicação entre as duas estruturas císticas (característica de estenose duodenal).

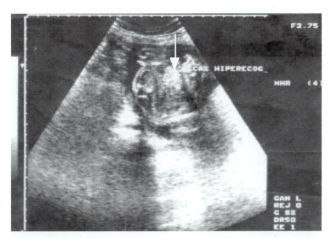

Fig. 17.35.1 — Corte transversal do abdome fetal em que se evidencia aumento de ecogenicidade de alças intestinais (seta), dito intestino hiperecogênico. Este achado constitui marcador muito pouco específico para a síndrome de Down.

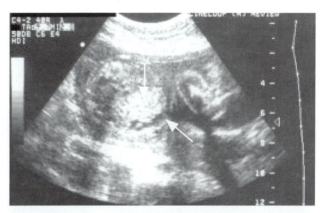

Fig. 17.35.2 — Corte transversal em maior aumento de outro caso de trissomia do 21 em que também há presença de intestino hiperecogênico (setas), marcador desta síndrome que, no entanto, pode estar presente em fetos normais e em uma série de outras patologias fetais (citomegalovírus e mucoviscidose, por exemplo).

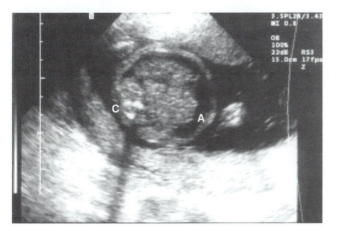

Fig. 17.36.1 — Corte transversal de abdome fetal em caso de trissomia do 21 em que se observa presença de ascite (A) (C = coluna).

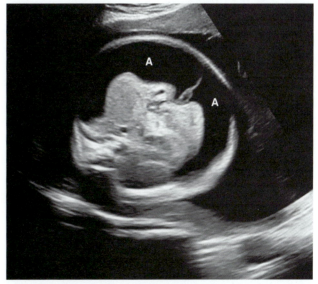

Fig. 17.36.2 — Outro caso de trissomia do 21 com ascite moderada (A).

CAPÍTULO 17 ■ ANEUPOIDIAS FETAIS

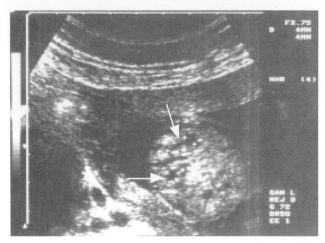

Fig. 17.37 — Corte transversal do abdome fetal em feto com trissomia do cromossomo 21, evidenciando-se pieloectasia bilateral (setas), um dos marcadores da síndrome de Down, também pouco específicos.

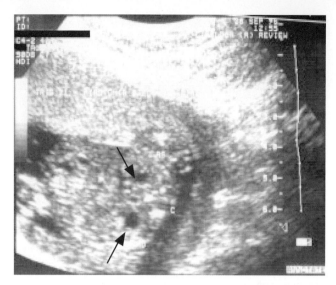

Fig. 17.38.1 — Corte transversal de abdome de feto portador de trissomia do 21 em que se observa pieloectasia bilateral (setas) (C = coluna).

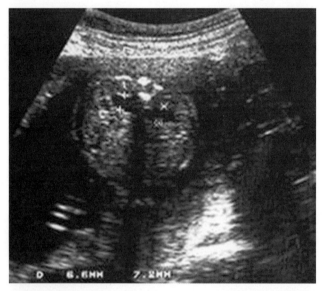

Fig. 17.38.2 — Outro caso de pieloectasia bilateral (calipers) em feto com trissomia do cromossomo 21 em maior aumento.

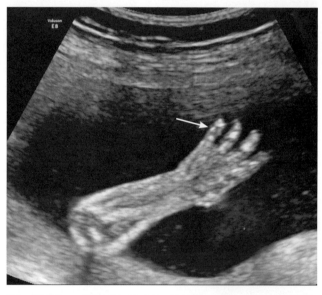

Fig. 17.39 — Aspecto ultrassonográfico de mão de feto de segundo trimestre na qual pode ser constatada a hipoplasia da falange média do quinto dedo (seta). A hipoplasia de falange é marcador muito pouco específico da síndrome, com cerca de 14% de falso-positivos.

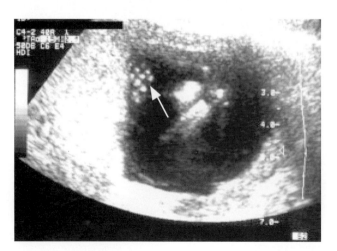

Fig. 17.40 — Corte da porção ulnar da mão de feto portador de síndrome de Down no qual se demonstra a ausência da falange média do quinto dedo (seta). Nós trabalhamos com este sinal apenas quando a falange está ausente, pois somente a hipoplasia de falange não constitui marcador.

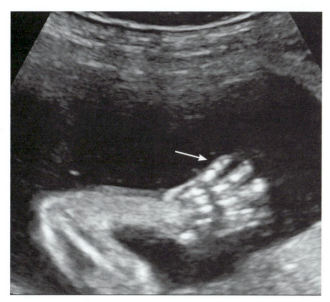

Fig. 17.41.1 — Corte longitudinal de mão fetal normal com 20 e 6 dias onde se observa a falange média do quinto dedo normal (seta).

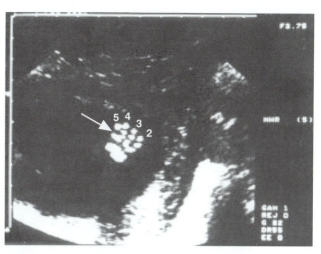

Fig. 17.41.2 — Corte coronal da mão em maior aumento mostrando ausência da falange média do quinto dedo (seta) em caso de trissomia do 21. 2, 3, 4 e 5 = segundo, terceiro, quarto e quinto dedos.

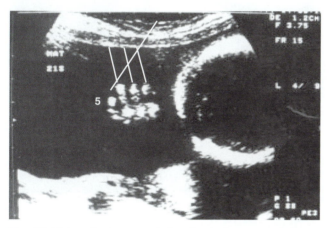

Fig. 17.42.1 — Corte coronal de mão de feto com síndrome de Down, no qual se nota a clinodactilia do quinto dedo (5). A clinodactilia consiste em desvio do eixo de orientação do quinto dedo em relação aos demais ilustrado pelas linhas, onde se observa que o prolongamento do eixo do quinto dedo cruza as outras linhas imaginárias, enquanto as dos outros três dedos mantêm-se paralelas.

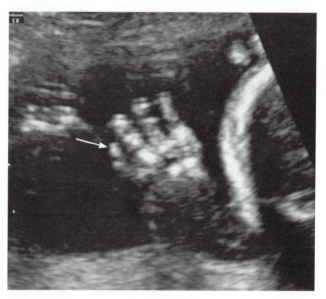

Fig. 17.42.2 — Outro caso de trissomia do Cr 21 mostrando clinodactilia (seta).

CAPÍTULO 17 ■ ANEUPOIDIAS FETAIS 267

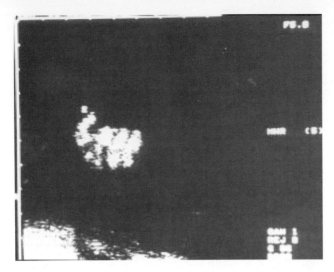

Fig. 17.43 — Mão de feto com síndrome de Down apresentando clinodactilia do indicador (2), que é achado muito infrequente em relação à clinodactilia do quinto dedo.

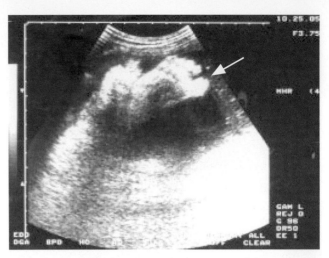

Fig. 17.44.1 — Corte coronal da planta do pé evidenciando afastamento anormal do hálux em relação aos demais dedos do pé em caso de trissomia do 21 (sinal dito em inglês *sandal gap*).

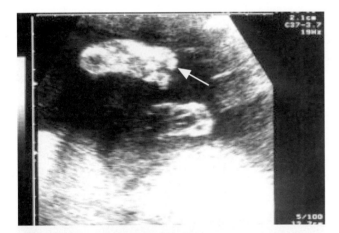

Fig. 17.44.2 — Em corte semelhante ao da figura anterior, novamente o afastamento do hálux (seta), característico da síndrome de Down.

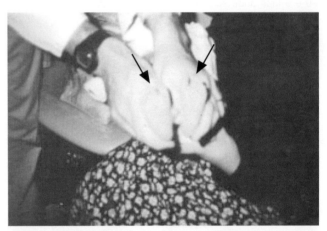

Fig. 17.44.3 — Fotografia de pés em recém-nascido com síndrome de Down apresentando afastamento anormal do hálux (setas).

TRISSOMIA DO CROMOSSOMO 13 OU SÍNDROME DE PATAU

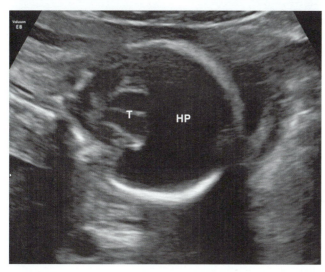

Fig. 17.45 — Corte transversal de polo cefálico em caso de trissomia do 13 em que os tálamos aparecem fundidos (T), característicos de holoprosencefalia (HP), com ventrículo único.

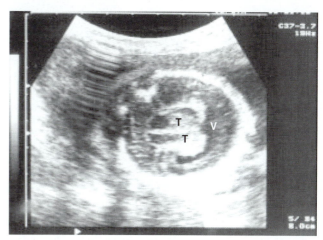

Fig. 17.46.1 — Corte transversal oblíquo do polo cefálico fetal em feto com holoprosencefalia. Notar a fusão dos tálamos (T) com ventrículo único e alargado (V), caracterizando a holoprosencefalia semilobar, que está comumente associada à trissomia do cromossomo 13.

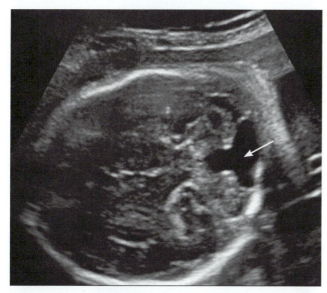

Fig. 17.46.2 — Por vezes a anomalia de fossa posterior pode ser marcador de trissomia do Cr 13 com malformação de Dandy Walker (seta).

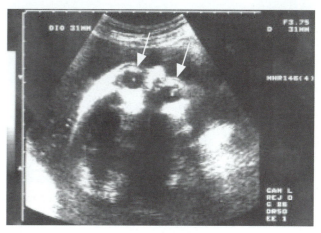

Fig. 17.47 — Corte transversal do polo cefálico no nível das órbitas (setas), evidenciando hipotelorismo, característico da trissomia do 13 ou de fetos com holoprosencefalia. A posição dos calipers exemplifica a obtenção da medida do diâmetro interorbitário no meio da órbita, que é a técnica por nós utilizada, comparando-se com o diâmetro biparietal.

CAPÍTULO 17 ■ ANEUPOIDIAS FETAIS

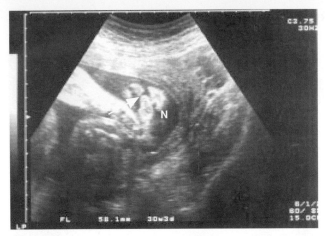

Fig. 17.48 — Corte coronal de face fetal em caso de trissomia do 13 em que se evidencia fenda labial à direita (seta) (N = narina íntegra). A fenda labial média é mais comumente encontrada nestes casos, mas fendas laterais também funcionam como marcadores para aneuploidias.

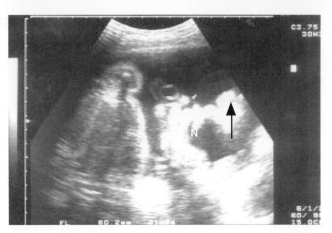

Fig. 17.49 — Corte coronal de face fetal mostrando fenda labial à direita (seta branca) e presença de encefalocele frontal (seta preta) (N = narina contralateral íntegra).

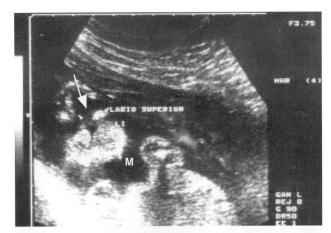

Fig. 17.50.1 — Corte coronal de face mostrando fenda média extensa (setas duplas) sobrando apenas pequena porção do lábio superior (seta – lábio superior)(M = mento; LI = lábio inferior).

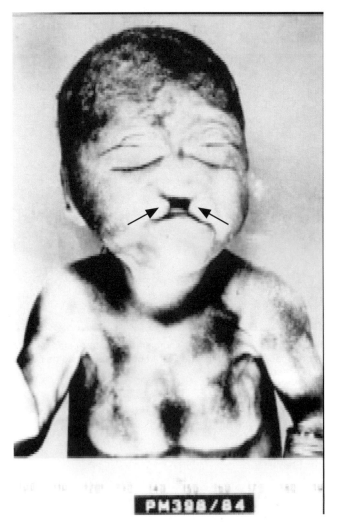

Fig. 17.50.2 — Peça correspondente a feto com trissomia do 13 da figura anterior. Notar a fenda mediana e o hipotelorismo.

270 ATLAS DE ULTRASSOM FETAL ■ NORMAL E MALFORMAÇÕES

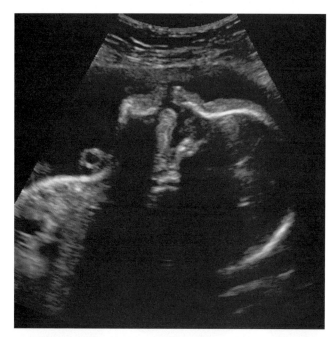

Fig. 17.51.1 — Perfil fetal em caso de trissomia do 13 onde se observa front baixo ou em fulga e aspecto anormal dos lábios devido a fenda facial média.

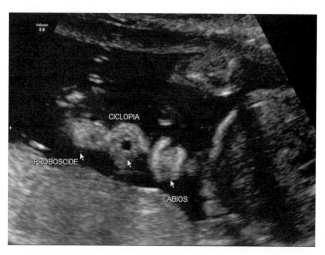

Fig. 17.51.3 — Mesmo caso da figura anterior em corte transversal da probóscide (seta a esquerda), ou seja, corte coronal da porção inferior da face fetal e transversal da narina única (seta do meio) que acompanha a tromba. Seta direita = lábios.

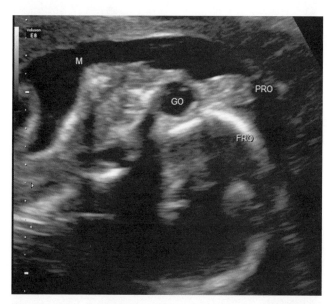

Fig. 17.51.2 — Corte sagital mediano de feto com trissomia do 13, evidenciando perfil característico com ciclopia (GO = globo ocular único e medial) e tromba ou probóscide (PRO). FRO = fronte fetal e M = mento.

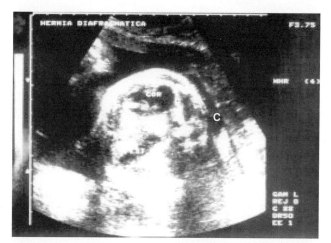

Fig. 17.52 — Corte transversal do tórax fetal em caso de trissomia do 13 em que se evidencia coração rechaçado (COR) por presença de herniação diafragmática compreendendo o estômago (EST) e o fígado (FIG) (C = coluna).

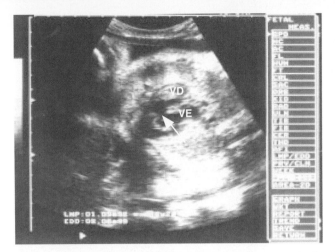

Fig. 17.53.1 — Caso de trissomia do 13 em que o corte de quatro câmaras é anormal, com presença de comunicação interventricular (seta). A cardiopatia está presente em cerca de 65% dos casos desta aneuploidia (VE = ventrículo esquerdo; VD = ventrículo direito).

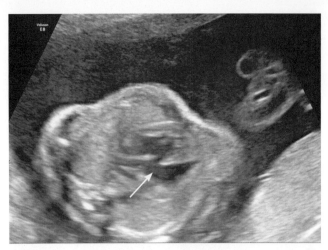

Fig. 17.53.2 — Corte quatro câmaras desbalanceada em caso de trissomia do cromossomo 13 e cardiopatia complexa. Notar saída da aorta cavalgando o septo (flecha).

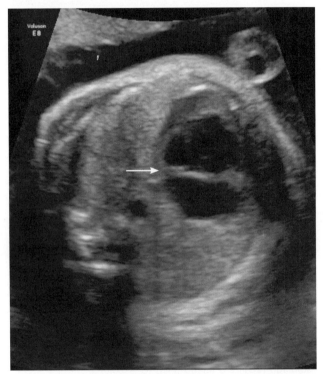

Fig. 17.53.3 — Outro caso de trissomia do 13 fetal com corte quatro cavidades mostrando cardiopatia complexa. Notar displasia valvar (seta) e cavidades únicas.

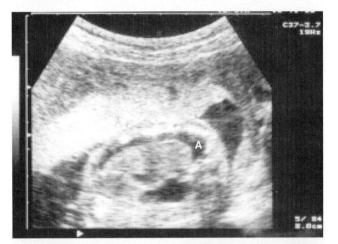

Fig. 17.54 — Corte transversal do abdome fetal em caso de trissomia do 13 em que se observa presença de ascite (A).

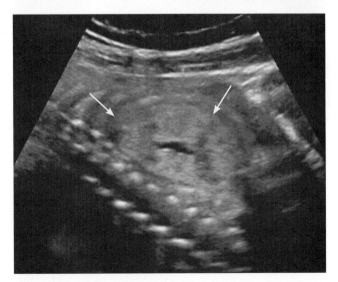

Fig. 17.55 — Corte longitudinal do abdome fetal em caso de trissomia do 13 apresentando rim (seta) com dimensões aumentadas e com aumento da ecogenicidade do parênquima renal.

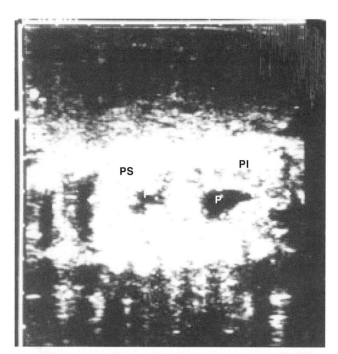

Fig. 17.56 — Corte longitudinal de rim de feto com trissomia do 13 mostrando duplicação renal. Notar a presença de duas pelves renais (P). PS = polo superior; PI = polo inferior.

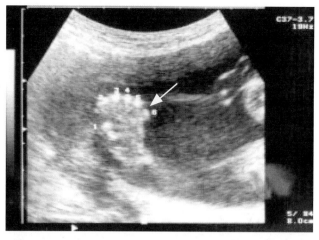

Fig. 17.57 — Corte coronal oblíquo de mão de feto com trissomia do 13 no qual se evidencia a presença de polidactilia (seta) pós-axial, ou seja, junto à borda ulnar da mão.

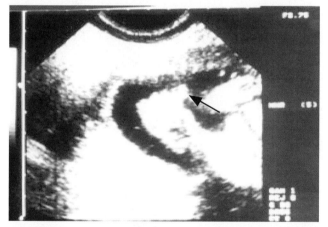

Fig. 17.58 — Mesmo corte da figura anterior em maior aumento. Polidactilia pós-axial (seta) em caso de trissomia do cromossomo 13.

SÍNDROME DE TURNER OU MONOSSOMIA DO CROMOSSOMO X

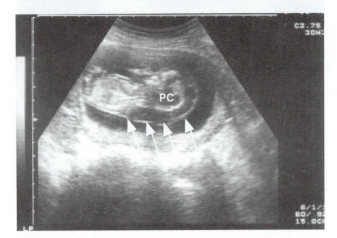

Fig. 17.59 — Corte longitudinal de feto portador de síndrome de Turner, no qual se observa higroma cístico importante (setas) estendendo-se desde a coluna lombar até o polo cefálico (PC).

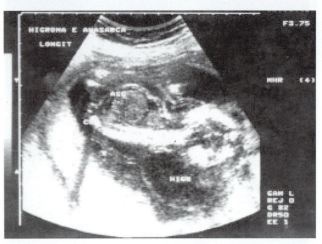

Fig. 17.60 — Corte longitudinal de feto apresentando higroma cístico (HIGR) e anasarca (ASC = ascite), devido a monossomia do cromossomo X) (COL = coluna, CEF = polo cefálico).

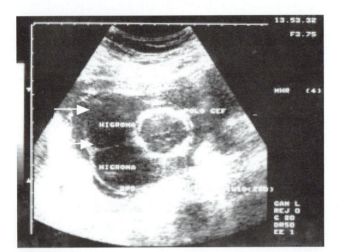

Fig. 17.61 — Corte transversal de polo cefálico (polo CEF) de feto com 16 semanas e com síndrome de Turner evidenciando higroma cístico importante (higroma).

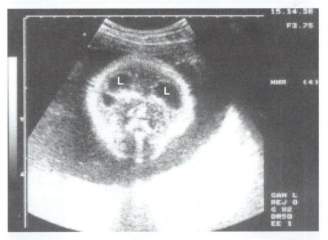

Fig. 17.62 — Corte transversal baixo do polo cefálico fetal no nível já da coluna cervical mostrando lojas do higroma (L), que se estende até o pescoço. Caso de síndrome de Turner.

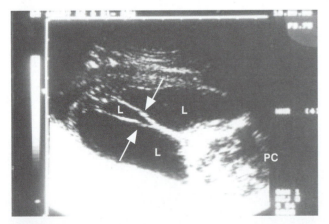

Fig. 17.63 — Síndrome de Turner. Corte transversal do polo cefálico fetal (PC) mostrando, na região posterior, enorme higroma cístico com lojas (L) e septações típicas em forma de Y (setas).

OUTRAS ANEUPLOIDIAS

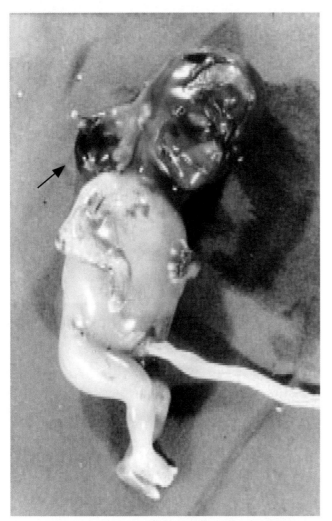

Fig. 17.64 — Peça correspondente a feto de 14 semanas, com síndrome de Turner, mostrando o higroma cístico (seta preta).

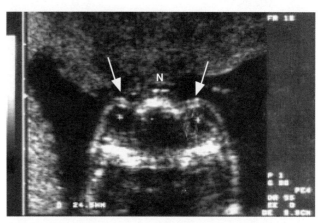

Fig. 17.66 — Síndrome do braço curto de cromossomo 5, "miado de gato". Corte transversal do polo cefálico no nível das órbitas (setas) em que se evidencia presença de hipertelorismo acentuado, achado típico na síndrome do *cri du chat* (N = nariz).

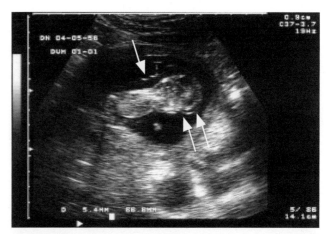

Fig. 17.67 — Corte longitudinal de embrião com 11 meses e quatro dias mostrando edema acentuado em região occipital (higroma cístico — seta simples) e com edema generalizado e pré-frontal (setas duplas). O cariótipo obtido por vilosidade coriônica mostrou 48 XXY + 18 (Klinefelter e trissomia do 18). O cariótipo sobre líquido revelou somente síndrome de Klinefelter.

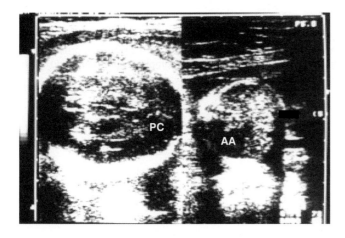

Fig. 17.65 — Triploidia fetal. À esquerda: corte transversal de polo cefálico fetal. À direita: corte transversal do abdome mostrando retardo de crescimento muito assimétrico que é típico dos fetos com triploidia (PC = polo cefálico; AA = abdome).

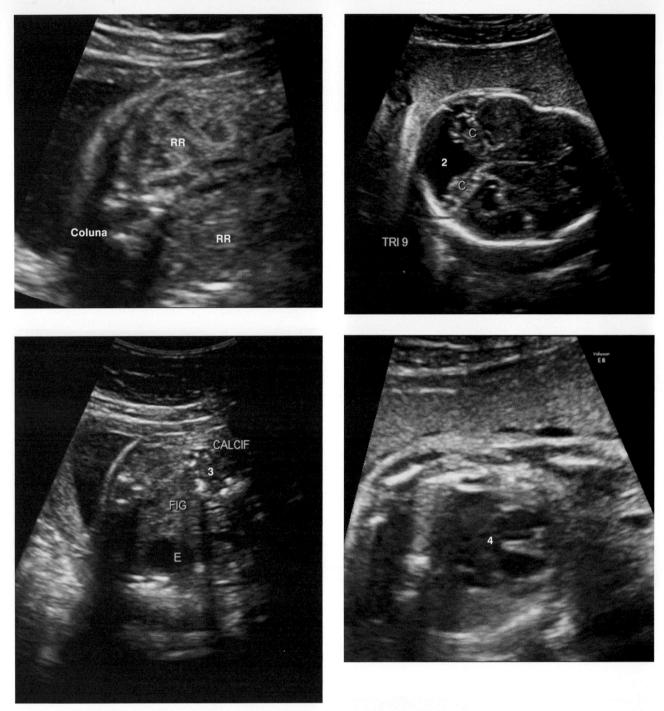

Figs. 17.68.1, 17.68.2, 17.68.3 e 17.68.4 — Caso raro de trissomia do cromossomo 9 fetal que chegou a 29 semanas. Mostrando rins displásticos (RR), malformação de fossa posterior com anomalia de Dandy-Walker (2)(CC = cerebelo), presença de calcificações abdominais (3) (calcif = calcificações, E = estômago, Fig = fígado) e cardiopatia complexa com defeito do septo interventricular e dilatação dos átrios (figura 4).

CAPÍTULO DEZOITO

Procedimentos Invasivos em Medicina Fetal

CAPÍTULO DEZOITO

Procedimentos Invasivos em Medicina Fetal

A imensa maioria dos procedimentos invasivos em medicina fetal tem por indicação a idade materna avançada e o estudo realizado é o cariótipo fetal com bandas. Doenças gênicas também são indicação para procedimentos invasivos e seu diagnóstico pré-natal vem crescendo em frequência.

Um achado anormal na ultrassonografia também constitui indicação de citogenética fetal, quer seja a translucência nucal aumentada, quer seja uma malformação fetal qualquer.

Os procedimentos invasivos podem, ainda que raramente, ser indicados para terapêutica fetal. Neste capítulo serão enfocados principalmente os procedimentos diagnósticos, que constituem a grande maioria.

Para todos os procedimentos invasivos o ultrassom assume papel fundamental, pois o guia ultrassonográfico contínuo garante uma maior segurança ao procedimento e diminui o tempo do mesmo. A etapa inicial (e quase sempre a mais demorada) para todos os procedimentos é a pesquisa cuidadosa ao ultrassom do melhor local para a punção.

BIÓPSIA DE VILOSIDADE CORIÔNICA

A biópsia de vilosidade coriônica (BVC) consiste na obtenção de amostras de vilo corial no nível do córion frondoso. As principais indicações são citogenética fetal (cariótipo) e pesquisa de doenças gênicas através das técnicas de biologia molecular (método de escolha nesta eventualidade). O período ideal para a sua realização é da 10ª à 14ª semana de gestação. Antes da 10ª semana, há risco de microrretrognácia e má posição de membros e, após a 12ª semana, perde-se a grande

vantagem da BVC, que é a precocidade do ato. Nós preferimos realizar a BVC com 11 semanas.

A técnica preconizada hoje é a transabdominal, guiada pelo ultrassom com agulha de calibre de 18 a 20 Gauge (a preferida por nós é a de 19G) e comprimento mínimo de 9 cm. O trofoblasto pode se localizar em diferentes regiões dentro da cavidade ovular, o que faz com que variem um pouco as possibilidades técnicas. Preferimos a paciente inicialmente com a bexiga cheia, pois isto afasta algumas alças intestinais e dá mais nitidez ao guia ultrassonográfico. É aplicada anestesia local e, uma vez atingido o trofoblasto, realizam-se movimentos de vaivém da agulha acoplada a uma seringa de 20ml com o êmbolo puxado para dar pressão negativa dentro da seringa. O risco de perda do produto da concepção é de aproximadamente 1% (além do risco natural de perda constatado nos grupos controles).

A principal vantagem da BVC é a precocidade de realização da mesma, pois em caso de resultado alterado a interrupção da gestação é menos complicada do ponto de vista técnico e psicológico.

A principal desvantagem da BVC é a taxa de repetição do exame, quer por resultados duvidosos (mosaicos confinados à placenta, por exemplo), quer por contaminação da amostra com células maternas.

AMNIOCENTESE

As principais indicações da amniocentese diagnóstica são: estudo citogenético e gênico, avaliação do metabolismo e da maturidade fetal, investigação de infecções virais e parasitárias.

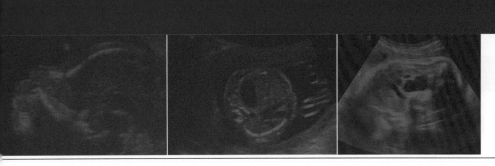

A amniocentese consiste na retirada de líquido amniótico para diagnóstico citogenético, infeccioso ou para a investigação de doenças metabólicas fetais, além da indicação terapêutica, como nos casos de poliidrâmnia. Normalmente, não utilizamos anestesia e aspiramos o líquido diretamente com uma seringa de 20 ml acoplada à agulha do procedimento. A amniocentese pode ser dividida em clássica (realizada entre 15 e 18 semanas) e precoce (entre 12 e 14 semanas). A punção deve ser sempre guiada pelo ultrassom e a agulha utilizada é a de anestesia raquidiana calibre 20G para as âmnios clássicas e 22G para as precoces. O risco de perda fetal varia de 0,5 a 1% (além do risco natural de perda observado em grupos controles).

CORDOCENTESE

A cordocentese ou punção de sangue fetal significa a coleta de sangue dos vasos do cordão umbilical, guiada por ultrassonografia. A coleta de sangue é feita para estudo citogenético, em especial, diante de achado ultrassonográfico tardio de malformação fetal ou pesquisa de doenças hereditárias (cromossomo X frágil, por exemplo, onde se necessita grande número de mitoses em cultura de linfócitos) ou, ainda, para controle de eventuais mosaicos em células obtidos por amniocentese. As pesquisas bioquímicas e microbiológicas, que foram o grande trunfo da cordocentese em determinadas infecções, estão hoje praticamente abandonadas. O tratamento da aloimunização Rh através de transfusão intra-útero ainda é indicação importante ao menos em centros de referência.

As cordocenteses são mais fáceis quando a placenta é anterior. Nos casos de placentas posteriores, há dificuldade suplementar por haver mais frequentemente partes fetais no trajeto da agulha. A distância a ser percorrida é maior nas placentas posteriores. Utilizamos sempre agulha de 20G longa e guia ultrassonográfico contínuo e com anestesia local.

Com o advento da técnica de PCR de células fetais do líquido amniótico, a cordocentese perdeu espaço para a amniocentese, sendo praticamente realizada somente nas investigações tardias (após 24 semanas) ou para transfusão intrauterina. O risco aproximado de perda fetal é de 2%.

OUTROS

Outros procedimentos invasivos menos frequentes, como a coleta de urina fetal, a punção diagnóstica em casos de hidrotórax ou a biópsia de pele, são realizados em centros de referência e em casos selecionados. Neste capítulo, também serão demonstrados alguns casos de terapêutica intrauterina, como por exemplo *shunt* cisto-amniótico (doença adenomatoide cística do pulmão), punção esvaziadora de cisto torácico e punção para âmnio-infusão.

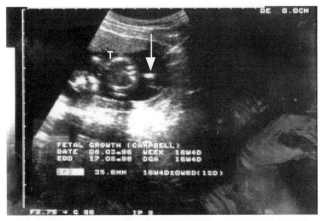

Fig. 18.1 — Corte transversal da cavidade ovular com 16 semanas mostrando punção de líquido amniótico guiado pelo ultrassom. A seta branca indica a ponta da agulha. Notar que o corte passa por incidência transversal do tórax fetal (T).

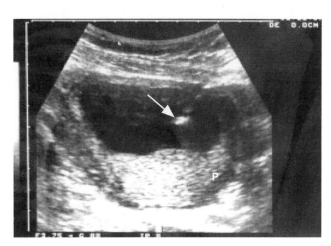

Fig. 18.2 — Punção de líquido amniótico (amniocentese) em gestação de 15 semanas. Notar ponta da agulha refringente (seta) em bolsa amniótica livre de partes fetais. Notar que a placenta (P) é posterior.

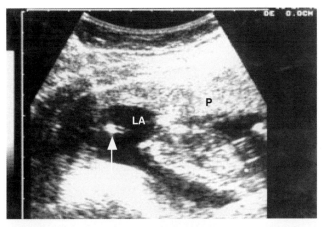

Fig. 18.3 — Amniocentese transplacentária em gestação de 16 semanas. Seta: ponta da agulha em bolsa amniótica (LA) (P= placenta).

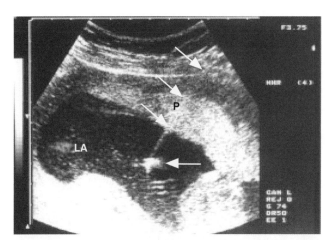

Fig. 18.4 — Amniocentese transplacentária: trajeto da agulha (setas) através da placenta (P) com sua ponta em bolsa amniótica (LA) livre de partes fetais.

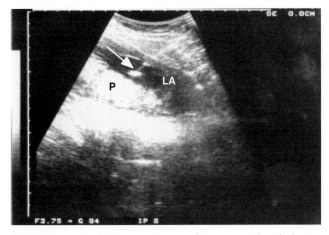

Fig. 18.5 — Amniocentese precoce (13 semanas) guiada por ultrassom: ponta refringente da agulha (seta) em pequena bolsa amniótica (LA) (P = placenta).

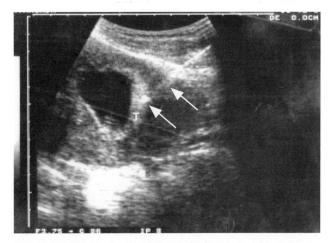

Fig. 18.6 — Biópsia de vilosidade coriônica guiada pelo ultrassom: trajeto da agulha e sua ponta (setas) dentro do trofoblasto (T).

CAPÍTULO 18 ■ PROCEDIMENTOS INVASIVOS EM MEDICINA FETAL

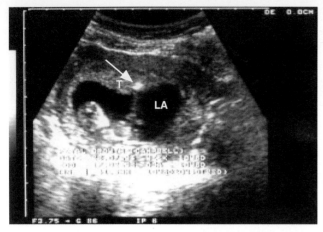

Fig. 18.7 — Biópsia de vilosidade coriônica em gestação de 10 semanas e 6 dias: imagem hiperecogênica da ponta da agulha (seta) dentro do trofoblasto anterior (T). LA=líquido amniótico.

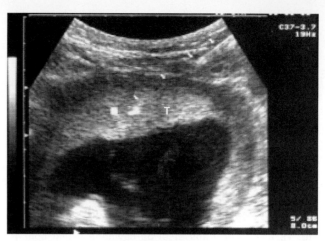

Fig. 18.8 — Biópsia de vilosidade coriônica guiada pelo ultrassom: trajeto da agulha (setas) dentro do trofoblasto anterior (T).

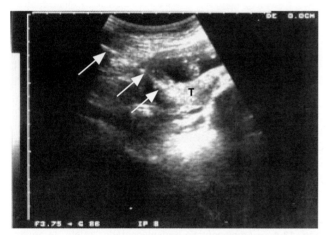

Fig. 18.9 — Imagem ultrassonográfica de biópsia de vilosidade coriônica: trajeto da agulha (setas) até atingir o trofoblasto posterolateral direito (T).

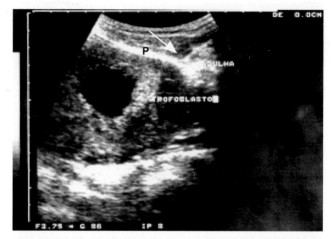

Fig. 18.10.1 — Sequência temporal da introdução da agulha até o trofoblasto. Entrada da agulha com a ponta ainda antes de ultrapassar o peritônio materno (P). O trofoblasto posterolateral esquerdo é o alvo.

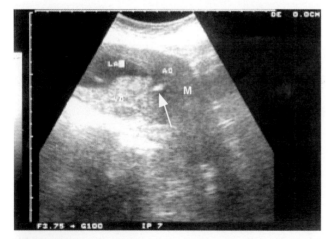

Fig. 18.10.2 — Ponta da agulha (seta) agora já dentro do miométrio (M) imediatamente antes do trofoblasto (LA= líquido amniótico, VC = trofoblasto).

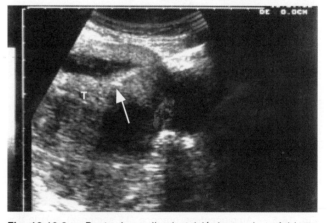

Fig. 18.10.3 — Ponta da agulha (seta) já dentro do trofoblasto (T). Neste momento, realiza-se o movimento de vaivém aplicando pressão negativa no êmbolo da seringa.

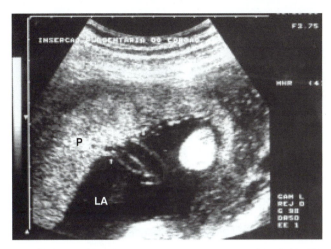

Fig. 18.11 — Cordocentese: ultrassom mostrando a inserção placentária do cordão (seta), local alvo da cordocentese (LA = líquido amniótico; P = placenta).

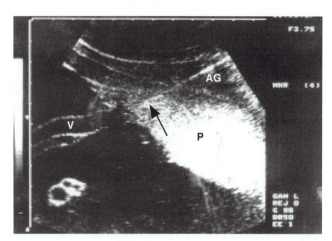

Fig. 18.12.1 — Cordocentese em gestação de 30 semanas: corte longitudinal mostrando o trajeto da mesma (AG) e a sua ponta dentro da placenta (P) e indo em direção à inserção placentária do cordão. A veia umbilical é o alvo da punção (V).

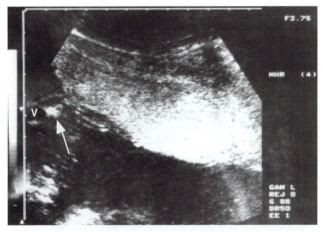

Fig. 18.12.2 — Ponta da agulha (seta) finalmente dentro da veia umbilical (V) onde se procede à coleta do sangue fetal.

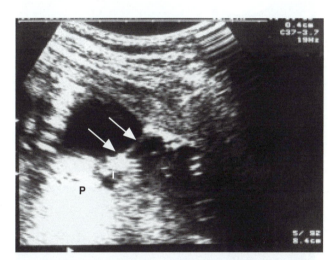

Fig. 18.13 — Cordocentese em caso de placenta posterior: trajeto da agulha (setas) e sua ponta dentro da vaso umbilical na inserção (I) (P = placenta).

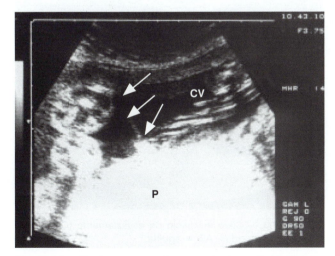

Fig. 18.14 — Cordocentese: trajeto e ponta da agulha (setas) em cordão umbilical (CV) junto à inserção placentária do mesmo.

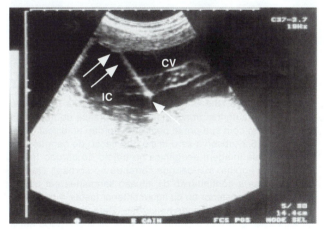

Fig. 18.15 — Cordocentese em alça livre de cordão (CV), mais próxima à inserção (IC): trajeto da agulha (setas duplas) até penetrar em alça livre do cordão umbilical (seta única).

CAPITULO 18 ■ PROCEDIMENTOS INVASIVOS EM MEDICINA FETAL

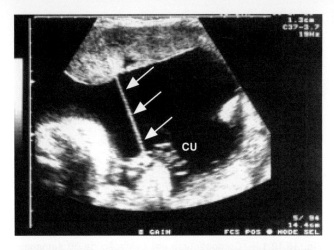

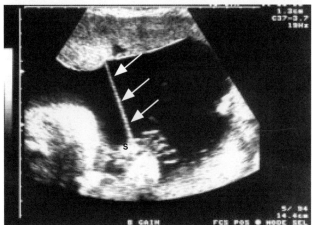

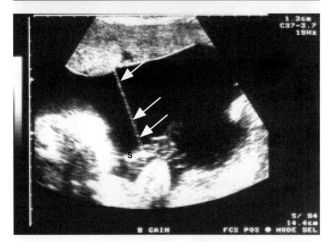

Figs. 18.16.1, 18.16.2 e 18.16.3 — Sequência de transfusão sanguínea intrauterina. Imagem ultrassonográfica do trajeto da agulha (setas) com sua ponta dentro do cordão umbilical (CU). Na Fig. 18.16.2, observa-se o início da injeção do sangue que se traduz pela imagem ecogênica no trajeto do cordão (setas = trajeto da agulha, s = sangue correndo no cordão). Na Fig. 18.16.3, vê-se a continuação da infusão sanguínea em tempo imediatamente posterior ao da figura anterior (setas = trajeto da agulha, s = sangue correndo no cordão). Trata-se de transfusão em alça livre, que não é corriqueira, mas às vezes pode ser a única possibilidade.

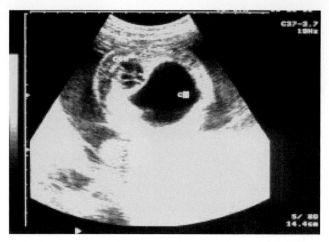

Fig. 18.17.1 — Sequência de esvaziamento de cisto torácico. Corte transversal do tórax demonstrando o cisto antes da drenagem (C), ao lado do coração rechaçado (COR).

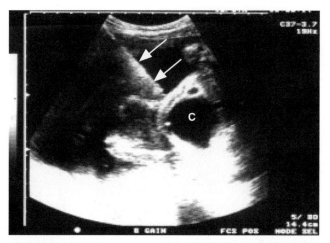

Fig. 18.17.2 — Trajeto da agulha (setas) até o cisto (C).

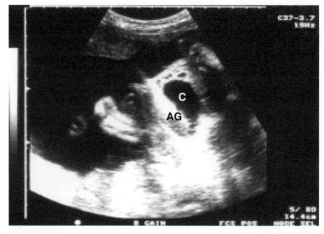

Fig. 18.17.3 — Cisto em início do esvaziamento (C), já com dimensões reduzidas. AG = agulha.

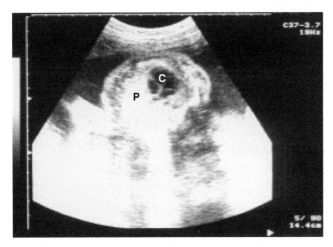

Fig. 18.17.4 — Aspecto final após a drenagem. Notar leito do cisto já preenchido por pulmão fetal (P) que se expandiu (C = coração ainda rechaçado).

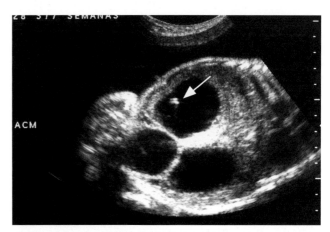

Fig. 18.18 — Corte longitudinal do abdome fetal mostrando agulha no interior da pelve renal (seta), em caso de coleta de urina fetal, esta deve ser procedida sempre no rim de aspecto melhor. Só realizamos coletar urinária fetal em casos de líquido diminuído e/ou alterações do parênquima renal que deixem dúvida quanto a função renal. Preconisa-se que sejam realizadas coletas seriadas para avaliação da urina fetal.

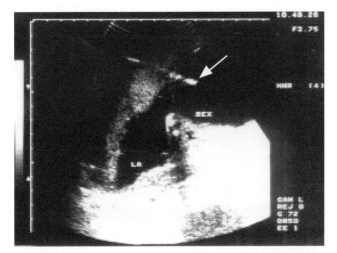

Fig. 18.19 — Coleta de urina na bexiga. A seta indica a ponta da agulha dentro da bexiga (BEX) (LA = líquido amniótico).

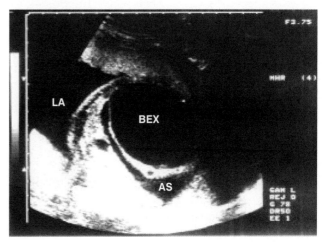

Fig. 18.20.1 — Sequência de esvaziamento vesical. Bexiga dilatada (BEX) no seio de ascite urinária (AS). Notar presença de líquido normal (LA) caso de Prune Belly verdadeiro.

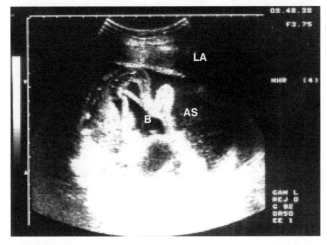

Fig. 18.20.2 — A bexiga esvaziada com paredes laxas e irregulares (B) após alívio do volume urinário intravesical. Notar que a ascite parece ainda mais intensa (AS) (LA = líquido amniótico).

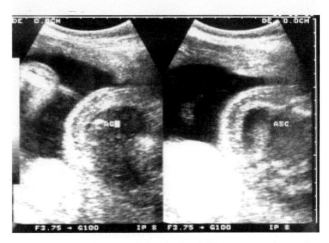

Fig. 18.21.1 — Punção de ascite fetal. Notar ponta de agulha (AG) dentro do líquido ascítico (ASC) — tempo inicial.

CAPÍTULO 18 ■ PROCEDIMENTOS INVASIVOS EM MEDICINA FETAL

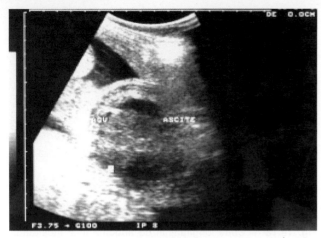

Fig. 18.21.2 — Punção de ascite fetal — tempo intermediário (AGU = ponta de agulha).

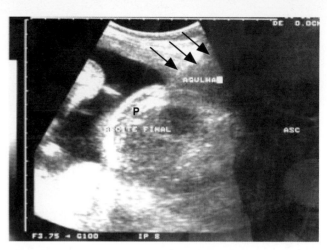

Fig. 18.21.3 — Punção de ascite fetal — aspecto final antes da retirada da agulha (setas e ponta = P). Notar que houve desaparecimento quase completo da ascite.

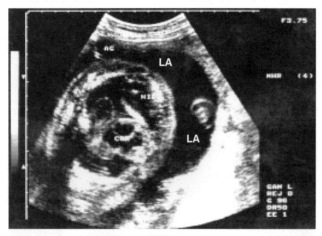

Fig. 18.22 — Dreno toracoamniótico. Notar trajeto do cateter (AG) no líquido amniótico e sua ponta intratorácica (HIDR). LA = líquido amniótico; COR = coração.

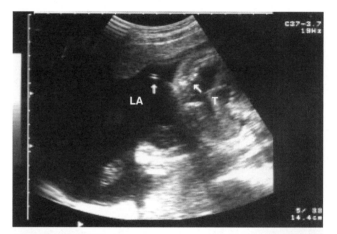

Fig. 18.23 — Colocado dreno toracoamniótico em contexto de doença adenomatoide pulmonar cística. As setas mostram a porção intra-amniótica do cateter LA = Líquido amniótico e a ponta intratorácica do mesmo (T).

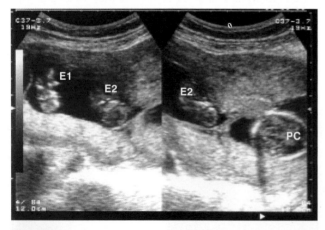

Fig. 18.24 — Aspecto trigemelar com óbito de dois embriões (paciente referia redução embrionária há quatro semanas) (E1 = embrião suprimido; E2 = o outro embrião sem atividade; PC = perímetro cefálico de um dos gêmeos evolutivos).

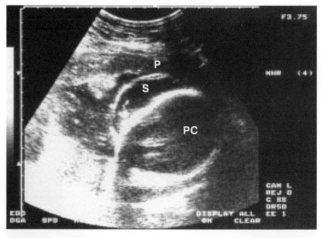

Fig. 18.25 — Acidente de escalpe em contexto de âmnio-infusão. Notar o duplo contorno (s) do polo cefálico (PC) devido à presença de soro (s) inadvertidamente instilado no escalpe fetal ao invés de na cavidade amniótica (P = pele da região do escalpe).

CAPÍTULO DEZENOVE

Ultrassonografia Obstétrica Tridimensional

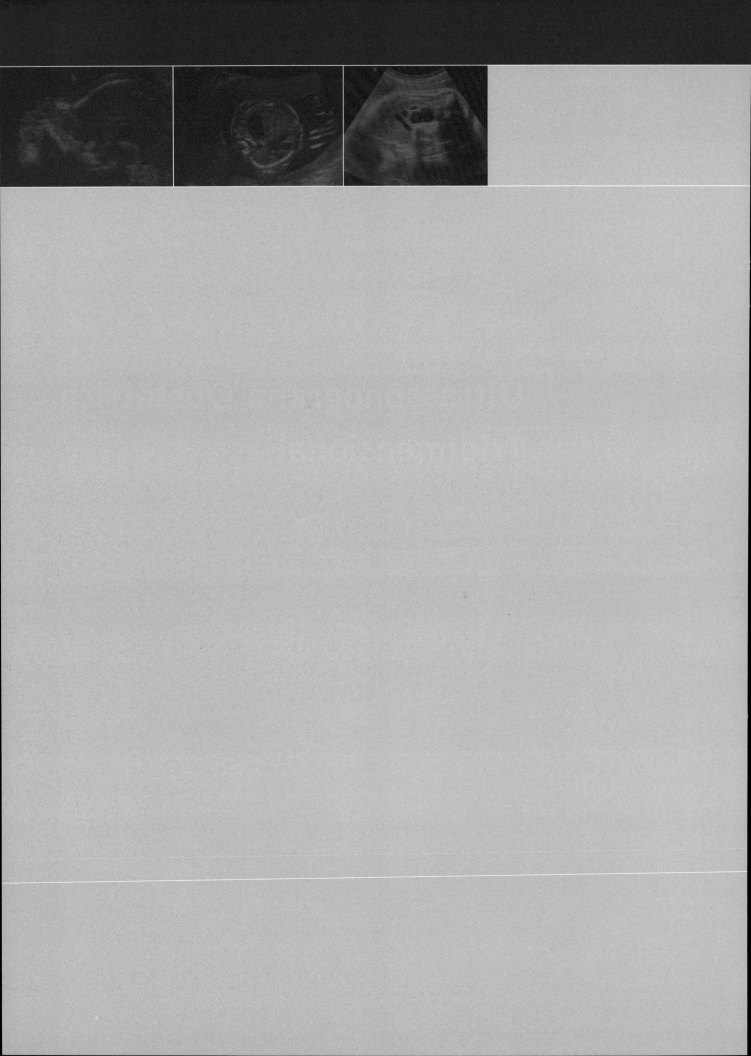

CAPÍTULO DEZENOVE

Ultrassonografia Obstétrica Tridimensional

INTRODUÇÃO

A ultrassonografia tridimensional vem a cada dia se aprimorando. Com os equipamentos atuais já é possível obtermos imagens de ótima resolução, mesmo com tempo de varredura curto. As melhorias no processamento das imagens e a redução dos custos desses equipamentos estão popularizando o método.

Neste capítulo discutiremos rapidamente a técnica 3D, suas possibilidades e limitações, além de exemplificarmos com imagens a evolução fetal normal e anormal.

MODOS DE ULTRASSONOGRAFIA 3D

Os equipamentos de ultrassonografia 3D operam a partir do armazenamento digital de sucessivos cortes bidimensionais corretamente alinhados. Esta captura de cortes bidimensionais pode ser realizada através de vários modos: dos dados armazenados na função *cineloop* do equipamento, através de varreduras manuais livres, varreduras manuais acopladas a sensores de posição eletromagnéticos ou por varredura mecânica automática, quando o próprio aparelho move os cristais ao longo do eixo perpendicular ao plano de corte. Esta última maneira, embora seja a mais custosa, é a que tem permitido obter os melhores resultados. Hoje poucas marcas dispõem destas tecnologias, possibilitando oferecer a gama completa de recursos de aquisição e processamento de imagens 3D.

Após a aquisição, os sinais armazenados serão manipulados pelo processador de imagens de acordo com as necessidades do examinador, existindo várias possibilidades:

RECONSTRUÇÃO DE PLANOS 2D

Podem-se reconstruir novos planos de corte bidimensionais alinhados no plano espacial desejado, como se estivéssemos mobilizando livremente o transdutor, com a vantagem de se obter planos muito difíceis, como o corte coronal do útero em exame transvaginal (Fig. 19.1).

MODO MULTIPLANAR

Esta forma de apresentação de imagem permite que vejamos ao mesmo tempo cortes sagitais, transversais e coronais, possibilitando a rotação do bloco em qualquer eixo. Um mar-cador luminoso define um ponto comum nos três planos observados, de maneira que podemos seguir uma estrutura com a certeza de que as imagens correspondem, de fato, ao mesmo local nos diversos cortes (Figs. 19.2 e 19.3).

CÁLCULOS VOLUMÉTRICOS

Através da definição de pontos nos diversos planos podem-se calcular os volumes reais de órgãos e estruturas, independentemente de sua forma elipsoide ou não (Fig. 19.4).

MODO DE SUPERFÍCIE

A reconstrução do bloco digital com inter--polação dos pontos com ecogenicidade semelhante permite que observemos com fidelidade as superfícies de estruturas circundadas por tecidos de ecogenicidade muito distinta, mais frequentemente líquido. Esta é a aplicação mais popular da ultrassonografia 3D e a mais utilizada em obste-

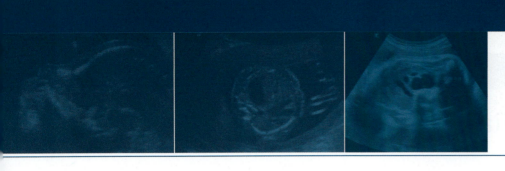

trícia. Todos os fabricantes de equipamento 3D oferecem este sistema; os outros modos estão disponíveis em apenas algumas marcas (Fig. 19.5).

Modo de transparência

Este sistema processa o sinal de forma semelhante ao modo de superfície, permitindo a observação em transparência de um bloco de tecido, realçando as áreas de ecogenicidade distinta no interior deste bloco.

LIMITAÇÕES DO ULTRASSOM 3D

Artefatos

Como a técnica de aquisição é derivada de cortes 2D convencionais ou automáticos, todos os artefatos de transmissão acústica, como sombras, reverberações e reforços, aparecerão nas imagens 3D. Nas reconstruções de novos planos 2D estes artefatos aparecerão, mas suas fontes de origem não, dificultando sua caracterização e levando os menos cuidadosos a erros diagnósticos.

Calibração

Outra limitação encontrada quando se utiliza aquisição manual é a falta de precisão nos espaços entre os diversos cortes, com imagens resultantes pouco calibradas, não sendo possível realizar medidas nas reconstruções 2D, além de deformar o aspecto do objeto no modo de superfície 3D. Esta limitação é amenizada com os dispositivos eletromagnéticos e eliminada com o modo de aquisição automático.

Transparência

As imagens de superfície e transparência são processadas com base nas diferenças de ecogenicidade com os sinais adjacentes. Quando um feto não apresenta líquido em sua volta ou está com uma parte encostada na placenta, esta não será bem delineada. Da mesma maneira, os órgãos internos serão de difícil individualização a menos que contenham líquido ou apresentem grandes diferenças de ecogenicidade (Fig. 19.6).

Curva de aprendizado

Embora apresentem recursos objetivando facilitar o seu uso, os aparelhos de ultrassonografia 3D são de operação complexa e as imagens em bloco são de análise difícil, necessitando-se de tempo e dedicação extras durante o longo aprendizado desta nova técnica.

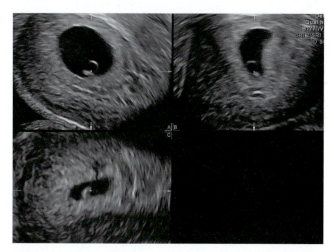

Fig. 19.1 — Saco gestacional de 6 semanas e 3 dias em três planos ortogonais; identificam-se a vesícula vitelina e o embrião no seu interior.

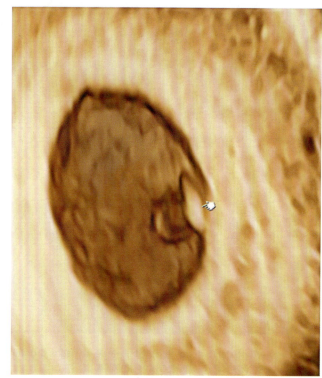

Fig. 19.2 — Imagem tridimensional do embrião de 6 semanas e 3 dias (seta) da figura 2, indentificando-se à sua esquerda a vesícula vitelina.

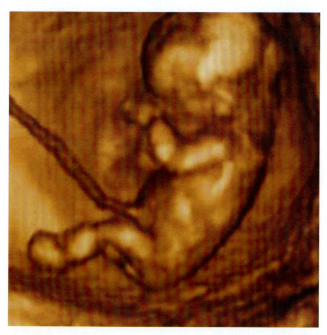

Fig. 19.3 — Feto de 12 semanas, sendo possível identificar a cabeça, a inserção abdominal do cordão umbilical, membros superiores e inferiores.

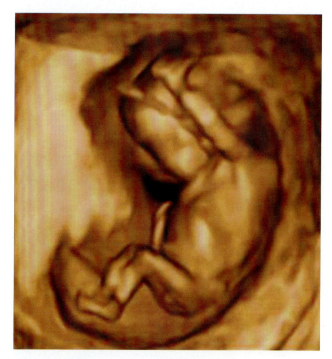

Fig. 19.4 — Feto de 13 semanas, vista lateral.

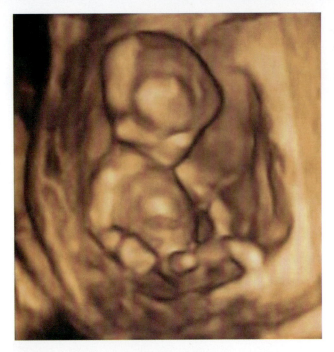

Fig. 19.5 — Feto de 13 semanas, visibilizando-se ossos frontal, parietal e temporal e a fontanela bregmática.

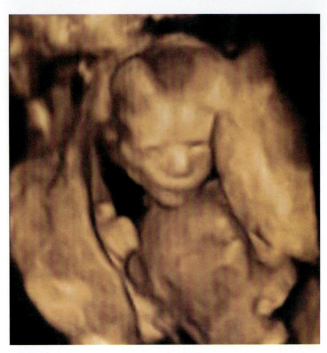

Fig. 19.6 — Feto de 15 semanas, vista quase frontal da face e tronco.

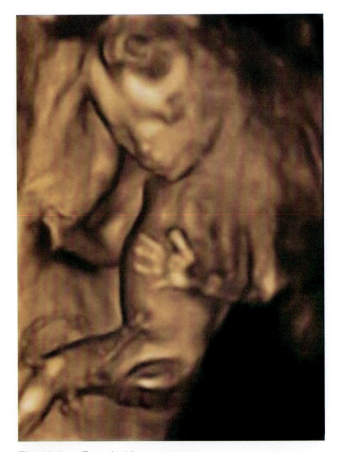

Fig. 19.7 — Feto de 16 semanas.

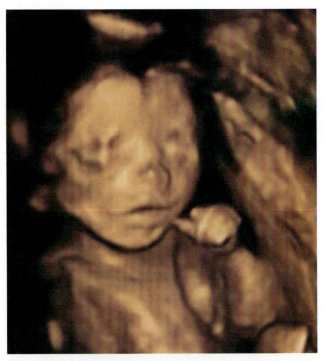

Fig. 19.8 — Feto de 17 semanas vendo-se a face e a mão esquerda.

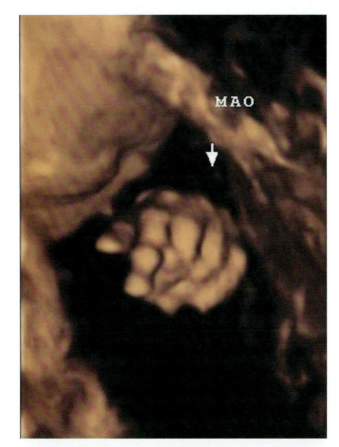

Fig. 19.9 — Mão de feto de 21 semanas.

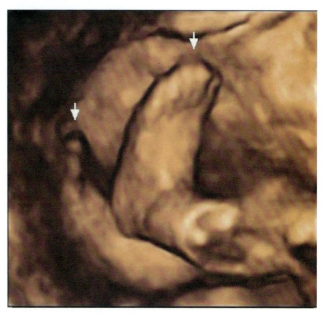

Fig. 19.10 — Pés de feto de 22 semanas.

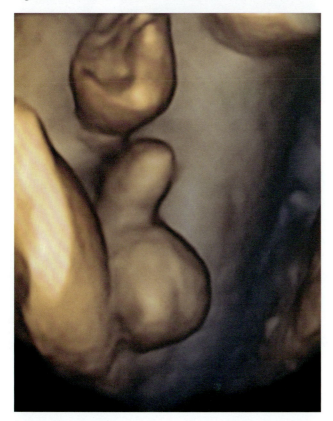

Fig. 19.11 — Genitália externa masculina de feto de 31 semanas; vê-se a inserção abdominal do cordão umbilical.

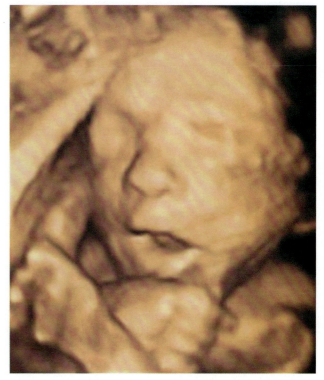

Fig. 19.12 — Feto de 22 semanas com a boca semiaberta.

CAPÍTULO 19 ■ ULTRASSONOGRAFIA OBSTÉTRICA TRIDIMENSIONAL

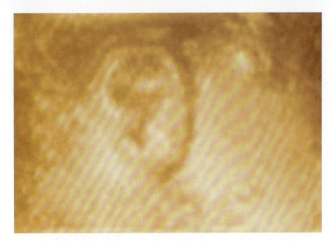

Fig. 19.13 — Orelha de feto de 29 semanas.

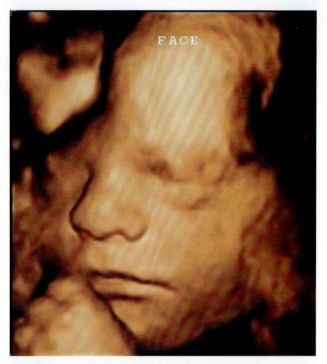

Fig. 19.14 — Face e mão de feto de 30 semanas.

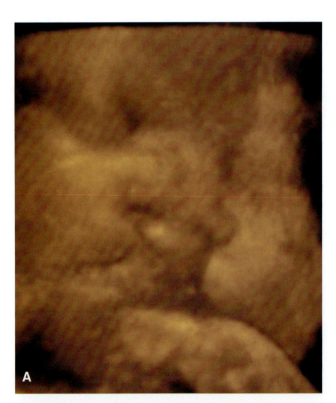
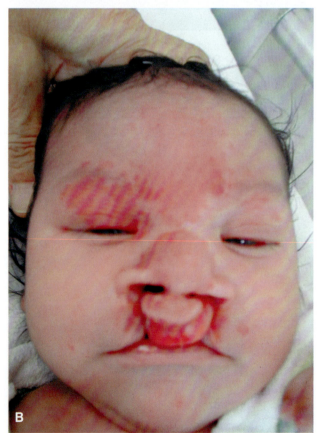

Fig. 19.15 — A – Fenda labiopalatina bilateral em feto de 36 semanas; B – foto do recém-nascido.

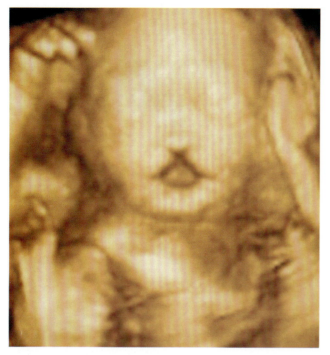

Fig. 19.16 — Fenda mediana em feto de 23 semanas que apresentava holoprosencefalia alobar.

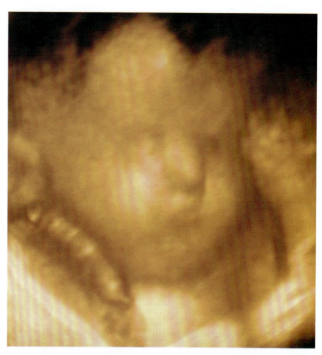

Fig. 19.17 — Face de feto de 33 semanas que apresentava holoproprosencefalia alobar, microftalmia, hipotelorismo e narina única.

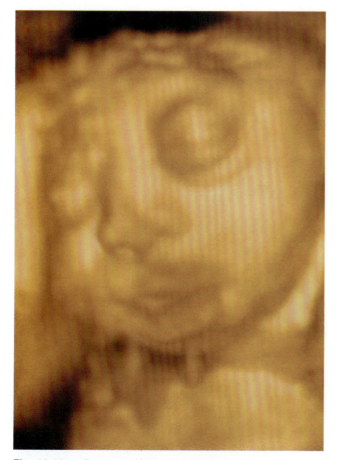

Fig. 19.18 — Feto anencéfalo de 31 semanas.

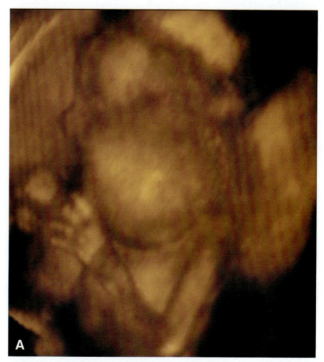

Fig. 19.19 — A – Linfangioma na face lateral esquerda do pescoço em feto de 27 semanas.

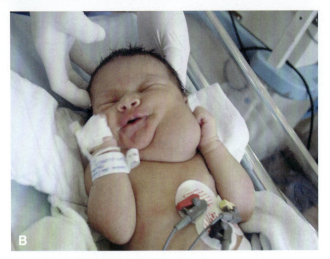

Fig. 19.19 — B – aspecto pós-natal.

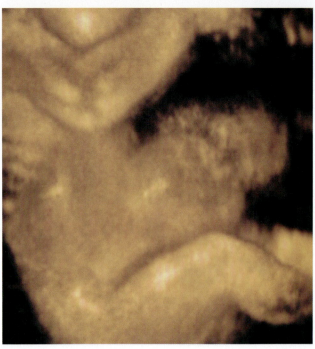

Fig. 19.21 — Feto de 26 semanas com onfalocele.

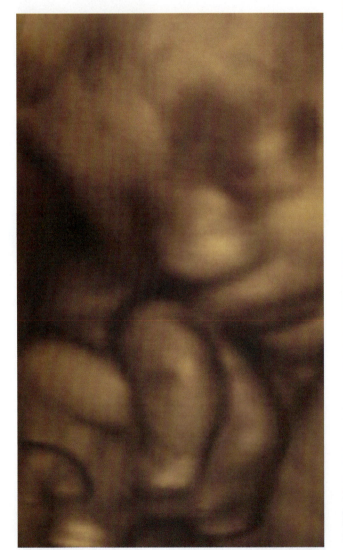

Fig. 19.20 — Gastrosquise: alças intestinais exteriorizadas na cavidade amniótica, junto à face fetal.

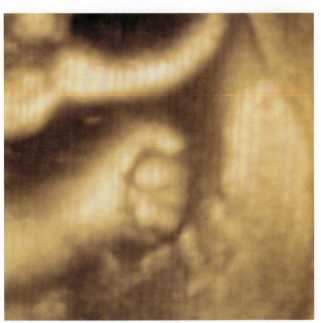

Fig. 19.22 — Mão em garra em feto da figura 17, portador de holoprosencefalia, achados sugestivos de trissomia do 13.

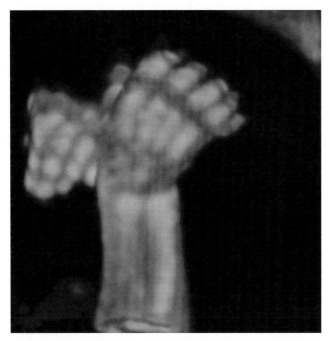

Fig. 19.23 — Polidactilia pós-axial em feto com trissomia do 13.

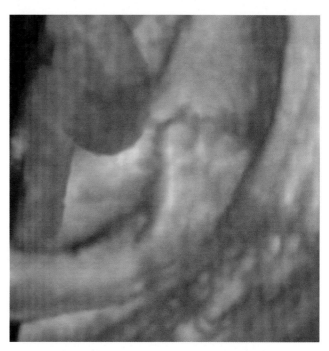

Fig. 19.24 — Pé torto em feto com trissomia do 18.

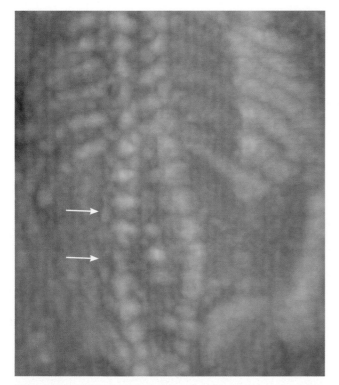

Fig. 19.25 — US 3D modo de transparência máxima evidenciando espinha bífida na região lombossacra em feto de 20 semanas (setas).

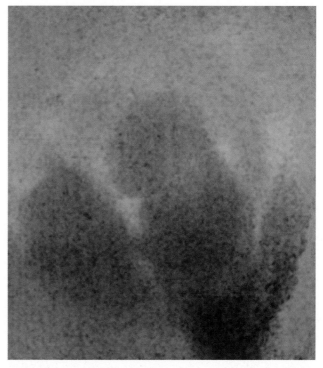

Fig. 19.26 — US3D modo de transparência mínima evidenciando alças intestinais dilatadas por obstrução em feto de 35 semanas.

CAPÍTULO VINTE

Dopplervelocimetria em Obstetrícia

20

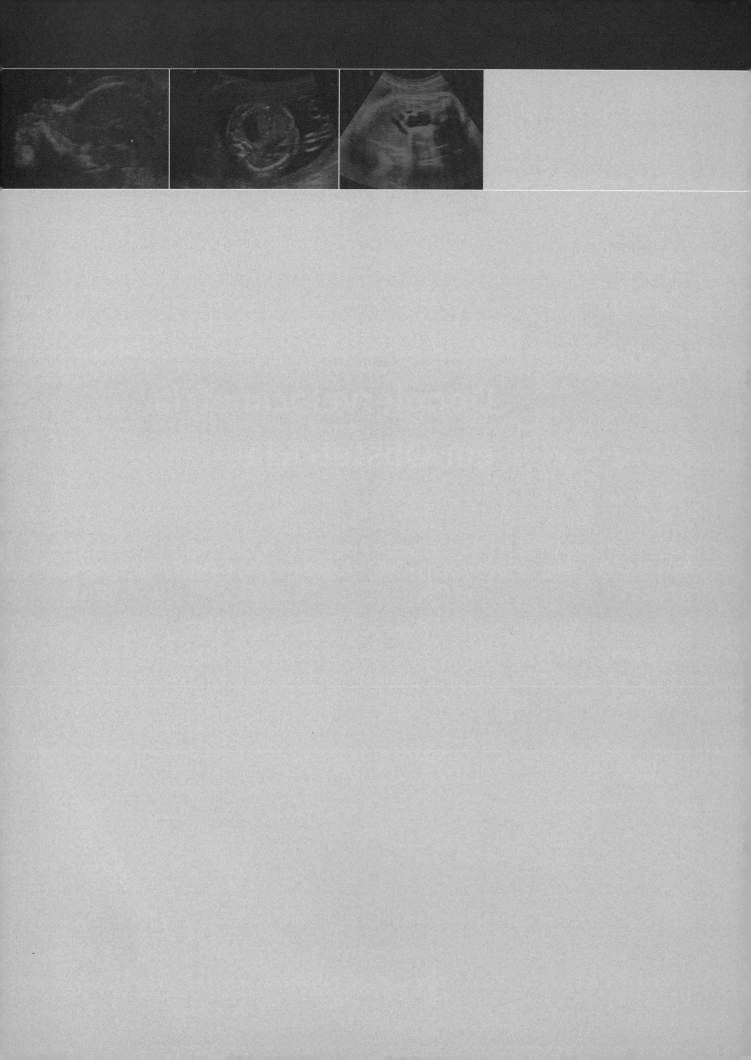

CAPÍTULO VINTE

Dopplervelocimetria em Obstetrícia

INTRODUÇÃO

A possibilidade de se avaliar o fluxo sanguíneo, em diversos vasos de interesse em Obstetrícia, é uma aquisição recente, constituindo-se em inovação de alta relevância para a compreensão dos eventos hemodinâmicos envolvidos em diversas situações fisiológicas e patológicas da gestação em curso.

A aplicação pioneira do método, nesta disciplina, ocorreu em 1977, quando Fitzgerald & Drumm conseguiram obter registros sonográficos dos vasos umbilicais, utilizando um dispositivo de *Doppler* contínuo. Subsequentemente, estabelecida esta possibilidade, os primeiros estudos procuraram padronizar o método e, em seguida, foram descritos os diversos tipos de anormalidades encontrados nesses exames. A elaboração das curvas de normalidade para diversos vasos constituíram-se em necessidade lógica.

Fonte inicial de muito entusiasmo e radicalismo no seu uso, a dopplervelocimetria em Obstetrícia tornou possível a demonstração dos vários eventos hemodinâmicos em seres humanos, particularmente aqueles vinculados à insuficiência placentária e à resposta fetal à hipoxemia, conhecidos no passado e estudados apenas em modelos laboratoriais em animais.

BASES FÍSICAS DA DOPPLERVELOCIMETRIA

Feixes de ultrassom com frequências conhecidas são produzidos através de vibrações de cristais piezoelétricos. Estes feixes, quando dirigidos a um vaso sanguíneo, são refletidos pelas colunas de hemácias (componentes sólidos) que fluem no interior dele. Os ecos recebidos pelo mesmo cristal ou por outros geram sinais elétricos enviados à unidade processadora do aparelho de Doppler, onde são transformados em sinais auditivos (som) e apresentados sob forma gráfica em uma tela de vídeo denominada sonograma.

Os ecos refletidos têm frequência diferente do emitido, sendo maiores quando o fluxo sanguíneo se aproxima do transdutor e menores quando dele se afasta.

Os **valores de fD** são continuamente calculados pelo sistema processador do dispositivo de dopplervelocimetria e projetados na tela (sonograma). Verifica-se, pela fórmula abaixo, que seus valores são diretamente proporcionais à velocidade (V) de fluxo da corrente sanguínea.

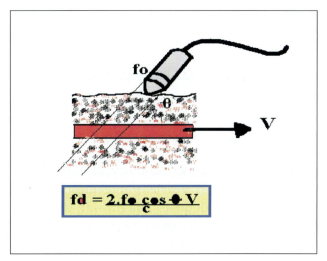

Fig. 20.1 — Esquema representativo de insonação de um vaso sanguíneo (fD = frequência Doppler; f0 = frequência emitida; fR = frequência refletida; f0 = frequência emitida (3 a 5 Megahertz); θ = ângulo de insonação (feixe de ultrassom e eixo do vaso em estudo); V = velocidade da corrente sanguínea; C = velocidade de propagação do ultrassom no sangue – 1570 m/s).

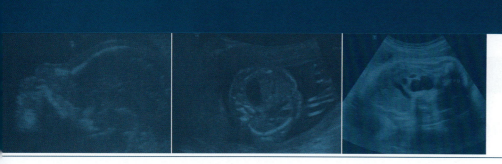

ANÁLISE DO SONOGRAMA

A análise do sonograma é executada mediante alguns recursos que consistem em relacionar o valor das velocidades sistólica e diastólica entre si ou com a média da velocidade observada em um ciclo cardíaco. Foram criados índices para tal fim:

a) Relação da velocidade sistólica com a diastólica (A/B ou S/D).

b) Índice de Resistência (IR): relação da diferença entre a velocidade sistólica e diastólica com a velocidade diastólica.

c) Índice de Pulsatilidade (PI): relação da diferença entre a velocidade sistólica e diastólica com a média da velocidade calculada em um ciclo cardíaco.

Utilizando quaisquer dos índices, os valores obtidos são analisados à luz das curvas de normalidade existentes para cada vaso estudado.

DOPPLERVELOCIMETRIA DAS ARTÉRIAS UTERINAS

PROGNÓSTICO DA PLACENTAÇÃO

Sabendo-se que várias doenças e situações clínicas/obstétricas desviam a gestação do seu curso normal (inadequação da invasão trofoblástica nas artérias espiraladas), causando alterações hemodinâmicas neste território (uteroplacentário), a dopplervelocimetria das artérias uterinas tornou-se importante método para se estabelecer o prognóstico da placentação. Foram estabelecidos os critérios de anormalidade nestes vasos:

a) Relação velocidade sistólica/velocidade diastólica > 2,6 após 26 semanas.

b) Presença de incisura.

Como característica de território de alta resistência, no primeiro trimestre da gestação a velocidade diastólica observada é muito baixa e a incisura está presente. Com o decorrer do processo de invasão trofoblástica, a queda na resistência vascular se faz notar pelo aumento da velocidade do fluxo sanguíneo durante a diástole. Além disso, a incisura desaparece.

DOPPLERVELOCIMETRIA DAS ARTÉRIAS UMBILICAIS

DIAGNÓSTICO DA INSUFICIÊNCIA PLACENTÁRIA

A circulação fetoplacentária é composta pelos vasos do cordão umbilical (**artérias umbilicais e veia umbilical**) e depende diretamente do débito cardíaco fetal e da resistência/complacência placentária. Do total de fluxo sanguíneo que flui pela aorta fetal, 50% a 60% são destinados para as **artérias umbilicais** que dão continuidade ao sistema viloso terciário, constituído por uma extensa rede vascular terminal de baixa resistência, local de processamento das trocas entre mãe e feto. A veia umbilical leva o sangue oxigenado da placenta em direção ao feto.

Fisiologicamente, com o aumento progressivo da quantidade de vilosidades maduras (terciárias) a resistência vascular sofre queda também progressiva até o final da gravidez. Observa-se assim, no sonograma das artérias umbilicais, aumento na velocidade de fluxo durante a diástole notadamente no terceiro trimestre, quando a

CAPÍTULO VINTE

Dopplervelocimetria em Obstetrícia

velocidade de amadurecimento das vilosidades atinge o seu pico.

O aumento da resistência neste território significa menor quantidade de sistema viloso terciário, o que caracteriza a insuficiência placentária. Tal situação atinge gravidade extrema quando se observa ausência de fluxo diastólico (**diástole zero**) ou quando há fluxo reverso (**diástole reversa**) neste período do ciclo cardíaco.

DIAGNÓSTICO DO SOFRIMENTO FETAL

A resposta fetal à hipoxemia tem início com adaptações hemodinâmicas que consistem em alterações nas características de fluxo nos diversos órgãos e sistemas, dependentes da gravidade da queda de fornecimento de oxigênio. O território arterial é o primeiro a sofrer alterações, antecipando-se às mudanças nas atividades biofísicas fetais. As anormalidades no território venoso são de ocorrência mais tardia, correlacionando-se melhor com as alterações gasimétricas avaliadas no nascimento do concepto.

Assim, a avaliação da velocidade de fluxo na **Artéria Cerebral Média**, eleita como a melhor no sistema arterial, objetiva diagnosticar as mudanças precoces da hemodinâmica fetal, enquanto as alterações nas características do sonograma do **Ducto Venoso** têm por finalidade captar os indícios de um sofrimento fetal mais tardio, com alterações no equilíbrio acidobásico.

RASTREAMENTO DE ANEUPLOIDIAS

Recentemente, tem-se demonstrado que o estudo dopplervelocimétrico do **Ducto Venoso** no primeiro trimestre da gestação pode ter valor importante no rastreamento de aneuploidias ou de cardiopatias, tendo por base o fluxo sanguíneo na onda A do sonograma deste vaso. A ausência ou o fluxo reverso nesta onda tem altos valores de predição para a ocorrência destas anormalidades.

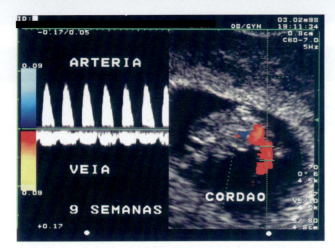

Fig. 20.1 — Ondas de velocidade de fluxo normais de veia e artéria umbilicais em gestação de primeiro trimestre — nove semanas. Observar, na artéria, a ausência de fluxo diastólico final (diástole zero) e, na veia, a presença de pulsações.

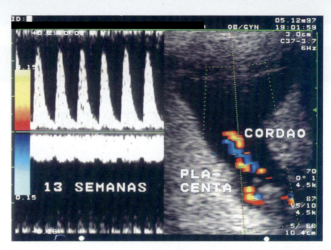

Fig. 20.2 — Ondas de velocidade de fluxo normais de veia e artéria umbilicais em gestação de 13 semanas. Notar artéria com fluxo diastólico final presente e veia com pulsações.

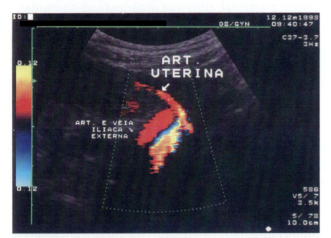

Fig. 20.3 — Localização ideal para insonação da artéria (ART) uterina. Posicionando-se o transdutor na fossa ilíaca e com dispositivo de Doppler colorido, torna-se possível a visibilização da artéria uterina no seu cruzamento com a artéria e as veia ilíacas externas.

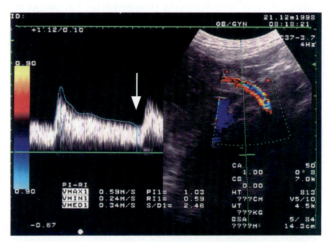

Fig. 20.4 — Após a localização da artéria uterina, aciona-se o dispositivo doppler e obtém-se a onda de velocidade de fluxo característica. Esta imagem mostra um sonograma normal de artéria uterina na gestação, observando-se elevado fluxo diastólico (seta).

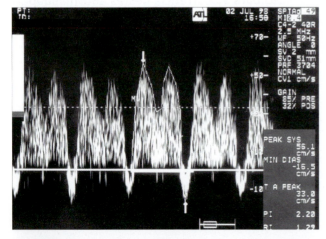

Fig. 20.5 — Sonograma de artéria uterina em gestante hipertensa, apresentando incisura (pontilhado) e baixo fluxo durante a diástole. Esta situação, quando encontrada após a 26ª semana de idade gestacional, reflete alta resistência no leito placentário.

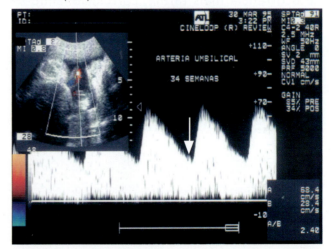

Fig. 20.6 — Sonograma normal de artéria umbilical no terceiro trimestre. Nota-se fluxo diastólico elevado, demonstrando baixa resistência placentária (seta).

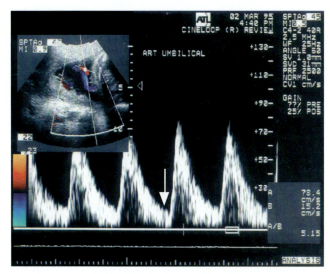

Fig. 20.7 — Sonograma anormal de artéria umbilical no terceiro trimestre. Observa-se que o fluxo diastólico, apesar de presente, encontra-se reduzido. A relação sístole/diástole elevada (A/B = 5,15) indica o aumento da resistência placentária.

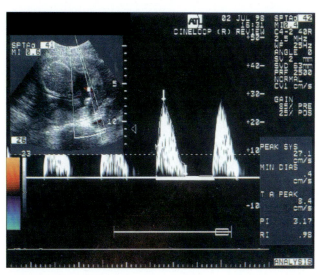

Fig. 20.8 — Sonograma anormal de artéria umbilical no terceiro trimestre. Nota-se ausência de fluxo durante a diástole (diástole zero). Este achado representa insuficiência placentária grave, associando-se a resultados neonatais adversos. Indica-se a complementação do exame com o estudo da circulação fetal. A seta superior indica pico sistólico, e a seta inferior o final do fluxo na artéria.

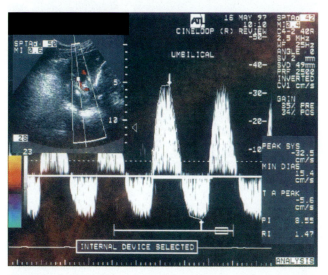

Fig. 20.9 — Sonograma anormal de artéria umbilical no terceiro trimestre. Observa-se fluxo reverso durante a diástole (diástole reversa – seta inferior). Este achado relaciona-se a insuficiência placentária grave e alta mortalidade perinatal. A seta superior indica o pico sistólico.

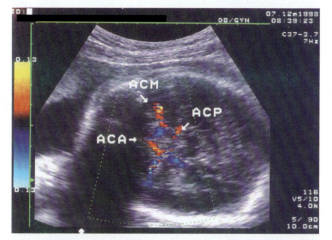

Fig. 20.10 — Corte transversal do polo cefálico na altura das bossas parietais. Inicialmente, deve-se obter o corte transverso do polo cefálico fetal no nível onde se realiza a medida do diâmetro biparietal; em seguida, o transdutor deve ser deslocado em direção à base do crânio até um nível um pouco acima do osso esfenoide. Com o auxílio do color Doppler, as artérias cerebrais podem ser facilmente identificadas: artéria cerebral posterior (ACP), artéria cerebral média (ACM) e artéria cerebral anterior (ACA).

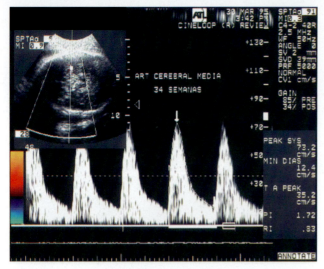

Fig. 20.11 — Sonograma normal de artéria cerebral média no terceiro trimestre. Nota-se o índice de pulsatilidade elevado (PI = 1,72) representando a vasoconstrição característica da circulação cerebral. A seta superior indica o pico sistólico, e a seta inferior o final da diástole.

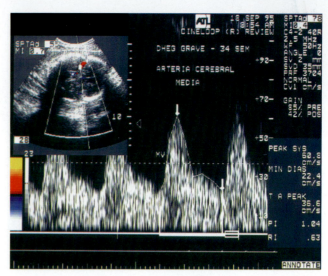

Fig. 20.12 — Sonograma anormal de artéria cerebral média no terceiro trimestre. Observa-se que, na resposta fetal inicial à hipoxia, o índice de pulsatilidade sofre decréscimo consequente à vasodilatação no território cerebral (centralização da circulação fetal).

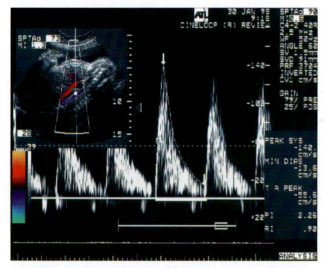

Fig. 20.13 — Sonograma normal de aorta torácica descendente no terceiro trimestre. O índice de pulsatilidade é caracteristicamente elevado, porém o fluxo diastólico mantém-se positivo. A seta superior indica o pico sistólico, e a seta inferior o final da diástole.

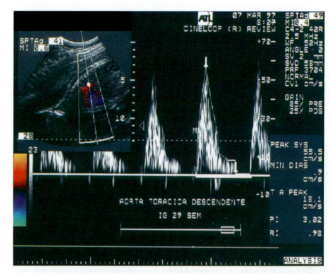

Fig. 20.14 — Sonograma anormal de aorta torácica descendente no terceiro trimestre. O índice de pulsatilidade aumenta na resposta fetal à hipoxia devido à expressiva vasoconstrição periférica fetal que, em casos extremos, é responsável pela ausência de fluxo durante a diástole. A seta superior indica o pico sistólico, e a seta inferior o final da diástole.

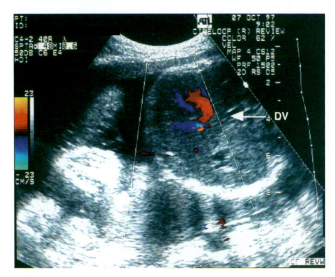

Fig. 20.15.1 — Corte transversal do abdome fetal mostrando a entrada da veia umbilical e, em sua bifurcação, a origem do ducto venoso (dv). Observa-se o efeito mosaico (seta) que ocorre pelo turbilhonamento do sangue neste vaso.

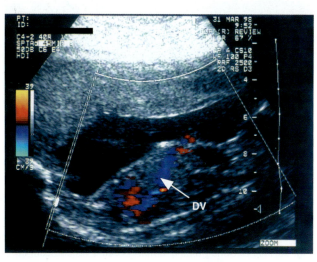

Fig. 20.15.2 — Corte longitudinal do abdome fetal mostrando a entrada da veia umbilical e a origem do ducto venoso (dv).

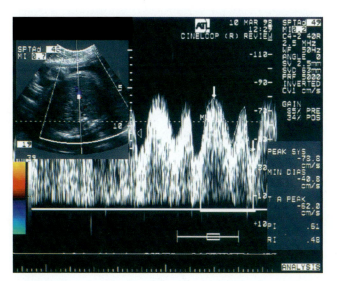

Fig. 20.16 — Sonograma normal do ducto venoso. Deve-se colocar a amostra de volume sobre a origem do ducto venoso no local onde se observa o efeito de mosaico. A seta superior indica a sístole ventricular (diástole atrial), e a seta inferior a contração atrial.

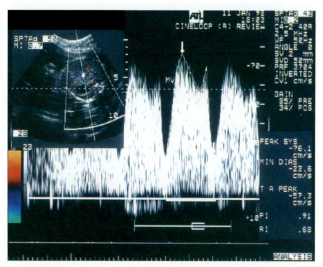

Fig. 20.17.1 — Sonograma anormal do ducto venoso. Com a hipoxia fetal e o aumento da resistência nas câmaras cardíacas direitas, observa-se diminuição do fluxo sanguíneo pelo ducto venoso durante a contração atrial e elevação do índice de pulsatilidade para veias (0,91). A seta superior indica a sístole ventricular (diástole atrial), e a seta inferior a contração atrial.

CAPITULO 20 ■ DOPPLERVELOCIMETRIA EM OBSTETRÍCIA

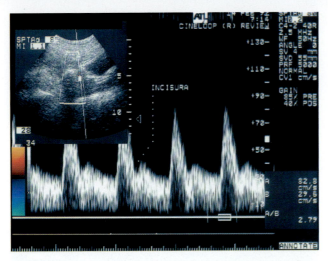

Fig. 20.17.2 — Sonograma anormal do ducto venoso com fluxo reverso na contração atrial. Indica hipoxia fetal acentuada e se relaciona frequentemente à acidose no nascimento.

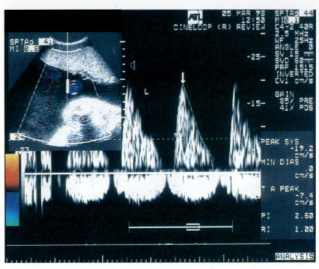

Fig. 20.18 — Sonograma anormal da veia umbilical exibindo pulsações. Observa-se também presença de diástole zero na artéria umbilical. A seta superior indica o pico sistólico.

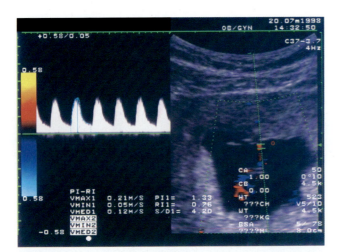

Fig. 20.19.1 — Sonograma normal da artéria umbilical no primeiro trimestre (13 semanas).

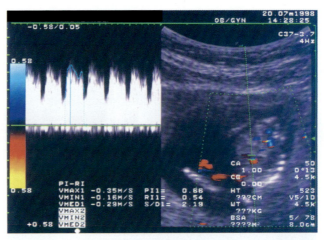

Fig. 20.19.2 — Sonograma normal do ducto venoso no primeiro trimestre (13 semanas).

Índice remissivo

A

Abdome fetal, 10
  exame do, 125
  inserção do cordão umbilical no, 219
Abortamento, 39
  inevitável, 21
Abortos, 217
Absorção, deficiência de, 40
Acondrogênese, 194
Acondroplasia, 179
Aconselhamento genético, 75
  cardiológico, 102
Acrania, 22
  com exencefalia, 61
Acromelia, 177
Adenoma sebáceo, 146
Agenesia
  de rádio, 183
  do corpo caloso, 39
  do vérnix cerebelar, 255
  renal, 12
    bilateral, 144
    unilateral, 144
  sacral, 188
Agentes cardioteratogênicos, 102
Alantoide, cistos de, 217
Alça(s) intestinal(is), 4
  dilatação de, 167
  extrofia de, 133
  herniadas, 22
  hiperecogênicas, 136
  lúmen da, 131
Alterações
  faciais, 39
  hormonais, 167
  no baço, 128
  no fígado, 128
  placentárias, 231
Amenorreia, 234
Âmnio, 218
Amniocentese, 279

transplacentária, 281
Amnioinfusão, 144
Amputação de membros inferiores, 32
Anâmnio, 144
Anasarca, 56
Anatomia
  abdominal, 125
  do tórax, 178
Anencefalia, 22
Anestesia
  local, 279
  raquidiana, 280
Aneuploidias fetais, 251-276
  trissomia
    do cromossomo 13, 251
    do cromossomo 18, 251
    do cromossomo 21, 251
Aneurisma da veia cerebral magna (de Galeno), 42
Anoftalmias, 75
  diagnóstico, 76
Anomalia(s)
  apendiculares, 177
  cardíacas, 89
  cromossômicas, 199
  de adição, 39
  de Ebstein, 93
    da valva tricúspide, 103
  extracardíacas, 103
  gênicas, 40
Anormalidades
  cromossômicas, 230
  faciais, 75
Antebraço fetal, 13
Anti-inflamatórios não hormonais, 102
Antiarrítmico, 102
Anticoncepcionais, uso de, 21
Aorta
  abdominal, 67
  descendente, 12
  fetal, 89

torácica, 10
Aracnoide, cisto, 41
Arcada dentária, 4
  superior, 78
Arco(s)
  aórtico, 10
  costais, fraturas de, 178
  ductal, 106
  vertebrais, ossificação dos, 61
Arnold Chiari
  síndrome de, tipo III, 52
  tipo 1, 41
  tipo 2, 41
Arritmias fetais, 103
Artéria(s)
  aorta, 91
  carótida, 91
  cerebelar superior, 42
  cerebral
    anterior, 42
    média, 7
    posterior, 313
  com fluxo diastólico final, 312
  ilíacas, 312
  pulmonar, 10
    cruzamento dos vasos da base do coração
      com a, 92
    direita, 92
    esquerda, 92
    fetal, 236
    ramo esquerdo da, 92
    tronco da, 92
  subclávia, 92
  umbilical(is), 16
    única, 5
  uterinas, dopplervelocimetria das, 310
Articulação(ões)
  dos joelhos, 62
  dos quadris, 62
  temporomandibular, 78
Ascite, 116
  fetal, 128
    intensa, 135
    leve, 135
    moderada, 135
    punção de, 285
    volumosa, 135
  urinária, 285

Atividade cardíaca, 25
Atresia
  anorretal, 126
  de valva tricúspide, 93
  duodenal, 167
  esofágica, 126
  pulmonar, 93
Átrio
  direito, 9
  esquerdo, 9
  ventricular, 6
    medida do, 40
Atrofia do teto membranoso do quarto ventrículo,
  41

B

Baço, 125
  alterações no, 128
Banda(s)
  amniótica, síndrome da, 178
  peritoneais, 126
Batimentos cardíacos, 21
  fetais, 239
Batráquio, fácies de, 61
Beckwith-Wiedermann, síndrome de, 128
Bexiga, 5
  dilatação acentuada da, 33
  dilatada, 22
  extrofiada, 163
  fetal, 15
    normal, 30
Bíceps, 13
Biologia molecular, técnicas de, 279
Biometria
  dos ossos longos, 177
  fetal, 239
Biópsia
  de pele, 280
  de vilosidade coriônica, 282
    guiada, 281
Bloqueio atrioventricular, 103
  total, 109
Boca fetal, 8
Bocejo fetal, 7
Bochdalek, hérnia de, 113
Bochecha, teratoma de, 204
Bócio, 199
  fetal, 206

Bolha gástrica, 4
 herniada, 113
Bolsa
 amniótica, 224
 corioamniótica, 222
 escrotal, 5
Bourneville, esclerose tuberosa de, 97
Braço fetal, 13
Bradicardia(s), 103
 transitórias, 103
Braquicefalia, 55
Brida amniótica caudal, 32

C

Cabeça do Mickey, 219
Caixa torácica, 4
Calcificação(ões)
 da calota craniana, 22
 das tábuas ósseas, 62
 distúrbio de, relacionado à osteogênese imperfeita, 190
 em corpo caloso, 49
 hepáticas, 128
 intra-abdominais, 230
 intracranianas, 229
 parenquimatosas, 229
 periventriculares, 234
 placentárias, 16
Calipers, 244
Calota craniana, 203
 ausência, 61
 total da, 51
 calcificação da, 22
 depressão da, 189
Câmaras cardíacas, 4
 aumento das, 90
 desbalanceadas, 90
 topografia normal das, 92
Camptodactilia do hálux, 187
Canal medular, 300
Cardiomegalia, 93
Cardiopatia(s), 252
 congênitas, 101
 do tipo transposição das grandes artérias, 101
 em fase pré-natal, diagnóstico da, 89
 fetal, 102
 história familiar de, 102
 risco de, 102

Cariótipo fetal, 49
 alterado, 103
Catarata, 232
Cauda equina, 64
Cavidade(s)
 amniótica, 286
 cardíacas, 89
 endometrial, 21
 ovular, 279
 peritoneal, derrame líquido em, 212
 uterina, 241
 ventricular única, 39
Celiosomia, 133
 baixa, 133
Celoma
 embrionário, 24
 extra-embrionário, 25
Cerebelo
 em forma de banana, 62
 herniação de, 53
Cérebro, foice do, 56
Ciclopia, 251
Cifose toracolombar, 179
Circulação
 cerebral, 314
 deficiência de, 40
 fetal, centralização da, 314
 fetoplacentária, 310
Circunferência
 abdominal, 11
 aumento da, 230
 cefálica, 42
 craniana, 61
Cirurgia cardíaca de emergência, 101
Cisterna magna, 4
 medida da, 41
Cisto(s)
 abdominais, 126
 aracnoide, 41
 branquial, 206
 brônquico, 113
 corticais, 143
 de alantoide, 222
 de colédoco, 127
 de ducto onfalomesentérico, 217
 de duplicação intestinal, 127
 de inclusão amniótica, 217
 de ovário

fetal, 171
  septado, 172
de permeio, 118
de plexo coroide, 254
de Stocker, 113
de úraco, 127
hepáticos, 127
intra-abdominal, 138
mesentérico, 127
ovarianos, 127
porencefálicos, 41
pulmonar, 120
renais, 146
torácico, 280
  esvaziamento de, 284
  punção esvaziadora de, 280
Citomegalovírus, 229
Clinodactilia, 177
Clitóris, 5
  hipertrofia isolada do, 170
Cóccix, lordose do, 190
Colédoco, cisto de, 127
Colo
  uterino, orifício interno do, 218
  vesical dilatado, 159
Coluna
  cervical, 52
  fetal, 33
    defeito extenso da, 33
    normal, 64
  lombar, 66
    fetal, 70
  lombossacral, 64
  torácica, 68
  tortuosidade acentuada da, 32
  vertebral, 22
Compressão torácica, 135
Comprimento
  craniocaudal, 27
  crânio-nádegas, 21
Comunicação
  interatrial do tipo *ostium secundum*, 96
  interventricular, 93
    perimembranosa, 101
Conteúdo
  abdominal, herniação do, 125
  cerebral, extrusão do, 53
Contornos cranianos, defeitos nos, 42

Coração, 92
  cruzamento dos vasos da base do, com a artéria pulmonar, 92
  desvio do, 113
  extrofiado no líquido amniótico, 121
  fetal, 8
  fora do tórax, 120
  posição do, 4
  rechaçado, 116
Cordão umbilical, 4
  anomalia de, 217
  aumento na espessura do, por edema, 221
  coleta de sangue dos vasos do, 280
  inserção
    abdominal do, 5
    placentária do, 219
  tumores sólidos ou císticos do, 217
Cordocentese, 219
Cório, 223
Córion, 22
  frondoso, 279
Cornos occipitais, dilatações dos, 39
Coroas trofoblásticas, 241
Corpo(s)
  caloso, 7
    agenesia do, 39
    calcificação em, 49
  vertebrais, 64
Costelas, 300
Cotilédone acessório, 223
Couro cabeludo
  acúmulo de líquido sob o, 202
  edema de, 56
  leve abaulamento linear sob o, 72
Coxa fetal, 14
Crânio
  em forma de limão, 62
  em trevo, aspecto pós-natal do, 55
  regiões frontotemporais do, leves depressões em, 62
Craniorraquisquise, 61
Crescimento intrauterino, retardo de, 178
Criptorquidia, 146
Crista neural, 63
Cristais piezoelétricos, 309
Cristalino fetal, 8
Cromossomo
  5, 84

13, trissomia do, 251
18, trissomia do, 251
21, trissomia do, 251
X frágil, 280
Cromossomopatias, 109
fetais, 22
rastreamento de, 21
Cúpula diafragmática, 4
direita, 115
esquerda, 115
rutura da, 115

D

Dandy-Walker, síndrome de, 40
Dedos, 14
Defeito(s)
da parede abdominal, 125
de fechamento do tubo neural, 251
de septo
atrioventricular, 264
interventricular, 276
do tubo neural, 240
faciais, 75
nos contornos cranianos, 42
paraumbilical, 126
Deficiência
de absorção, 40
de circulação, 40
Deformidades posturais, 5
Degeneração molar de feto, 242
Deglutição, reflexo da, 62
Deltoide, inserção umeral do, 13
Derivação ventrículo-peritoneal, 72
Derrame(s)
cavitários, 196
líquido em cavidade peritoneal, 212
pleural, 113
associado, 96
bilateral, 119
Descolamento de placenta, 218
Desvio
do coração, 113
do mediastino, 113
parassagital, 68
Diabetes
gestacional, 218
melito, 188
Diafragma

íntegro, 10
interrompido, 256
Diástole, 310
reversa, 311
zero, 311
Dilatação(ões)
anormais do intestino fetal, 126
cística do quarto ventrículo, 41
da pelve renal, 150
de alças intestinais, 167
do estômago, anormal, 130
do terceiro ventrículo, 40
do trato urinário, 143
dos cornos occipitais, 39
dos ventrículos
cerebrais, 234
laterais, 233
intestinais, 127
pielocalicial, 143
vesical, 22
Disostoses, 177
Displasia(s)
camptomélica, 178
da valva tricúspide, 103
esqueléticas, 114
renal, 159
ao ultrassom, 158
multicística, 154
tanatofórica, 178
valvar, 272
Distância interorbitária, técnicas de medida da, 44
Distensão abdominal, 135
Distúrbio de calcificação relacionado à osteogênese imperfeita, 190
DIU, 34
Doença(s)
adenomatoide
cística pulmonar, 113
justaposta ao coração, 118
lesão de, 118
autossômica recessiva, 145
de herança autossômica dominante, 145
gênica, 202
hereditárias, 280
ligadas ao sexo, 5
metabólicas, 128
trofoblástica gestacional, 218
Doppler colorido, 12

mapeamento com, 42
Dopplervelocimetria, 75
  colorida, 42
  das artérias uterinas, 310
Dorso fetal, 64
Down, síndrome de, 76
  nariz ausente em feto com, 82
Dreno toracoamniótico, 286
Ducto
  onfalomesentérico, cistos de, 217
  venoso, sonograma do, 311
Duodeno, porção proximal do, 126
Duplicação renal, 144

E
Ebstein, anomalia de, 93
Ecocardiografia fetal, 89
Ecocardiograma, 217
Ectopia
  renal cruzada, 145
  testicular, 167
Ectrodactilia, 182
Edema de couro cabeludo, 56
Edwards, síndrome de, 251
Emergência
  cirurgia cardíaca de, 101
  em cardiopatia fetal, 102
Encéfalo
  exposição completa do, 53
  herniação do, 42
Encefalocele, 39
  diagnóstico de, 22
  frontal, 81
  fronto-etmoidal, 51
  occipital, 31
Endocárdio anormalmente hiperecogênico, 93
Epilepsia, 146
Escalpe fetal, tecido subcutâneo do, 211
Esclerose tuberosa de Bourneville fetal, 97
Esfíncteres, controle dos, 62
Esôfago, estenose de, 126
Espaço
  anecoide, 30
  hipoecogênico, 23
  subaracnóideo, aumento do, 56
Espessamento placentário, 199
Espinha bífida, 4
  aberta, 40

  hidrocefalia associada aos casos de, 62
  lombar alta, 67
Esplenomegalia, 230
Estenose
  da junção ureterovesical, 146
  de esôfago, 126
  de valva mitral, 93
  digestiva alta, 265
  duodenal, 129
    não confirmada, 130
  pulmonar, 230
Esternoclidomastóideo, 199
Estômago
  anormalmente herniado no tórax, 115
  dilatação do, anormal, 130
  intra-abdominal, 132
Estruturas
  ósseas, 61
  rombencefálicas, 229
Esvaziamento
  gástrico fisiológico, 125
  vesical, 134
Exame
  cardíaco, 89
  do abdome, 125
  dos membros
    inferiores, 22
    superiores, 22
  transvaginal, 289
Exencefalia, 31
  acrania com, 61
Extrofia
  cloacal, 125
  cordis, 132
  de alça intestinal, 133
  vesical, 125
    diagnóstico, 162

F
Face fetal, 8
  com órbitas salientes, 31
  corte
    coronal da, 55
    sagital mediano da, 77
  incidência
    coronal oblíqua da, 81
    sagital, 81
      estritamente mediana da, 77

transversal da, 78
partes moles da, 81
teratoma de, 205
Fácies de batráquio, 61
Falange, hipoplasia de, 266
Fallot, tetralogia de, 94
Fêmur
curto, 178
fetal, medida do, 28
Fenda
facial
análise das, 8
mediana, 32
labial
bilateral, 75
diagnóstico de, 75
média, 78
unilateral, 75
labiopalatina, 31
palatina, 31
diagnóstico de, 75
Fenitoína, 177
Fetos hidrópicos, 167
Fibrose cística, 230
Fíbula, 14
Fígado, 4
Fissura
de Sylvius, 6
inter-hemisférica, 39
Fístula
traqueoesofágica distal, 126
vesicouterina, 161
Fluxo
diastólico, 311
transpalatino, 75
Foco arrítmico, 103
Focomelia, 183
em membro inferior com tíbia e fíbula curtas, 187
Folheto septal, 93
Fontanela bregmática, 292
Forame interventricular ou de Monro, 40
Fossa ilíaca, 312
Fraturas de arcos costais, 178
Frequência cardíaca, 103

G
Galeno, veia de, 41

aneurisma da, 42
Gânglios basais, 229
Gastrosquise, 131
diagnóstico de, 22
Gato, síndrome do miado de, 84
Geleia de Wharton, 217
Gêmeo(s), 22
acárdico, 240
toracópagos, 246
Genitália
ambígua, 167
em feto com cariótipo XY, 170
feminina, hiato anecoico de, 171
masculina
evidenciando a uretra peniana, 169
fetal com hidrocele fisiológica, 168
Gestação(ões)
anembrionada, 21
diamnióticas, 239
dicoriônica-diamniótica, 241
dicoriônica, 22
evolução
anormal da, 306
normal da, 299
gemelar, 239-247
avaliação ultrassonográfica, 239
com uma gravidez interrompida, 242
complicações que podem ser diagnosticadas, 239
aborto, 240
CIUR, 239
gêmeo acárdico, 240
mola hidatiforme associada à, 240
síndrome de transfusão fetofetal, 240
monoamnióticas, 239
monocoriônica diamniótica, 22
múltipla
diagnóstico da, 21
e sua corionicidade, 22
não evolutiva, 18
onfalocele após a 12ª semana de, 22
tópica, 34
Glândula suprarrenal, 140
Globo ocular, 8
Gomos placentários, 16
Grandes
artérias, transposição das, 101
lábios, 167

vasos, transposição dos, 92
Gravidez
  ectópica, 21
  interrompida, gestação gemelar com uma, 242
    fetais no primeiro trimestre da, 22

H
Hálux
  afastamento anormal do, 252
  camptodactilia do, 187
Hélix, 303
Hemangiomas, 199
Hematomas, 217
Hemisférios
  cerebelares, 4
    afastamento dos, 50
  cerebrais
    desenvolvimento anormal dos, 39
    divisão dos, 28
Hemivértebras fetais, 196
Hemorragia(s)
  intracística, áreas de, 41
  periventriculares, 48
Hepatoblastoma, 128
Hepatoesplenomegalia, 230
Hepatomegalia, 230
  fetal, 139
Herança autossômica
  dominante, 177
  recessiva, 177
Hermafroditismo verdadeiro, 167
Hérnia
  de Bochdalek, 113
  de Morgani, 113
  diafragmática, 22
    congênita, 113
  umbilical fisiológica, 30
Herpes *simplex*, infecções por, 229
Hiato anecoico de genitália feminina, 171
Hidranencefalia, 41
Hidroanencefalia, 234
Hidrocefalia, 39
  associada aos casos de espinha bífida aberta, 62
  ligada ao X, 40
  precoce, 66
  progressiva, 62

severa, 41
Hidrocele, 167
  fisiológica, genitália masculina fetal com, 168
Hidronefrose, 127
  bilateral com afilamento do parênquima, 158
  do rim, 150
  fisiológica, 146
Hidropisia, 199
  fetal, 220
    não imune, 230
  imune, 128
  não imune, 128
Hidrotórax, 113
  fetal, 114
Higroma
  cístico, 275
    cervical, 201
    do pescoço, 199
Hilos renais, 143
Hiper-refringência em cordoalha da valva mitral, 96
Hiperecogenicidade
  anormal de alças intestinais, 136
  intestinal, 230
Hiperplasia congênita da suprarrenal, 167
Hipertelorismo, 75
  diagnóstico, 76
  tórax estreito de, 178
Hipertrofia
  de septo interventricular, 93
  do ventrículo direito, 97
  isolada do clitóris, 173
Hipodesenvolvimento craniano, 240
Hipoplasia
  da musculatura medial abdominal, 146
  de falange, 266
  de ventrículo
    direito, 93
      síndrome de, 108
    esquerdo, 93
      síndrome de, 108
  pulmonar, 113
  renal com cistos na medular, 146
Hipospádia, 167
Hipotelorismo, 39
  diagnóstico, 76
Hipotonia pielocalicial, 146
  leve, 252
Hipoxemia, 309

Hipoxia, 314
Holoprosencefalia, 251
  alobar, 22
  lobar, 54
  semilobar, 39

I
Idade gestacional, 21
Imperfurações anais, 127
Infecção(ões)
  congênitas, 128
    fetos com suspeita de, 229
  fetais
    manifestações ultrassonográficas pré-natais das, 232
    pelo parvovírus B19, 232
    por herpes *simplex*, 229
  urinária, 144
  virais, 279
Inserção placentária, 5
Insuficiência
  placentária, 309
    grave, 313
  renal
    progressiva, 145
    terminal, 145
Intestino
  delgado
    mesentério do, 127
    obstrução do, 126
  fetal, dilatações anormais do, 126
  grosso
    dilatado, 137
    mesentério do, 127
  hiperecogênico, 265
Introito vaginal, 15

J
Joelhos
  articulações dos, 62
  fetais, 15
Junção ureterovesical, estenose da, 146

K
Klinefelter, síndrome de, 252

L
Lábio(s)
  fetal, 29

incidência coronal, 76
  tangencial de, 76
inferior, 8
  ausência de protrusão do, 262
  protrusão anormal do, 77
leporino, 80
superior, 8
  anormalmente desalinhado, 83
  protrusão do, 83
vulvares, 15
Lambda, sinal do, 239
Lawrence-Moon, síndrome de, 146
Lente do olho, 79
Lesão(ões)
  de doença adenomatoide, 118
  hiperecogênicas circunscritas, 114
Linfangioma, 199
Língua, 263
  protrusão da, 252
Linhas hiperecogênicas, 23
Líquido
  amniótico, 13
    ausência de, 144
    coração extrofiado no, 121
    excesso de, 5
    normal, 162
    retirada de, 280
    volume anormal de, 5
  ascítico, 285
Lítio, 102
Lobo hepático, 10
Lóbulo, 154
Lojas renais, 143
Lordose, 179
  do cóccix, 190
Lúmen da alça intestinal, 131

M
Macrocrania, 178
Malformação(ões)
  arteriovenosas, 42
  cardíacas, 126
  da orelha externa, 303
  de Arnold Chiari
    tipo 1, 41
    tipo 2, 41
  de Dandy-Walker, 40
  de múltiplos órgãos, 103

do seio urogenital, 240

do trato urinário, 126

dos rins, 143

fetais, 3

no primeiro trimestre da gravidez, diagnóstico, 22

gastrintestinal, 126

geniturinárias, 126

ósseas, 178

torácicas extracardíacas, 113

urogenital, 162

Manchas acrômicas, 146

Manifestações ultrassonográficas pré-natais das infecções fetais, 232

Mão

ao lado do polo cefálico, 180

ausência de, 184

borda ulnar da, 273

em garra, 296

fetal, 28

Mapeamento com Doppler colorido, 42

Massa(s)

cervicais, 4

cística intra-abdominal, 127

herniária, 134

intracranianas heterogêneas, 42

intraperitoniais, 4

placentária, 218

principal, 223

pulmonares sólidas ou císticas, 113

renal hiperecogênica, 145

sólida hiperecogênica, 235

Meato do prepúcio, 304

Meckel-Gruber, síndrome de, 146

Mecônio, 125

Mediastino, desvio do, 113

Medida da translucência nucal, 199

Megabexiga, 22

fetal, 33

Megadolicoureter, 146

bilateral, 159

Membrana

amniótica, 22

hiperecogênica, 23

pleuroperitoneal, 113

Membro(s)

encurtamento rizomélico dos, 191

inferior(es)

amputação de, 32

exame dos, 22

focomelia em, com tíbia e fíbula curtas, 187

superiores, exame dos, 22

Meninges, 42

aderências das, 61

comprometimento de, 62

herniação de, 53

Meningocele, 69

diagnóstico da, 62

isolada, 62

ruptura intraútero da, 69

Meningomielocele, 22

Mesentério do intestino

delgado, 127

grosso, 127

Mesomelia, 177

Mickey, cabeça do, 219

Microcefalia, 40

Microftalmia(s), 75

bilaterais, 75

diagnóstico, 76

unilaterais, 75

Micrognatia, 76

Micrognatismo acentuado, 83

Micromelia, 177

Microrretrognácia, 279

Mielomeningocele, 61

em região sacral, 67

lombar, 72

aspecto pós-natal e pré-operatório da, 72

pós-operatório tardio de, 72

lombossacral, 64

torácica, 68

Mineralização óssea, 177

Miocárdio, 4

Miocardiopatia dilatada, 97

Miométrio, 218

Mola hidatiforme, 23

associada à gestação gemelar, 240

Monitorização fetal, técnicas de, durante tratamento antiarrítmico, 102

Monossomia do X, 252

Monro, forame de, 40

Morbimortalidades perinatais, 113

Morgani, hérnia de, 113

Mortalidade perinatal, 239

Movimentação fetal, 22

Mucosa vesical, 218
Mucoviscidose, 265
Musculatura medial abdominal, hipoplasia da, 146

N
Nanismo camptomélico, 191
Narina(s)
  fetais, 8
  íntegra, 270
  única, 271
Nariz
  ausente em feto com síndrome de Down, 82
  em sela, 82
  hipoplásico, 263
  ossos próprios do, 7
  puntiforme, 82
Nefroblastoma, 145
Nefrolitíase, 144
Nefroma mesoblástico, 145
Neoplasias cerebrais fetais, 42
Nuca, topografia da, 201

O
Obesidade, 146
Óbito
  embrionário, 21
  fetal, 57
  intraútero, 42
Obstrução(ões)
  do intestino delgado, 126
  ureteropiélica unilateral, 155
  urinária baixa, 22
  vascular precoce, 41
Olho, lente do, 79
Oligoâmnio, 126
Oligoidramnia, 229
Oligoidrâmnio, 231
Omento, 127
Onfalocele, 125
  após a 12ª semana de gestação, diagnóstico de, 22
Órbita(s)
  oculares, 4
  óssea, 79
Orelha
  fetal, 78
  hipoplásica, 263
  implantação baixa de, 79
Órgãos

intra-abdominais, avaliação dos, 125
  urinários, 127
Orifício uretral, 147
Ossificação
  do palato duro, 77
  dos arcos vertebrais, 61
Osso(s)
  cranianos, acavalgamento dos, 242
  do nariz, 263
  esfenoide, 313
  frontais, 61
  ilíacos, 144
  longos, 5
    biometria dos, 177
  occipital fetal, 199
  próprios do nariz, 7
Osteocondrodisplasias, 177
Osteogênese imperfeita, 178
  distúrbio de calcificação relacionado à, 190
Ouvido externo, 8
Ovário
  cisto de, septado, 172
  fetal, cisto de, 171

P
Palato duro, 4
  ossificação do, 77
Pálpebra, aspecto normal da, fechada, 79
Panturrilha, 71
Papiloma de plexo coroide, 50
Parede
  abdominal, 4
    avaliação da, 125
    defeitos da, 125
    fetal, 22
    flacidez da, 158
  torácica, 113
    tecido subcutâneo da, 211
Parênquima
  afinamento de, 156
  cerebral, 41
    afilado, 54
    afilamento do, 66
    ausência de, 66
    grave comprometimento do, 47
    remanescente, 41
    residual, 233
  hepático, 235

ÍNDICE REMISSIVO **319**

hiperecogênico, 154
renal, 143
Partes moles da face, 80
Parvovirose, 229
Parvovírus B19, infecção pelo, 232
Patau, síndrome de, 83
Patologias torácicas, 114
Pavilhão auricular, 206
Pé(s)
corte plantar de, 14
em taco de golfe, 71
mal posicionado, 71
tortos, 62
varo-equino, 14
Pedúnculo cerebral, 229
Pele
biópsia de, 280
fetal, 298
Pelve
fetal, 209
renal, 5
aumentada, 143
dilatação da, 146
medida da, 143
Pênis, 5
pequeno, 167
Pequenos lábios, 5
Perfuração intestinal, 127
Perímetro cefálico, 128
Períneo fetal, 15
Peristaltismo intestinal, 137
Peritônio, 131
materno, 282
parietal, 125
Peritonite meconial, 136
secundária, 127
Perna, 14
fetal, 71
Pescoço, higroma cístico do, 199
Pieloectasia, 143
bilateral, 266
Placenta, 15
acreta, 218
avaliação da, 23
com imagem heterogênea, 23
de grau I, 16
de grau II, 16
de grau III, 16

descolamento de, 218
em forma de "T", 22
hiperecogênica com aspecto de queijo suíço,
34
increta, 218
jelly like, 218
molar, 34
monocoriônica, 239
percreta, 218
prévia, 218
sucenturiata, 218
única, 240
Placentomegalia, 231
Platispondilia, 178
Plexo(s) coroide(s), 3
cistos de, 41
hiperecogênicos com aspecto de asas de borboleta, 28
papiloma de, 50
pendentes, 45
Policistose renal típica, 145
Polidactilia, 146
bilateral, 183
membranosa, 182
pós-axial, 273
unilateral, 251
Polígono de Willis, 7
Poliidrâmnia, 229
Poliidrâmnio, 113
Polo
cefálico, 6
fetal, 11
evidenciando
edema de subcutâneo, 245
ventrículo único, 54
irregular, 242
ultrassom endovaginal do, 54
pélvico, 132
Ponte nasal, depressão da, 83
Porção
cranial, 25
intra-abdominal da veia umbilical, 125
proximal do duodeno, 126
Porencefalia, 40
Pós-operatório tardio de mielomeningocele lombar, 72
Potter, sequência de, 144

Prega(s)
cutâneas anormais, 210
neuroepiteliais, 41
nucal, 6
Prenhez (v. Gravidez)
Prepúcio, meato do, 304
Pressão intracraniana, 62
Probóscide, 39
Prognatismo, 7
Prosencéfalo embrionário, 39
Protrusão da língua, 252
Prune belly, síndrome de, 146
Pseudo-hermafroditismo, 167
Pulmão(ões), 113
colabados, 120
doença adenomatoide cística do, 113
justaposta ao coração, 118
ecogenicidade dos, 4
Punção
de ascite fetal, 285
de sangue fetal, 280
esvaziadora de cisto torácico, 280
para âmnio-infusão, 280

Q
Quadris, articulações dos, 62
Quarto ventrículo
atrofia do teto membranoso do, 41
dilatação cística do, 41

R
Rabdomiomas, 97
Rádio, agenesia de, 183
Rafe mediana, 304
Raízes nervosas, 61
aderências das, 61
comprometimento de, 62
Raquisquise, 62
Recém-nascido
cardiopata, 101
cianóticos, 101
com onfalocele grande, 125
Reflexo da deglutição, 62
Região(ões)
cervical, 199
dorsal, 68
frontal, 298
frontotemporais
do crânio, leves depressões em, 62

leves depressões em, 70
interatrial, 97
lombar, 12
lombossacra, 32
occipital, 39
pélvica, 125
sacral, mielomeningocele em, 67
torácicas, 92
toracolombar, 67
Relação ventrículo/hemisfério, medidas da, 46
Resistência placentária, aumento da, 313
Retardo de crescimento intrauterino, 178
Retinite pigmentar, 146
Retração torácica, 146
Retrognatismo, 82
Rim(ns)
direito, 11
displásicos, 251
esquerdo, 11
hidronefrótico, 156
hiperecogênicos, 145
multicístico, 145
multik, 154
normal, 12
pélvico, 145
policísticos, 145
do tipo adulto, 127
Rizomelia, 177
Rombencéfalo, 28
desenvolvimento anormal do, 41
Rubéola, 229
fetal, 236
Ruptura intraútero da meningocele, 69
Rutura da cúpula diafragmática esquerda, 115

S
Saco
amniótico, 280
gestacional, 21
Sangue fetal, punção de, 280
Seio venoso reto, 42
Septo
atrioventricular, defeito de, 94
interatrial, 9
interventricular, 4
defeito do, 276
hipertrofia de, 93
íntegro, 9

interrompido, 94

pelúcido, 7

  cavum do, 261

    alargamento do, 56

Sequelas neurológicas, 61

Sequência de Potter, 144

Sequestro

  broncopulmonar, 113

  pulmonar extralobar, 118

  sanguíneo, 200

Sexo, doenças ligadas ao, 5

Shunt cisto-amniótico, 280

Sífilis, 229

Sinal

  da dupla bolha, 126

  do lambda, 239

Síndrome(s)

  da banda amniótica, 178

  de Arnold Chiari tipo III, 52

  de Beckwith-Wiedermann, 128

  de Dandy-Walker, 40

  de Down, 76

    nariz ausente em feto com, 82

  de Edwards, 251

  de hipoplasia de ventrículo

    direito, 93

    esquerdo, 93

  de Klinefelter, 252

  de Lawrence-Moon, 146

  de Meckel-Gruber, 146

  de Patau, 83

  de *prune belly*, 146

  de transfusão fetofetal, 239

  de Turner, 251

  de Zellweger, 128

  do miado de gato, 84

  genéticas, 103

  gênicas, 75

  otopalato digital, 75

Sistema nervoso central, 29

Sístole ventricular, 315

Sonda endovaginal, 21

Sonograma, 309

  do ducto venoso, 311

Sorologia em soro fetal, 231

Spina bifida, 251

Stocker, cistos de, 113

Stuck twin, 243

Substância branca, 6

Suprarrenal

  hiperplasia congênita da, 167

  tumores de, 146

Sylvius, fissura de, 6

T

Tábua óssea

  craniana, 46

Tálamo(s), 3

  fusão dos, 31

Talidomida, 177

Taquicardia, 103

Taquigiria, 48

Tecido(s)

  aracnoide, 41

  celular subcutâneo, 23

  encefálico, protrusões de, 42

  moles, 77

  subcutâneo

    da parede torácica, 211

    do escalpe fetal, 211

Técnica(s)

  de biologia molecular, 279

  de medida da distância interorbitária, 44

  de monitorização fetal durante tratamento

    antiarrítmico, 102

  transabdominal, 103

  transvaginal, 103

Teratoma(s), 41

  borderline, 204

  com crescimento exofítico, 203

  de bochecha, 204

  de face, 205

  intracranianos, 42

  occipital, 203

  sacrococcígeos, 200

Terceiro ventrículo, dilatação do, 40

Testículos, 5

Tetralogia de Fallot, 94

Tíbia, 14

Tireoide, aumento no volume da, 206

Topografia pulmonar, 113

Tórax

  anatomia do, 178

  coração fora do, 120

  estreitamento do, 178

  estreito, 189

de hipertelorismo, 178
fetal, 9
avaliação do, 113
Toxoplasmose, 229
congênita, 48
Transfusão(ões)
fetofetal, síndrome de, 239
intrauterina, 280
Translucência nucal
aumentada, 103
medida da, 21
Transposição
das grandes artérias, 101
cardiopatias congênitas, 107
dos grandes vasos, 92
Trato gastrintestinal, 125
Traves corioamnióticas, 218
Tríade clássica, 41
Triploidias, 252
Trissomia
do cromossomo 13, 75
do cromossomo 18, 94
do cromossomo 21, 82
rastreamento de, 23
Tromba, 271
Tronco
braquiocefálico, 92
da artéria pulmonar, 92
Truncus Arteriosus Comunis, 101
Tubo neural, 240
defeitos de fechamento do, 39
Tumor(es), 128
de suprarrenal, 146
hepático, 128
renais, 145
sólidos ou císticos do cordão umbilical, 217
Turner, síndrome de, 251

U

Ultrassonografia
3D, limitações, 290
artefatos, 290
calibração, 290
curva de aprendizado, 290
transparência, 290
3D, modos de, 289
cálculos volumétricos, 289
modo

de superfície, 289
de transparência, 290
multiplanar, 289
reconstrução de planos 2D, 289
endovaginal do polo cefálico, 54
no primeiro trimestre de gravidez, 21
indicações, 21
Úmero, 205
Uraco, cisto de, 127
Ureter dilatado, 161
Uretero-hidronefrose
bilateral, 158
Ureterocele, 144
Uretra
dilatada, 160
peniana
dilatada, 163
genitália masculina evidenciando a, 162
Urina fetal, coleta de, 285
Uropatia obstrutiva
baixa, 147
Útero, 24
bicorno, 27

V

Valva(s)
aórtica, 91
atrioventriculares, 107
cardíaca, dilatação de, 102
mitral, 264
afundamento da, 93
estenose de, 93
hiper-refringência em cordoalha da, 96
inserção da, 89
tricúspide, 264
anomalia de Ebstein da, 93
atresia de, 93
displasias da, 103
inserção da, 89
Varicela, 229
Vasoconstrição periférica fetal, 314
Vasoconstritor nasal, 102
Veia(s)
cerebral(is)
internas, 42
de Galeno, 42
aneurisma da, 42
ilíacas externas, 312

porta, 127
umbilical, 10
   dilatação varicosa na porção intra-abdominal da, 221
   porção
      intra-abdominal da, 125
      intra-hepática da, 10
   trajeto intra-hepático da, 11
Ventrículo(s)
   cerebral(is)
      dilatação dos, 234
      único, 31
   direito, 9
      hipertrofia do, 97
      hipoplasia de, 93
   esquerdo, 9
      hipoplasia de, 93
      sinal da bola de golfe em, 96
   lateral, dilatação do, 233
      leve, 48
   único, 254
      polo cefálico fetal evidenciando, 54
Ventriculomegalia(s), 229
   acentuadas, 40
   associada, 40
   bilateral, 45
   fetais, etiologia das, 40
   graves, diagnóstico de, 22

lateral, 53
leves, 40
   unilateral, 40
      direita, 47
Vérmice cerebelar, 4
   agenesia do, 50
      parcial, 50
   ausência de, 50
Vértebras, 300
Vesícula(s)
   anecogênicas, 23
   biliar, 4
   vitelínica, 21
Via endovaginal, 21
Vilo corial, 257
Vísceras abdominais, herniação de, 126
Vólvulos
   ileomeconial, 126
   intestinais, 126

W
Wharton, geleia de, 217
Willis, polígono de, 7

X
X frágil, cromossomo, doenças hereditárias, 280

Z
Zellweger, síndrome de, 128

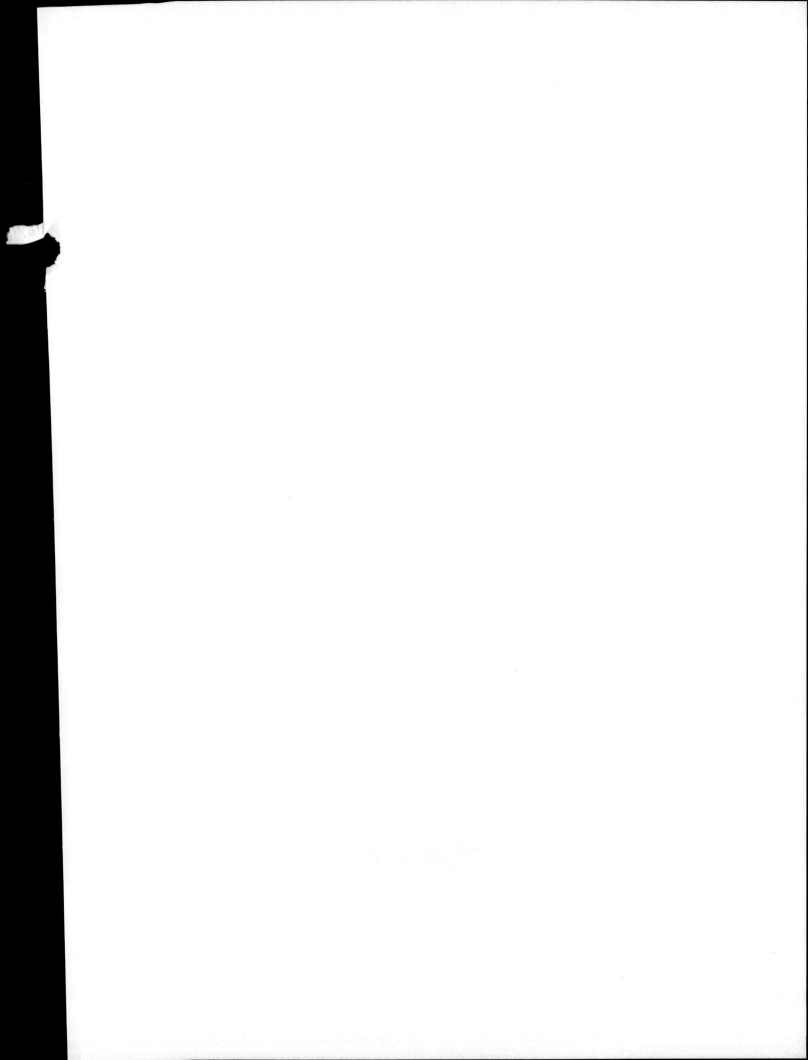

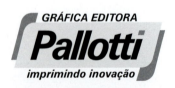

www.graficapallotti.com.br
(51) **3081.0801**